Dr. Torsten Pfitzer

50 Workouts mit Faszienrolle und Ball

Beweglichkeit und Faszienfitness verbessern, Verspannungen lösen, Schmerzen lindern

riva

Bibliografische Information der Deutschen Nationalbibliothek
Die Deutsche Nationalbibliothek verzeichnet diese Publikation in der Deutschen Nationalbibliografie. Detaillierte bibliografische Daten sind im Internet über https://dnb.de abrufbar.

Für Fragen und Anregungen
info@m-vg.de

Wichtiger Hinweis
Dieses Buch ist für Lernzwecke gedacht. Es stellt keinen Ersatz für eine individuelle medizinische Beratung dar und sollte auch nicht als solcher benutzt werden. Wenn Sie medizinischen Rat einholen wollen, konsultieren Sie bitte einen qualifizierten Arzt. Der Verlag und der Autor haften für keine nachteiligen Auswirkungen, die in einem direkten oder indirekten Zusammenhang mit den Informationen stehen, die in diesem Buch enthalten sind.

Ausschließlich zum Zweck der besseren Lesbarkeit wurde auf eine genderspezifische Schreibweise sowie eine Mehrfachbezeichnung verzichtet. Alle personenbezogenen Bezeichnungen sind somit geschlechtsneutral zu verstehen.

Originalausgabe
3. Auflage 2026

Türkenstraße 89
80799 München
Tel.: 089 651285-0

Redaktion: Susanne Schneider
Umschlaggestaltung: Manuela Amode
Layout: Meike Herzog, www.alpsee-design.de
Satz: Müjde Puzziferri, MP Medien, München
Bildnachweis: Illustrationen auf dem Umschlag und im Innenteil: evoletics – ein Produkt der science on field GmbH
Druck: Florjancic Tisk d.o.o., Slowenien
Printed in the EU

ISBN Print 978-3-7423-1609-7
ISBN E-Book (PDF) 978-3-7453-1297-3
ISBN E-Book (EPUB, Mobi) 978-3-7453-1298-0

Inhalt

Faszienfitness – mehr als ein Gesundheitstrend

1

Faszien – die (Wieder-)Entdeckung eines bedeutenden Körpergewebes

In den letzten Jahren hat sich ein regelrechter Trend zum Thema Faszienfitness entwickelt, seitdem Sportwissenschaftler erkannt haben, welche Bedeutung das lange Zeit vernachlässigte Gewebe der Faszien im menschlichen Körper hat. Im Zuge der verstärkten Beschäftigung mit diesem Körpergewebe wuchsen die Erkenntnisse zur Wirkung verschiedener Faszienbehandlungen, die vorher oft nur schwer erklärbar waren. Sie rein auf einen Placeboeffekt zu reduzieren, ist nicht mehr haltbar. Viele Effekte der Faszientherapie sind zwischenzeitlich nachgewiesen. Ein großer Teil der Faszienfitness und -behandlung besteht aus dem Ausrollen mit Rolle und Ball: dem sogenannten Self Myofascial Treatment (SMT), also der Selbstmassage der Muskelfaszien. Die meisten Menschen haben Faszientools bereits mehr oder weniger aktiv im Einsatz oder haben zumindest schon davon gehört – bist du auch dabei? Doch vielleicht fragst auch du dich, wie du Faszienrolle und -ball anwenden sollst, was du damit erreichen kannst und wie du die Übungen richtig ausführst.

Wie du sehen wirst, gibt es sowohl Übungen, die du bei Nackenverspannungen ausüben kannst, als auch solche, die nach deinem Lauftraining empfehlenswert sind. Oder vielleicht trägst du dein Kind häufig auf dem Arm und die einseitige Belastung führt zu Schmerzen? Auch hier kann das Training mit Faszienrolle und -ball hilfreich sein. Studien zeigen insbesondere positive Wirkungen des Ausrollens im Bereich der Beweglichkeitsverbesserung und der Schmerzreduktion. Probiere gleich den folgenden Vorher-nachher-Vergleich aus, um dich von der Wirkung zu überzeugen.

Vorher-nachher-Vergleich des Finger-Boden-Abstands

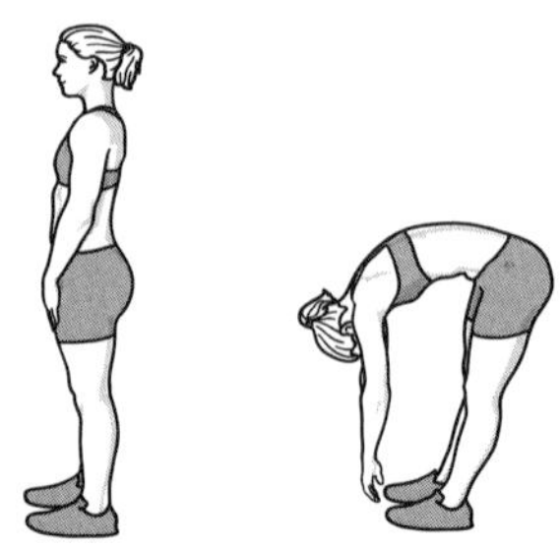

1. Stelle dich aufrecht mit geschlossenen Füßen und gestreckten Beinen hin.
2. Beuge aus der Hüfte den lang gestreckten Oberkörper und senke ihn nach vorn ab. Halte die Beine gestreckt und lasse die Arme nach unten hängen. Prüfe nur kurz den Istzustand und richte dich wieder auf, ohne durch Federn oder Ähnliches zu versuchen, weiter hinunterzukommen. Das würde den Test verfälschen.

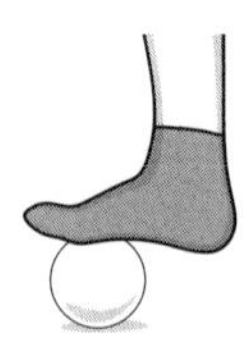

Wie weit sind deine Fingerspitzen vom Boden entfernt? Wie viel Spannung verspürst du auf den Beinrückseiten und im Rücken? Nimm nun den Faszienball und rolle für 2 Minuten langsam mit Druck die rechte Fußsohle von vorn bis hinten zur Ferse mehrmals ab. An schmerzhafteren Stellen kannst du mit kleinen Kreisbewegungen mögliche Verhärtungen bearbeiten. Wiederhole anschließend die Vorbeugebewegung. Wie weit sind nun die Fingerspitzen vom Boden entfernt? Kannst du einen Unterschied zwischen der ausgerollten rechten Seite und der noch nicht bearbeiteten linken Seite feststellen? In den meisten Fällen kann bereits nach 1 bis 3 Minuten Ausrollen der Fußsohlenfaszie eine deutliche Beweglichkeitsverbesserung erreicht werden, die sich über die gesamte Körperrückseite entlang der hinteren Muskel-Faszien-Kette ausbreitet. Du kannst demnach deine Faszien geschmeidiger trainieren, um das Bewegungsausmaß zu vergrößern. Zudem verringert Faszientraining direkt die Schmerzwahrnehmung. Durch das Lösen von verklebten Faszien und verhärteten Muskeln erzielen wir mehr Spielraum für die Gelenke, Spannungsungleichgewichte und Fehlhaltungen können sich ausgleichen, das Nervensystem reguliert sich und wir stehen wieder kraftvoll, aufrecht und energiegeladen im Leben. Das ist nicht verwunderlich, wenn man die wichtigen Aufgaben der Faszien bedenkt.

Die faszinierenden Funktionen der Faszien

Das Fasziengewebe übernimmt eine Vielzahl wichtiger Aufgaben – nicht nur im Körper, sondern im gesamten Organismus. Manche Funktionen sind naheliegend: So gibt das Fasziengewebe dem Körper wie eine Hülle seine Form und durch die Netzstruktur Halt. Bei Bewegungen stellt die Faszie als Isolationsschicht und Gleitlager zwischen den Muskelelementen eine adäquate Kraftübertragung sicher.

Andere wichtige Aufgaben werden nicht so offensichtlich mit dem Fasziengewebe in Verbindung gebracht: der Stoffwechsel (sowohl die Versorgung der Körperzellen mit Sauerstoff, Nährstoffen und Flüssigkeit als auch der Abtransport von angefallenen Giftstoffen), die Immunregulation über das Lymphsystem und Aufgaben des vegetativen (unbewusst ablaufenden) Nervensystems, wie beispielsweise die Regulation der Verdauung. Des Weiteren wird die Faszie aufgrund der Vielzahl an Messfühlern heute als Sinnesorgan gesehen, wobei die Kommunikation innerhalb des Organismus, die Verbindung zur Außenwelt und das Zurechtfinden im Raum (Koordination) wesentliche Aspekte darstellen. Besonders im Zusammenhang mit Schmerzzuständen ist die Aufgabe als Speicher hervorzuheben, wobei Speicher hier auch im Sinne eines Körpergedächtnisses zu verstehen ist. Das Fasziengewebe speichert nicht nur positive Dinge und physische Erfahrungen ab – etwa Energie bei der Kraftübertragung und Wasser zur Funktionsfähigkeit –, sondern auch emotionale Erlebnisse sowie Stress. Zudem dient es als eine Art »Müllhaldegewebe«, wenn der Körper mit Umweltgiften überladen ist. Entsprechend werden die Faszien durch etliche Faktoren beeinflusst, was ihre Bedeutung für den Körper und die damit verbundenen vielfältigen Aufgaben deutlich macht. Unsere heutige moderne Lebensweise stellt dabei leider häufig eine Belastung dar.

Unterschiedliche Stressfaktoren wirken kontinuierlich auf das Fasziengewebe, sodass dieses sich zusammenzieht und in der Erfüllung seiner Aufgaben gestört wird. Nur ein gesundes Muskel-Faszien-Gewebe mit einem niedrigen Grundspannungsniveau hat einen guten Stoffwechsel, der wiederum zwingend nötig für Fitness, schmerzfreie Beweglichkeit, Regeneration und Heilung ist. Ein unter Spannung stehendes Fasziengewebe hat vielerlei Handicaps, ein essenzielles ist mangelhafte Durchfeuchtung.

Bedeutung und Aufgaben der Faszien

- Körperstruktur: Form, Halt
- Speicher und Körpergedächtnis: Wasser, Energie, Säure, Umweltgifte, Emotionen/Stress
- Kommunikation nach außen und innen: Sinnesorgan, Wahrnehmung, Tiefensensibilität, Koordination
- Stoffwechsel: Sauerstoff, Nährstoffe, Flüssigkeit, Elimination von Giftstoffen
- Immunregulation: Abwehrzellen, Lymphe
- Teil des vegetativen Nervensystems: Regulierung der Verdauung und des Blutdrucks
- Bewegung: Kraftübertragung, Gleitlager, Isolator

Von Wellness und Entspannung bis Fitness und Muskelaufbau

Den vielfältigen Aufgaben des Fasziengewebes entsprechend, kann durch ein gezieltes Training auf eine Vielzahl von Körperfunktionen und Empfindungen wie Schmerz Einfluss genommen werden. So können nicht nur Beschwerden, etwa im Rücken, gelindert, sondern auch Entspannung, eine freie Atmung, straffere Körperformen oder eine bessere Körperhaltung erreicht werden. Durch einen Ausgleich der Gewebespannungen verbessert sich die Faszienfitness und die Muskelfunktion wird optimiert, was allgemein zu höherer Leistungsfähigkeit führt. Muskel und Faszie sind eine untrennbare Einheit, was das reibungslose Funktionieren von Bewegung und Kraftentfaltung betrifft.

Wenn du sofort mit den Workouts zu trainieren beginnst, wirst du feststellen, dass du auch bei einigen Ausrollübungen eine gewisse Stützkraft benötigst. Mache dir bewusst, dass diese Stützarbeit ein zusätzliches Trainingselement ist. Das bedeutet, dass du dadurch aktiv die Arme, den Schultergürtel oder den gesamten Oberkörper kräftigst. Ein weiterer wichtiger Aspekt bei den Selbstmassageübungen (SMT-Übungen) besteht darin, in das Gewebe hineinzuspüren. Dadurch verbesserst du die ebenfalls durch Faszien vermittelte Körperwahrnehmung. Du wirst feststellen, wie sich schon nach dem ersten Rollen der Muskeltonus reduziert. Die bearbeiteten Körperbereiche fühlen sich weicher, entspannter und beweglicher an.

Übungen, bei denen die Faszienrolle zur Erhöhung der Instabilität dient, fördern die Rumpfstabilisierung. Die Rolle dient hier als ein das Gleichgewicht herausforderndes Element. Damit erreichst du über die Stützwirkung eine Kräftigung der tiefen, kleinen Muskeln, insbesondere an der Wirbelsäule. Deine Haltung wird dadurch aufrechter und es kommt zu einer Entlastung der Wirbelsäule, der Bandscheiben und der Nervenausgänge. Zudem werden durch die verbesserte Stabilität das Gleichgewicht geschult und die Verletzungsanfälligkeit reduziert. Passende Workouts findest du in Kapitel 2.

Die Wirkungsweise der Selbstmassage

Bei der Selbstmassage mit Faszienrolle und -ball ist eine Hauptwirkung das Auspressen alter Gewebeflüssigkeit aus der Faszie. Anschließend kann diese – wie bei einem Schwamm – wieder frische Flüssigkeit aufsaugen und bleibt dadurch geschmeidig. Aus diesem Grund ist es auch für die Faszienfitness wichtig, ausreichend stilles Wasser zu trinken. Diese und weitere Empfehlungen findest du in den »15 Regeln der Übungsausführung« ab Seite 12. Alle physiologischen Wirkungsweisen der SMT-Übungen, die den direkt spürbaren Effekten zugrunde liegen, sind in der nachfolgenden Tabelle aufgeführt.

Bleibst du insbesondere mit dem Ball länger auf einem Schmerzpunkt, so ähnelt der Effekt einer Akupunkturmassage. Dabei kommt es durch den gleichförmigen Druck auf das betreffende Gewebe rund um den zuvor unterversorgten Schmerzpunkt zu einer vermehrten Stoffwechselaktivität, nachdem der Druck wieder weggenommen wird. Es kann also als eine Art »Reset« angesehen werden.

Physiologische Wirkung	Praktisch spürbare Effekte
Lösen von Verklebungen und Ausgleich von Spannungsungleichgewichten	Verbesserte Beweglichkeit, geringere Verletzungsanfälligkeit, geringeres Stressgefühl
Anregung der Durchblutung und des Lymphflusses und damit Verbesserung des Stoffwechsels sowohl was die Versorgung als auch den Abtransport anbelangt	Schnellere Regeneration, bessere Funktionsfähigkeit
Verbesserung des Flüssigkeitsaustauschs und damit der Gleitfähigkeit der Muskulatur	Geringere Verletzungsanfälligkeit, verbesserte Beweglichkeit
Entlastung und Regulierung des Nervensystems	Reduziertes psycho-emotionales Stressgefühl, Entspannung
Verbesserung der Propriozeption (Reizaufnahme und -verarbeitung)	Bessere Körperwahrnehmung, Gleichgewicht

Was du für das Üben wissen solltest

Bevor du mit dem Training beginnst, nimm dir Zeit und lies dir die folgenden Abschnitte aufmerksam durch. Du erfährst, wie du generell mit der Faszienrolle und dem Faszienball umgehst, wie du die richtigen Tools für dich findest und wie oft und wann du die Workouts machen solltest. Außerdem helfen dir 15 Regeln dabei, die Übungen richtig und sicher auszuführen.

Die Workouts als eigenständige Übungseinheiten

Häufig wird die Frage gestellt, ob es besser ist, vor oder nach anderen Übungen beziehungsweise nach Sport und Bewegung zu rollen. Die Antwort lautet: Es kommt darauf an. Die Workouts in diesem Buch sind als eigenständige Übungsreihen zu sehen und benötigen außer einer kurzen Aufwärmeinheit keine weitere Vorbereitung. Sie sind auf verschiedene Bedürfnisse und Körperbereiche zugeschnitten. So findest du sowohl Übungsreihen, die sich besonders am Morgen eignen, um den Körper »aufzuwecken«, als auch

Workouts, die für mehr Beweglichkeit, Stabilität oder Vitalität sorgen. Ebenso lassen sich Kopfschmerzen und andere Schmerzen sowie Verspannungen mit gezielten Übungen lindern. Die Workouts dauern zwischen 6 und 44 Minuten. Falls du – wegen des Übungsziels (dazu auf Seite 15 mehr) – einen längeren Übungsplan ausgewählt hast, du dir aber mal nicht die komplette Zeit nehmen kannst, so hast du zwei Möglichkeiten:

1. Lasse die eine oder andere Übung weg.
2. Verkürze entweder die Rolldauer oder die Wiederholungzahl der Übungen. (Ich empfehle dir diese zweite Option, da jedes Workout einen in sich strukturierten Aufbau hat.)

Möchtest du nach anderen sportlichen Betätigungen noch etwas mit Rolle und Ball für deine Faszien tun, so findest du hierfür ebenfalls komplette Workouts wie beispielsweise »Faszienregeneration für Läufer« (Seite 82/83). Besteht dein Alltag aus einseitigen, wiederkehrenden Belastungen – zum Beispiel durch den Beruf oder oft auch im Fitnessstudio –, dann sind die Workouts mit einem Schwerpunkt auf die entsprechenden myofaszialen Ketten zum Ausgleich der ungleichen Spannungsverhältnisse im Körper zunächst eine gute Wahl. Das Workout »Für eine aufrechte Körperhaltung« (Seite 24/25) eignet sich hingegen für alle, denn eine gute Haltung ist immer erstrebens- und erhaltenswert.

Bei so gut wie allen Sportarten, Übungen und Bewegungen ziehen sich Muskeln und Faszien zusammen und gehen in die Verkürzung – wie es auch schon den gesamten Tag über bei der Arbeit oder oft auch im Haushalt geschieht. Mache in diesen Fällen die Ausrollübungen besser nach dem Sportprogramm. Du erreichst damit auf längere Sicht einen größeren Effekt, da du den entstandenen myofaszialen Anspannungen, Verhärtungen und Verkürzungen so gleich entgegenwirkst. Wenn du vor dem Sport etwas für deine Faszien tun möchtest, rolle das Gewebe schnell großflächig ab. Damit hast du eine zusätzliche sinnvolle Aufwärm- und Aktivierungseinheit.

Die Regelmäßigkeit macht's

Zu Beginn möchtest du vielleicht besonders verhärtete Muskeln lockern und zunächst möglichst schnell einen Effekt erzielen. Dann empfiehlt es sich, die Workouts täglich auszuführen. Behalte das jedoch nicht über einen Zeitraum von mehreren Monaten bei, da es sonst zum gegenteiligen Effekt kommen kann: Durch eine Faszienverdickung aufgrund einer Überbeanspruchung mit vermehrten Kollagenquervernetzungen kann die Faszie unflexibel werden – die Situation verschlimmert sich. Hast du ein Lieblingsworkout, so mache dieses besser nur jeden zweiten bis dritten Tag. Wenn du täglich trainierst, sorge für Abwechslung. Wechsle auf längere Sicht also am besten zwischen verschiedenen Workouts. Mit den 50 Workouts in diesem Buch hast du eine abwechslungsreiche Auswahl zur Hand. Auf das Fasziengewebe bezogen gilt: in der Häufigkeit mäßig, aber dafür regelmäßig.

Wenn das Rollen schmerzt

»Ein entspannter Muskel kennt keinen Schmerz«, lautet eine allgemeingültige Aussage. Der Schmerz zeigt dir die Notwendigkeit, dass an diesen Bereichen – je nachdem, wo der Schmerz auftritt – etwas gelöst werden muss. Zu Beginn wirst du viele Stellen am Bewegungsapparat finden, an denen das fasziale Ausrollen zunächst schmerzhaft ist, da du über Verklebungen und Verhärtungen rollst. Dabei wirst du deinen Körper neu entdecken. Es ist dennoch hilfreich zu wissen, dass es bei uns allen gewisse Körperbereiche gibt, die sich schmerzhafter anfühlen als andere. Das ist beispielsweise die sehnige Muskelplatte an der Außenseite der Oberschenkel, aber auch allgemein betrifft es die sehnigen, gelenknahen Muskel-Faszien-Abschnitte. Wichtig ist, dass du dich über eine Veränderung des Drucks langsam an die Schmerzgrenze, die du noch ganz gut tolerieren kannst, herantastest. Wenn du auf diese Grenze keine Rücksicht nimmst, erreichst du dein Übungsziel nicht, denn dann ist die Abwehrspannung des Gewebes zu hoch und du kannst nicht loslassen. Auf einer Skala von 0 bis 10 (0 = kein Schmerz, 10 = vernichtender Schmerz) solltest du während der SMT-Übungen daher nicht mehr als Stufe 7 bis 8 erreichen. Insbesondere nach mehreren Behandlungen wird häufig ein sogenannter »Wohlschmerz« beschrieben. Das ist zwar ein Schmerz, gleichzeitig spürst du aber, dass er dir guttut. Wichtig: Solltest du unter stärkeren Beschwerden oder Schmerzen leiden, hole dir fachlichen Rat bei einem Arzt oder Therapeuten ein.

Von Vorteil: Das Rollen auf nackter Haut

Insbesondere auf nackter Haut ist die Faszienstimulation deutlich effektiver. Denn eine Funktion des Fasziengewebes ist das Empfangen und Weiterleiten von Reizen und Informationen als Sinnesorgan. Wenn du mit der Hand über deinen nackten Arm streichst, spürst du wesentlich mehr und in anderer Qualität als durch einen Pullover. Mit diesem kleinen Selbstversuch wird der Unterschied sehr deutlich. Daher empfehle ich bei der Auswahl von Faszienrolle und -ball, auf hautfreundliches Material zu achten. Wenn du aus anderen Gründen auf der Kleidung rollen möchtest, beispielsweise weil du im Büro bist, kannst du dennoch einiges erreichen und es ist besser als nichts. Vor allem verhärtete Muskeln können auch auf diese Weise gelockert werden.

Die richtigen Faszientools wählen

Anfänger sollten sich bei den Tools über längere Zeit hinweg von weich zu hart und von großflächig zu punktuell vorarbeiten. Beginne also besser mit einer vergleichsweise weichen Rolle, bevor du zu einer härteren greifst und danach einen punktuell wirkenden Ball einsetzt. In den Workouts ist dies, wo es möglich und sinnvoll ist, durch die Bezeichnungen »Einsteiger«, »Geübter«, »Experte« gekennzeichnet.

Die Grundausstattung: Faszienrolle und Faszienball

Jedes Faszientool hat seine Stärken in etwas anderen Bereichen. Zur Vereinfachung und damit du dir nicht zwangsläufig alle Tools anschaffen musst, um die Workouts auszuführen, wird hier nur mit Rolle und Ball gearbeitet. Damit ist eine Rolle mit circa 30 Zentimetern Länge und circa 15 Zentimetern Durchmesser sowie ein Ball mit circa 8 Zentimetern Durchmesser gemeint. Sie sind meist aus einem festen, von Herstellern wie beispielsweise BLACKROLL® auch aus einem schadstofffreien Material hergestellt. Vielleicht hast du ja bereits eine Faszienrolle und einen Faszienball zu Hause. Wenn du noch keine Rolle hast oder wenn du dein Equipment erweitern willst, kannst du dich unter www.drpfitzer.de/newsletter eintragen und ein Geschenk erhalten. Gespannt?

Weitere empfehlenswerte Faszientools: Minirolle, Duoball und Twister

Neben Rolle und Ball gibt es verschiedene andere Faszientools wie beispielsweise die kleinere sogenannte Minirolle, den Twister oder den Duoball von BLACKROLL®, mit denen oft noch gezielter unterschiedliche Muskelbereiche behandelt oder andere Techniken angewendet werden können. Durch spezielle Techniken kannst du unterschiedliche Stimulationen des Fasziengewebes erreichen. Einen detaillierten Überblick über die Muskel-Faszien-Tools mit Härtegraden und Oberflächenbeschaffenheit sowie über die verschiedenen acht Techniken findest du im Buch *Schmerzen selbst behandeln mit BLACKROLL®*. Bei Anmeldung unter www.drpfitzer.de/newsletter erhältst du eine Gratisleseprobe, weitere interessante fasziengesunde Informationen sowie einen Rabatt auf die Faszientools der Firma BLACKROLL®.

15 Regeln der Übungsausführung

Jede Übung hat ihre speziellen Besonderheiten, was die Ausführung betrifft. Deshalb werden alle Übungen in Kapitel 3 ab Seite 120 ausführlich beschrieben. Dennoch gibt es eine ganze Reihe genereller Empfehlungen, die sich auf die myofasziale Behandlung an sich beziehen. Um aus den Übungen die größtmögliche Wirksamkeit zu ziehen, solltest du allgemein die folgenden Regeln zur Übungsausführung beachten.

1. In den Körper spüren

Bevor die SMT-Übungen gemacht werden, ist es hilfreich, zunächst in den Körper und speziell in den betroffenen Bereich hineinzuspüren, diesen locker zu bewegen und bewusst wahrzunehmen. Das Gleiche wird nach dem Übungsprogramm wiederholt, um im Sinne eines Vorher-nachher-Vergleichs den Erfolg bewusst zu spüren (wie auf Seite 6 beim Vorher-nachher-Vergleich des Finger-Boden-Abstands). Dies dient außerdem der Schulung der Körperwahrnehmung, die für die Durchführung der SMT-Übungen wichtig ist.

2. Den Körper aufwärmen

Wärme dich vor dem Workout immer kurz 5 bis 10 Minuten auf. Ein Beispiel-Warm-up ist am Ende dieses Kapitels aufgeführt. Der »Hampelmann«, den wohl so gut wie jeder noch aus dem Schulsport kennt, ist eine hervorragende Aufwärmübung, um die Muskeln und den Kreislauf auf Betriebstemperatur zu bringen. Am besten kreist du auch mit jedem Gelenk ein paarmal. Zusätzlich kannst du mit der Faszienrolle mehrmals schneller die großen Muskelbereiche zur Vorbereitung des Gewebes und Aktivierung des Stoffwechsels ausrollen.

3. Verhärtungen aufspüren und die Verweildauer anpassen

Eine Muskelpartie gilt es ungefähr 1 bis 3 Minuten zu bearbeiten, wie in den Workouts angegeben. Dies ist jedoch nur ein grober Anhaltspunkt. Wichtiger ist, dass du deine Körperwahrnehmung schulst, in die Verhärtungen hineinspürst und die Dauer entsprechend individuell anpasst. Sind keine Empfindlichkeiten und Verhärtungen spürbar, kannst du relativ schnell zum nächsten Bereich übergehen.

4. Konzentration auf die Bewegungsqualität

Führe alle Übungen sehr langsam, konzentriert und fokussiert durch. Achte dabei auf die Bewegungsqualität, spüre in den Körper hinein und nimm wahr, wie die Verspannungen weicher werden. Das ist aus zwei Gründen wichtig: Zum einen wird das Training effektiver, zum anderen werden Fehlbelastungen vermieden. Da alle Übungen in Kapitel 3 nicht nur mit Bildern dargestellt werden, sondern auch der Bewegungsablauf Schritt für Schritt beschrieben wird, bekommst du eine gute Vorstellung von der korrekten Ausführung. Sollte sich eine Übung nicht gut anfühlen, dann überprüfe zunächst nochmals die Bewegungsausführung.

5. Muskeln locker lassen

Lasse während aller SMT-Übungen die zu bearbeitenden Muskeln zunächst so locker wie möglich, damit du später auch in tiefere Muskelschichten vordringen kannst und der gewünschte Erfolg eintritt.

6. Kleine Bewegungen und die Bewegungsrichtung beachten

Arbeite dich bei den Extremitäten mit kleinen Hin- und Herbewegungen – du musst nicht in einem Zug zum Beispiel die Wade entlang hochrollen – von rumpfternen Bereichen zur Mitte des Körpers vor, zum Beispiel vom Fuß Richtung Leiste/Gesäß, von den Händen Richtung Brustkorb. Damit werden der Lymph- sowie der venöse Blutfluss und folglich der Abtransport von Stoffwechselendprodukten unterstützt. Weiterhin werden die Nerven zu ihren Austrittsstellen an der Wirbelsäule »geschoben«, was das Nervensystem entlastet.

7. Auch nah an Knochen und Gelenken rollen

Rolle nah an Knochen und Gelenken, um besonders schmerzhafte Bereiche zu erreichen. Allerdings befindet sich hier die größte Anzahl der sogenannten Spannungsmessfühler. Das bedeutet, dass dort schneller eine Entspannung eintreten kann, die sich auf den gesamten Muskel auswirkt.

8. Tief und ruhig atmen

Während der Übungen gleichmäßig und tief weiteratmen. Dies hilft auch, bei schmerzhaften Punkten die erste Schutzspannung loszulassen und besser in die Entspannung zu kommen.

9. Den Druck des Körpers auf die Rolle steuern

Dosiere den Druck individuell: bei stehenden Übungen an der Wand durch die Variation der Fußentfernung zur Wand. Entlaste den Druck im Liegen durch Abstützen mit Armen und/oder Beinen. Wenn es mehr Druck sein darf, lege ein Bein auf das andere. In den Übungsbeschreibungen (ab Seite 120) werden teilweise Varianten gezeigt, mit denen du je nach Bedarf arbeiten kannst.

10. In den »Wohlschmerz« entspannen

Dosiere den Druck so, dass der Schmerz noch gut zu tolerieren ist und du mit der Zeit in den Druck hinein entspannen kannst. Das ist der bereits erwähnte »Wohlschmerz«. Du merkst, dass der Schmerz irgendwie auch guttut und es dir nach der Übung besser geht.

11. In die Rolle »schmelzen« und verweilen

Verweile an besonders schmerzhaften Stellen 30 bis 60 Sekunden und lasse die Rolle oder den Ball über Druck und Entspannung nach und nach ins Gewebe schmelzen, bis die Empfindlichkeit nachlässt. Probiere auch, kleine Bewegungen um den Hotspot herum auszuführen. Diese sehr schmerzhaften Punkte sind üblicherweise die, die am meisten Erleichterung bringen, wenn sie einmal gelöst wurden.

12. Die Aufrichtung beibehalten in allen Stützpositionen

Für alle Stützpositionen gilt: Beim Abstützen mit den Armen den Brustkorb aus den Schultern drücken und somit aufgerichtet bleiben. Dies vereinfacht auch die tiefe Atmung.

13. Auslockern zwischen den Übungen

Lockere dich zwischendurch immer wieder aus, besonders die Beine und Knie bei Übungen im Stand und die Schultern und Handgelenke bei Übungen am Boden.

14. Entlastung bei Stützproblemen mit dem Handgelenk

Bei Problemen mit den Handgelenken kannst du dich auch auf die geballten Fäuste stützen, was die dadurch gestreckten Handgelenke entlastet. Bei generellen Stützproblemen achte darauf, dass du Übungen mit unterschiedlichen Stützpositionen abwechselst. Bereitet dir auch das Probleme, kannst du bei manchen Übungen den Oberkörper ablegen. Bedenke jedoch, dass die Stützarbeit maßgeblich zur Stabilisierung, insbesondere der tiefen Rumpfmuskulatur, beiträgt und einen wesentlichen Faktor der SMT-Übungen darstellt.

15. Ausreichend Wasser trinken

Trinke über den Tag verteilt genug stilles Wasser zum Flüssigkeitsaustausch der Faszie.

Das Faszientraining planen

Ermittle zunächst in drei einfachen Schritten das für deine momentane Situation passende Workout, da jedes ein bestimmtes Ziel hat. Um das Maximum aus den Plänen herauszuholen und effektiv zu trainieren, starte mit der folgenden Überlegung.

Schritt 1: Ein Ziel festlegen

- Gesundheit verbessern und Beschwerden lindern
- Faszienfitness verbessern und Körperformen straffen
- Körperhaltung korrigieren
- Ausgleich zu Sportarten und wiederkehrenden Alltagsaktivitäten erreichen
- Einfaches Übungsprogramm zu bestimmten Tageszeiten

➜ Somit weißt du, was du mit dem Faszientraining erreichen möchtest. Suche dir anschließend das Workoutthema aus, das zu deiner momentanen Situation passt.

Schritt 2: Den richtigen Schwierigkeitsgrad finden

Einige Workouts haben Abstufungen bezüglich des Schwierigkeitsgrads, sie sind mit »Einsteiger«, »Geübter« und »Experte« näher bezeichnet. Jedem Workout ist außerdem noch mal ein Schwierigkeitsgrad von 1 (für Einsteiger) bis 3 (für Experte) zugeordnet. Die Kennzeichnung findest du oben auf jeder Seite rechts neben dem Workoutnamen. Wenn du dein Workoutthema in Schritt 1 ausgewählt hast, schätze nun in diesem Schritt ein, welches Level für dich richtig ist.

➜ Wenn du dir nicht sicher bist, starte auf einer leichteren Stufe und steigere dich langsam.

Schritt 3: Ein Zeitfenster fürs Training reservieren

Im letzten Schritt überlege dir, wie viel Zeit dir zur Verfügung steht. Wie du auf Seite 10 bereits gelesen hast, variiert die Dauer der Workouts zwischen 6 und 44 Minuten. Bei manchen Themen gibt es spezielle Kurzprogramme und oft sind die Einsteigerworkouts vergleichsweise kürzer.

➜ Nun hast du eine gute Vorstellung davon, welches Übungsprogramm gerade für dich passt!

Sonderfall: Workouts für myofasziale Ketten

Die Workouts 37 bis 48 behandeln die verschiedenen myofaszialen Ketten. Diese kannst du flexibel einsetzen. Hier zwei Anwendungsbeispiele:

Beispiel 1: Wenn du in einem bestimmten Körperbereich Beschwerden hast, kannst du nachsehen, in welcher Muskel-Faszien-Kette der Körperbereich zu finden ist. Dann rollst du die betreffende Körperpartie, die Bereiche darüber und darunter und im Idealfall die gesamte Kette entsprechend dem Workout aus. Oft ist es hilfreich, die Selbstmassage zusätzlich für die gegenüberliegende Körperseite durchzuführen, nicht nur für die Seite, die dir Probleme bereitet. Rolle also beispielsweise bei Verhärtungen in der Wade (hintere und tiefe myofasziale Kette) auch den gegenüberliegenden vorderen Schienbeinmuskel (vordere Kette) aus. Das ist deswegen empfehlenswert, weil der Schmerz ein Kompensationsschmerz sein kann, dessen Ursache in anderen Etagen der gleichen Muskel-Faszien-Kette oder in der gegenüberliegenden Kette liegt.

Beispiel 2: Wenn du im Fitnessstudio, bei einer Sportart, in der Arbeit oder bei Alltagsaktivitäten immer wiederkehrenden, einseitigen Bewegungsmustern folgst und in diesem Buch kein separates Workout dafür findest, dann überlege dir, welche myofasziale Kette stärker belastet oder verkürzt ist, und führe die SMT-Übungen für diese Kette durch.

Aufbau der Workouts und Übungsbeschreibungen

Alle 50 Workouts sind gleich aufgebaut mit einer übersichtlichen Tabelle, die alle Übungen und Trainingsanweisungen enthält, sowie einem illustrierten Workout. Über der Tabelle wird nicht nur der Schwierigkeitsgrad (Seite 15), sondern auch das benötigte Equipment angegeben. In manchen Fällen ist in Klammern und in den Tabellen ein weiteres Tool angegeben, das mit einem Sternchen markiert ist. Der Nutzen dieses Tools wäre noch effektiver, falls du dieses besitzt oder dir zulegen möchtest. Die jeweilige Übung, für die dieses Tool geeignet ist, ist ebenfalls mit einem Sternchen markiert. In Kapitel 3 ab Seite 120 findest du bei den Übungsbeschreibungen weitere Hinweise dazu.

Neben dem Übungsnamen sind kurze Ausführungshinweise als Erinnerung oder Ergänzung zu den ausführlichen Übungsbeschreibungen in Kapitel 3 angegeben. In der nächsten Spalte stehen entweder die Übungsdauer, also die Rolldauer oder wie lange eine Übung gehalten wird, oder die Wiederholungszahl – je nachdem, was im Einzelfall sinnvoller ist. Werden Körperseiten oder -teile separat voneinander trainiert, gelten die Dauer und Wiederholungszahl nur für eine Seite. Führe also zunächst die angegebene Wiederholungszahl für die rechte Seite aus und anschließend die gleiche Anzahl für die linke Seite.

Bei den SMT-Ausrollübungen ist sinnvollerweise ein Satz angegeben, bei anderen, wie beispielsweise dynamischen oder stabilisierenden Übungen, werden in der Regel zwei Sätze empfohlen. Das bedeutet, dass nach der Durchführung der ersten Übung eine kurze Pause eingelegt wird und dann die Übung in einem zweiten Satz mit der gleichen Dauer oder Wiederholungszahl wiederholt wird. Des Weiteren sind noch die Pause und die Seitenzahl, auf der du die ausführliche Übungsbeschreibung findest, angegeben.

Alle Übungen sind in Kapitel 3 ab Seite 120 detailliert beschrieben und nach Körperbereichen sortiert. Hieraus kannst du dir zusätzlich eigene Workouts, passend für deine Situation, zusammenstellen. Bei manchen Übungen sind Varianten angegeben, damit du das Workout deiner Faszienfitness anpassen kannst.

Aufwärmen

Die Workouts benötigen außer einem kurzen Warm-up keine weitere Vorbereitung. Du startest direkt mit dem Aufwärmen, für das du im Folgenden drei Übungen findest. Wie in Regel 2 auf Seite 12 erwähnt, kannst du zusätzlich die großen Muskelbereiche ein paarmal schneller ausrollen.

Armkreisen

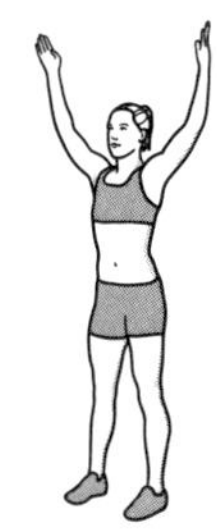

Einen aufrechten, hüftbreiten Stand einnehmen. Die Arme in einem großen Bogen erst 15-mal von hinten nach vorn und dann 15-mal von vorn nach hinten kreisen.

Hampelmann

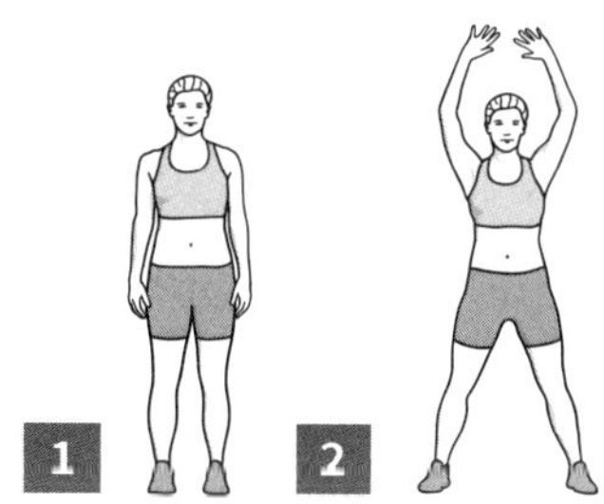

1. Einen aufrechten, hüftbreiten Stand einnehmen. Die Arme sind angelegt.
2. Mit einem Sprung in einen mehr als schulterbreiten Stand werden die Hände über dem Kopf zusammengeführt. Danach wieder zurück in die Ausgangsposition springen.

Handgelenkkreisen

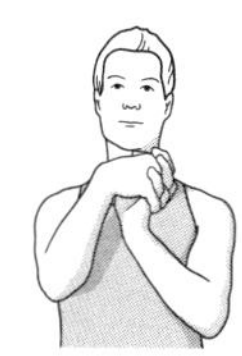

Die Hände mit den Fingern verschränken. Dann erst 15-mal zur einen und anschließend 15-mal zur anderen Seite kreisen.

Die Workouts

2

1 Guten-Morgen-Routine – Kurzprogramm

Trainingsdauer: 12 Minuten
Equipment: Matte, Rolle, Ball (*Duoball)

1 2 3

	Übungen	Ausführungshinweis	Dauer/Wdh.	Sätze	Seite
1	Fußsohle ausrollen	langsam, bewusst	2 Min. je Seite	1	136
2	Nacken lockern	langsam, bewusst*	2 Min.	1	123
3	Unteren Rücken ausrollen	langsam, bewusst	2 Min.	1	132
4	Brustwirbelsäule mobilisieren	komplettes Bewegungsausmaß	10–15 Wdh. je Seite	1	130
5	Brust und Schulter dehnen	ruhig, bewusst atmen	2 Min.	1	128

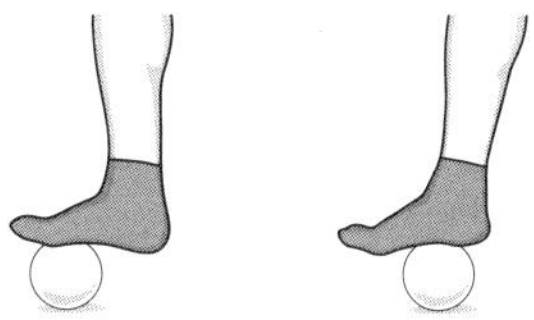

1 Fußsohle ausrollen

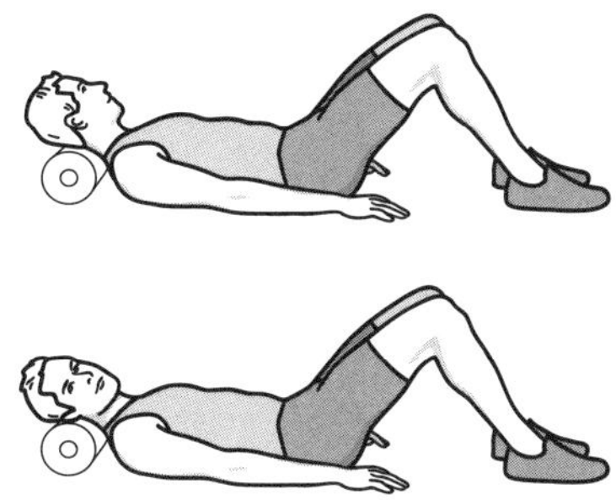

2 Nacken lockern

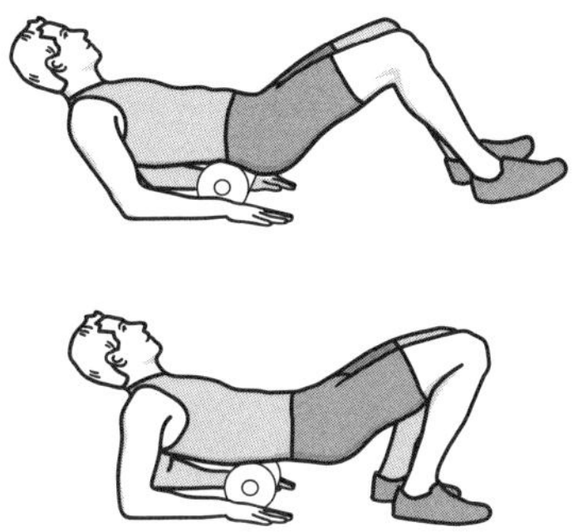

3 Unteren Rücken ausrollen

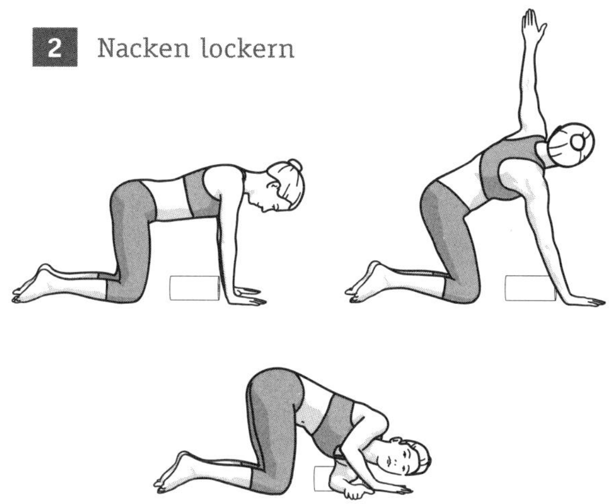

4 Brustwirbelsäule mobilisieren

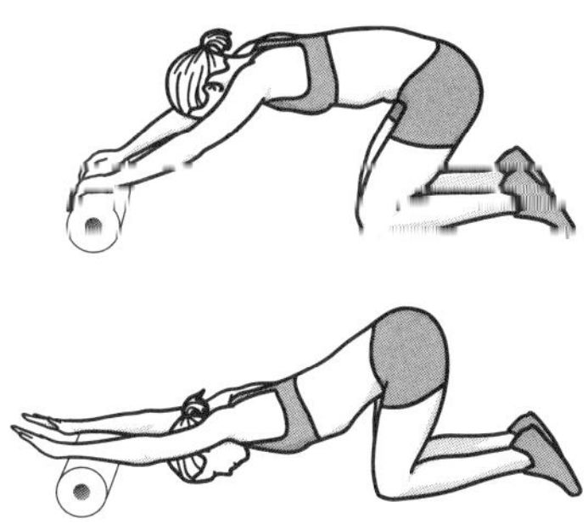

5 Brust und Schulter dehnen

2 Guten-Morgen-Routine

Trainingsdauer: 24 Minuten
Equipment: Matte, Rolle, Ball (*Duoball)

1 **2** 3

	Übungen	Ausführungshinweis	Dauer/Wdh.	Sätze	Pause	Seite
1	Kiefermuskel lösen	langsam, bewusst	1 Min. je Seite	1	–	122
2	Fußsohle ausrollen	langsam, bewusst	2 Min. je Seite	1	–	136
3	Nacken lockern	langsam, bewusst*	2 Min.	1	–	123
4	Unteren Rücken ausrollen	langsam, bewusst	2 Min.	1	–	132
5	Oberen Rücken ausrollen	langsam, bewusst	2 Min.	1	–	129
6	In die Kobra rollen	einatmend aufrollen, ausatmend abrollen	10–12 Wdh.	2	10 Sek.	138
7	Brust und Schulter dehnen	ruhig, bewusst atmen	2 Min.	1	–	128
8	Flanke dehnen	bewusst in Flanke atmen	2 Min. je Seite	1	–	130
9	Brustwirbelsäule mobilisieren	komplettes Bewegungsausmaß	10–15 Wdh. je Seite	1	–	130
10	Diagonales Strecken und Beugen aus dem Vierfüßlerstand	im Wechsel	10–15 Wdh.	2	10 Sek.	139

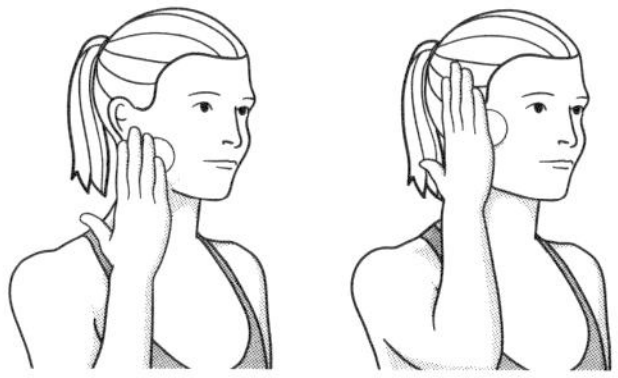

1 Kiefermuskel lösen

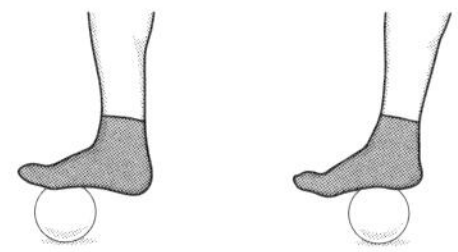

2 Fußsohle ausrollen

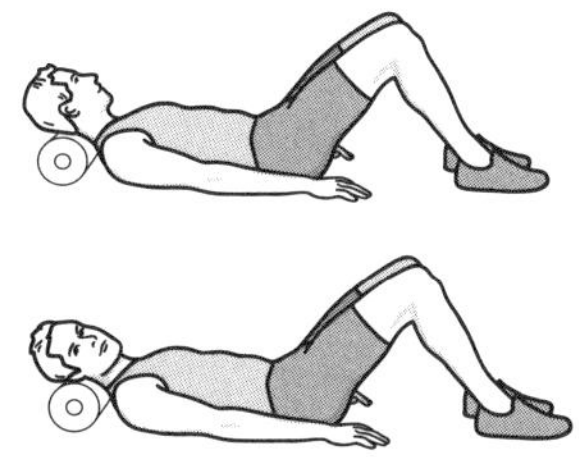

3 Nacken lockern

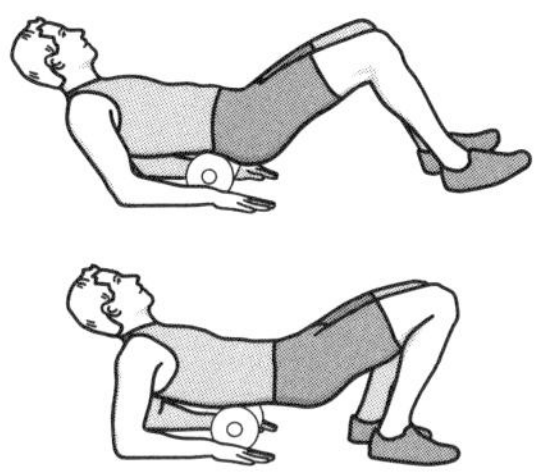

4 Unteren Rücken ausrollen

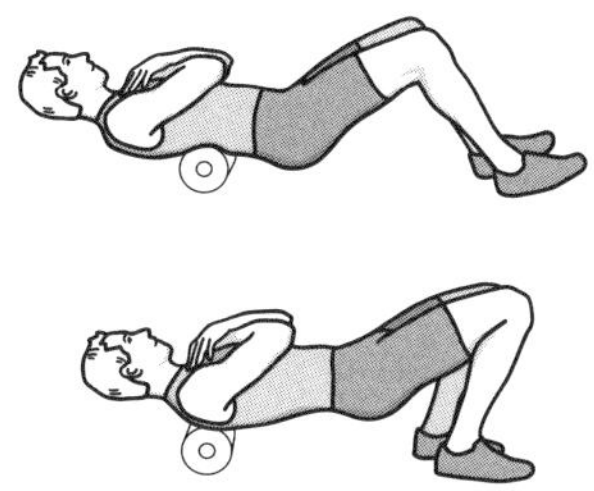

5 Oberen Rücken ausrollen

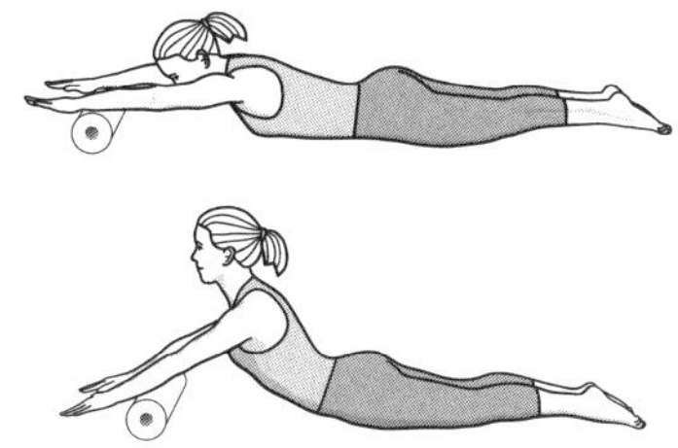

6 In die Kobra rollen

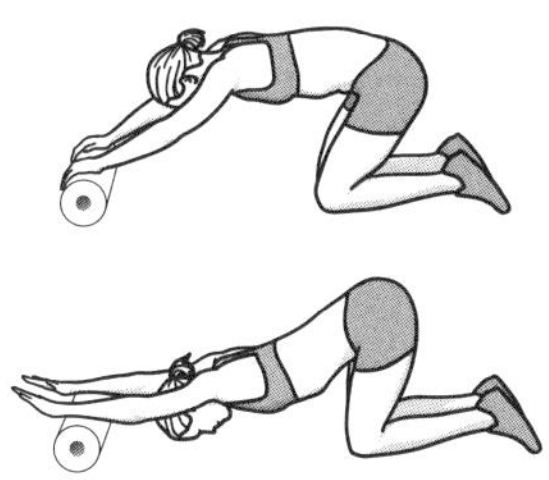

7 Brust und Schulter dehnen

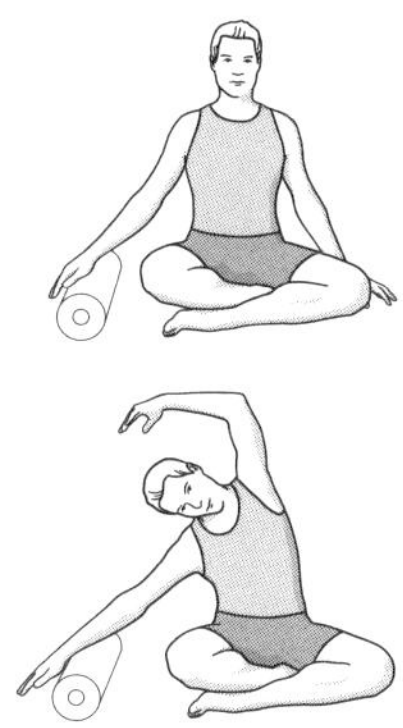

8 Flanke dehnen

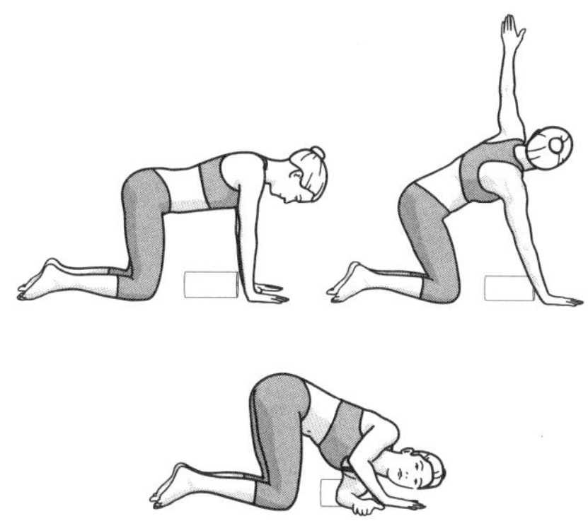

9 Brustwirbelsäule mobilisieren

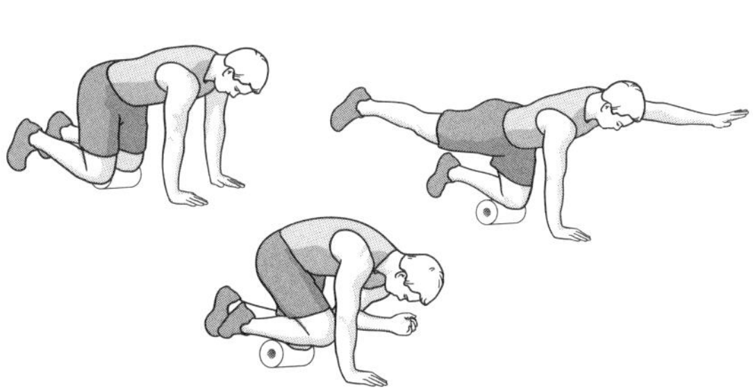

10 Diagonales Strecken und Beugen aus dem Vierfüßlerstand

3 Für eine aufrechte Körperhaltung Kurzprogramm

1 2 3

Trainingsdauer: 15 Minuten
Equipment: Matte, Rolle, Ball (*Twister)

	Übungen	Ausführungshinweis	Dauer/Wdh.	Sätze	Pause	Seite
1	Fußsohle ausrollen	langsam, bewusst	2 Min. je Seite	1	–	136
2	Hüftbeuger lösen	vorsichtig tiefer sinken	2 Min. je Seite	1	–	131
3	Bauchmuskelansätze lösen	beidseitig der Körpermitte, mit Gefühl*	1 Min. je Seite	1	–	131
4	Hüftbrücke mit Schultern auf der Rolle und Beckenbewegung	Becken auf und ab	10–12 Wdh.	2	10 Sek.	139
5	Brustkorb öffnen	ruhig, bewusst atmen	1 Min.	1	–	130
6	Brust und Schulter dehnen	ruhig, bewusst atmen	2 Min.	1	–	128

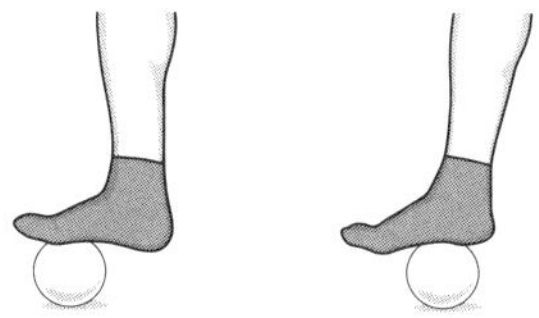

1 Fußsohle ausrollen

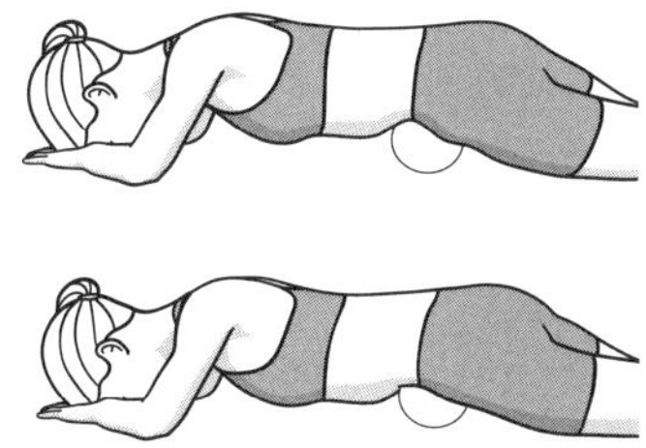

2 Hüftbeuger lösen

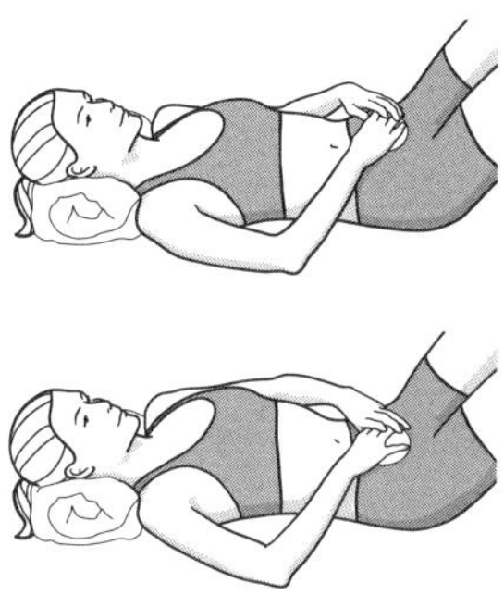

3 Bauchmuskelansätze lösen

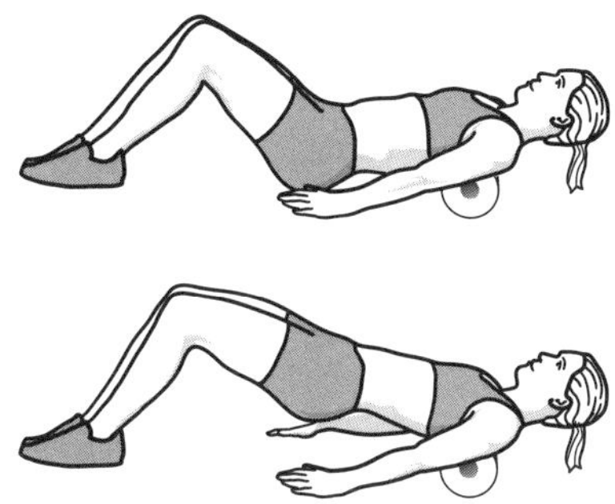

4 Hüftbrücke mit Schultern auf der Rolle und Beckenbewegung

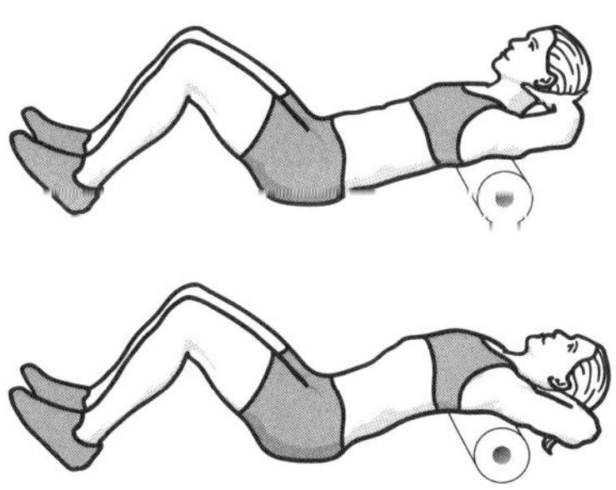

5 Brustkorb öffnen

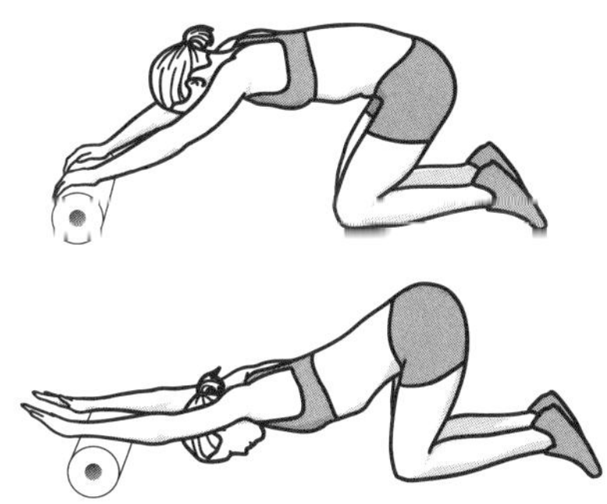

6 Brust und Schulter dehnen

4 Für eine aufrechte Körperhaltung

Trainingsdauer: 24 Minuten
Equipment: Matte, Rolle, Ball (*Twister; **zusätzlich: Block; ***Duoball)

1 **2** 3

	Übungen	Ausführungshinweis	Dauer/Wdh.	Sätze	Pause	Seite
1	Fußsohle ausrollen	langsam, bewusst	2 Min. je Seite	1	–	136
2	Hüftbeuger lösen	vorsichtig tiefer sinken	2 Min. je Seite	1	–	131
3	Bauchmuskelansätze lösen	beidseitig der Körpermitte, mit Gefühl*	1 Min. je Seite	1	–	131
4	Unteren Rücken ausrollen	langsam, bewusst	2 Min.	1	–	132
5	Hüftbrücke mit Schultern auf der Rolle und Beckenbewegung	Becken auf und ab	10–12 Wdh.	2	10 Sek.	139
6	Brustkorb öffnen	ruhig, bewusst atmen	1 Min.	1	–	130
7	Brustmuskel ausrollen	langsam, bewusst**	2 Min. je Seite	1	–	126
8	Brust und Schulter dehnen	ruhig, bewusst atmen	2 Min.	1	–	128
9	Diagonales Strecken und Beugen aus dem Vierfüßlerstand	im Wechsel	10–15 Wdh.	2	10 Sek.	139
10	Nacken lockern	langsam, bewusst***	2 Min.	1	–	123

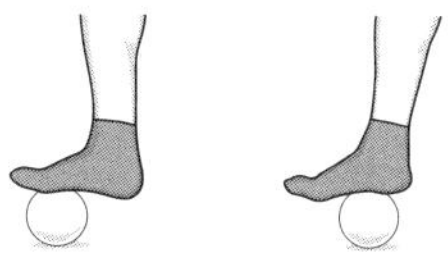

1 Fußsohle ausrollen

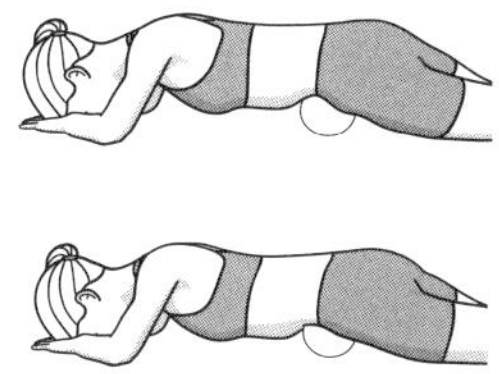

2 Hüftbeuger lösen

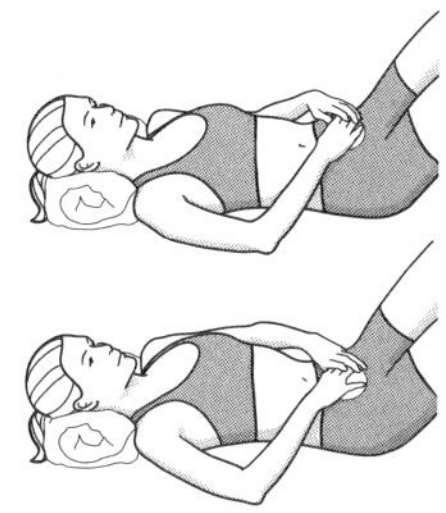

3 Bauchmuskelansätze lösen

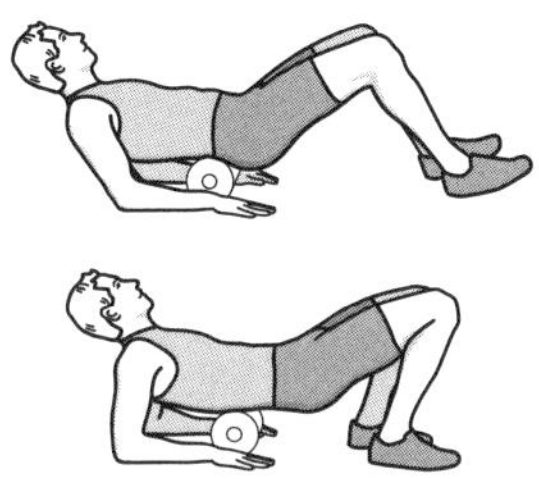

4 Unteren Rücken ausrollen

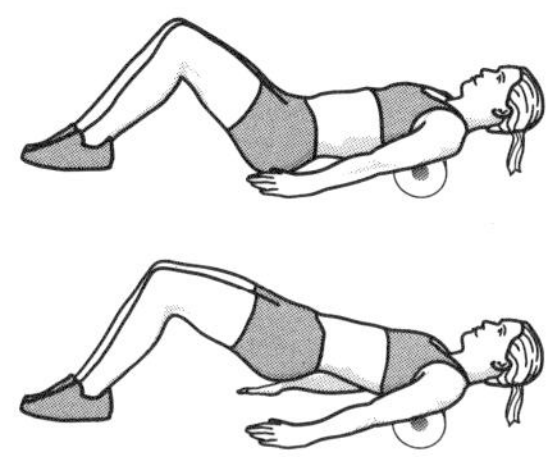

5 Hüftbrücke mit Schultern auf der Rolle und Beckenbewegung

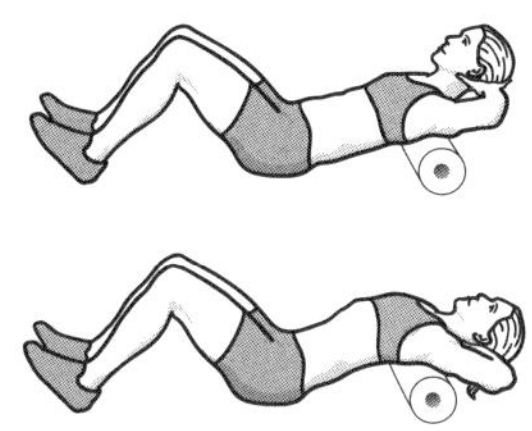

6 Brustkorb öffnen

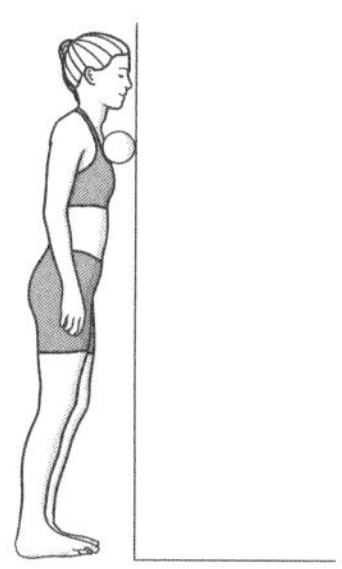

7 Brustmuskel ausrollen

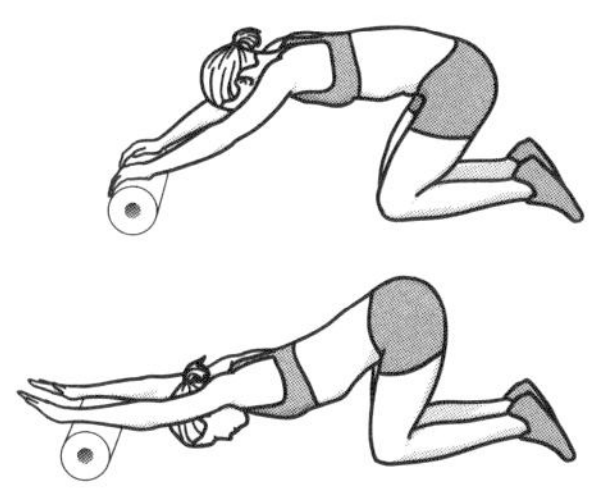

8 Brust und Schulter dehnen

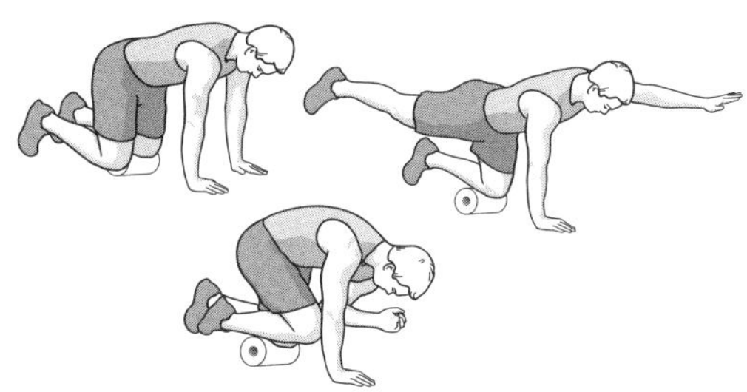

9 Diagonales Strecken und Beugen aus dem Vierfüßlerstand

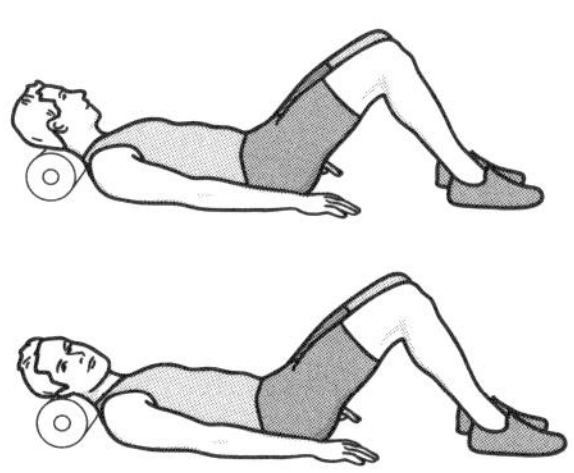

10 Nacken lockern

5 Dynamische Faszienfitness für Einsteiger

Trainingsdauer: 8 Minuten
Equipment: Matte, Rolle

1 2 3

	Übungen	Ausführungshinweis	Dauer/Wdh.	Sätze	Pause	Seite
1	Hüftbrücke mit Schultern auf der Rolle und Beckenbewegung	Becken auf und ab	10–12 Wdh.	2	10 Sek.	139
2	Seitstütz auf der Rolle mit Beckenbewegung	Becken auf und ab	10–12 Wdh. je Seite	2	10 Sek.	141
3	Crunch auf der Rolle	in Überstreckung einatmen, beim Hochkommen ausatmen	10–12 Wdh.	2	10 Sek.	133
4	Kniebeuge an der Wand mit Rolle	Langsam auf und ab	10–12 Wdh.	2	10 Sek.	137
5	Liegestütz auf der Rolle (Variante)	Rolle quer, langsam Arme beugen und strecken	8–10 Wdh.	2	10 Sek.	128
6	Trizepsstütz auf der Rolle	Rolle quer, Arme langsam beugen und strecken	8–10 Wdh.	2	10 Sek.	126

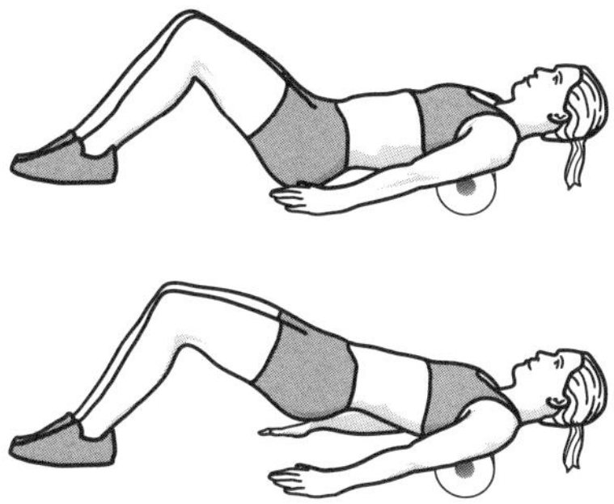

1 Hüftbrücke mit Schultern auf der Rolle und Beckenbewegung

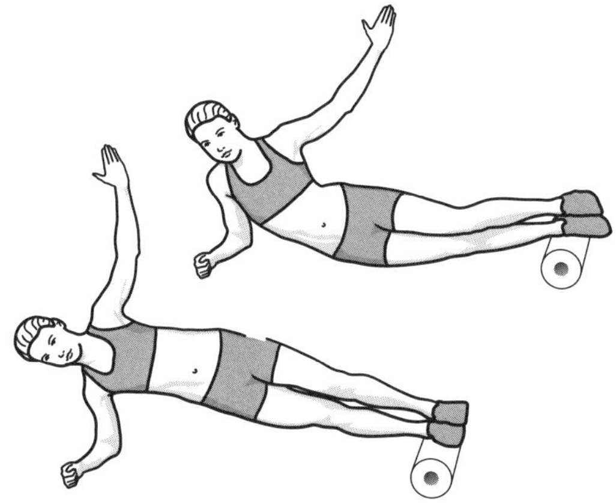

2 Seitstütz auf der Rolle mit Beckenbewegung

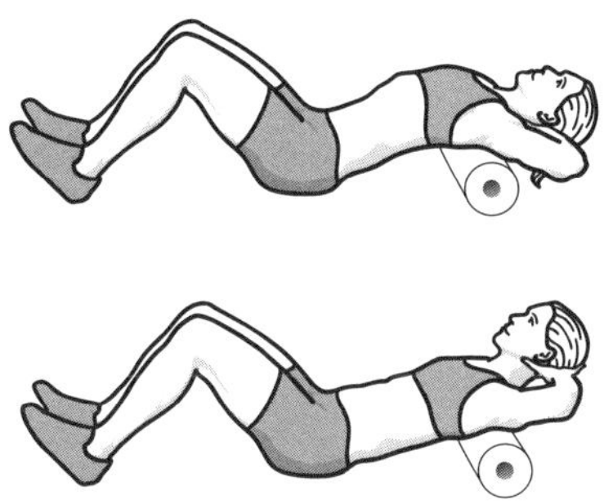

3 Crunch auf der Rolle

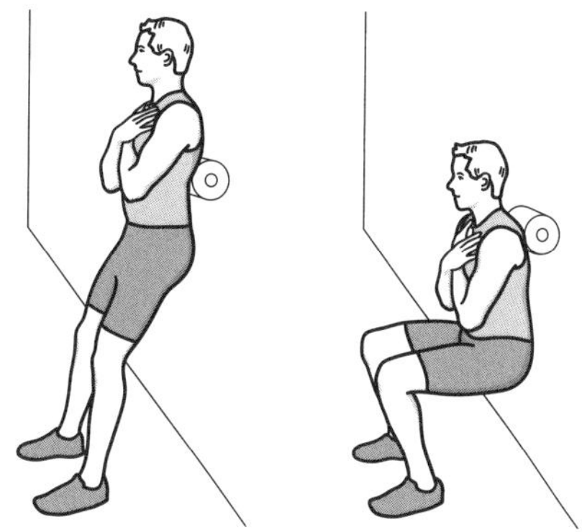

4 Kniebeuge an der Wand mit Rolle

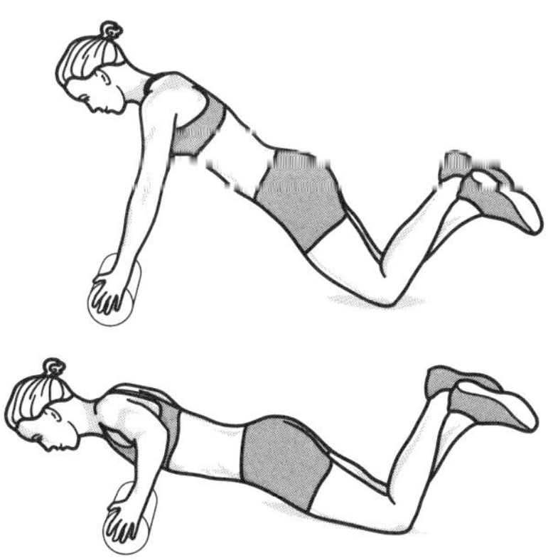

5 Liegestütz auf der Rolle (Variante)

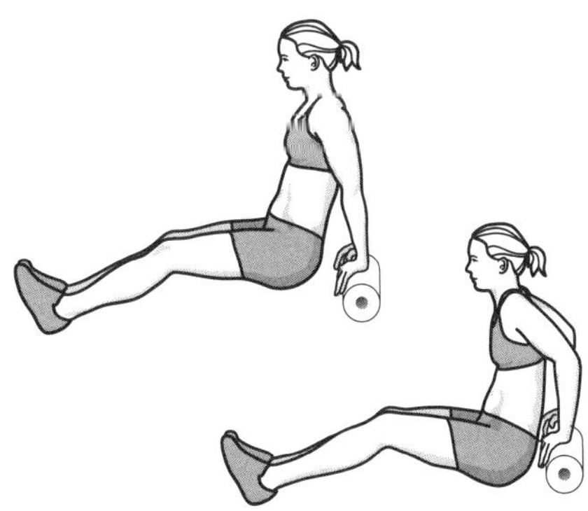

6 Trizepsstütz auf der Rolle

6 Dynamische Faszienfitness für Geübte

Trainingsdauer: 16 Minuten
Equipment: Matte, Rolle

1 **2** 3

	Übungen	Ausführungshinweis	Dauer/Wdh.	Sätze	Pause	Seite
1	Hüftbrücke mit Füßen auf der Rolle und Beckenbewegung	Becken auf und ab	10–15 Wdh.	2	10 Sek.	140
2	Seitlicher Ausfallschritt mit Bein auf der Rolle	nach außen und zurück	8–12 Wdh. je Seite	2	10 Sek.	137
3	Seitstütz mit Unterarm auf der Rolle und Arm-Becken-Bewegung	oberen Arm und Becken auf und ab	10–12 Wdh. je Seite	2	10 Sek.	142
4	Vierfüßlerstand mit Rollbewegung	in Streckung und zurück	10–12 Wdh.	2	10 Sek.	139
5	In die Kobra rollen	einatmend aufrollen, ausatmend abrollen	10–12 Wdh.	2	10 Sek.	138
6	Einbeinige Kniebeuge mit Fuß auf der Rolle	kontrolliert auf und ab	8–12 Wdh. je Seite	2	10 Sek.	137
7	Liegestütz auf der Rolle und Bein abheben	Rolle quer, langsam Arme beugen und strecken	10–15 Wdh.	2	10 Sek	128
8	Trizepsstütz auf der Rolle	Rolle quer, Arme langsam beugen und strecken, beim Tiefgehen Beine im Wechsel abheben	10–12 Wdh.	2	10 Sek	126
9	Diagonales Strecken und Beugen aus dem Vierfüßlerstand	im Wechsel	10–15 Wdh.	2	10 Sek.	139
10	Nacken lockern	langsam, bewusst**	2 Min.	1	–	123

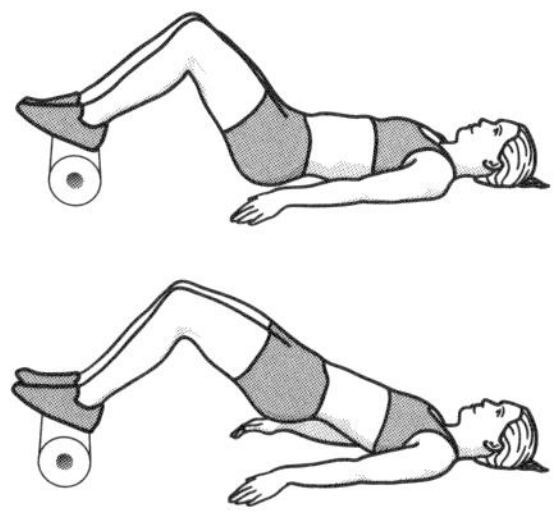

1 Hüftbrücke mit Füßen auf der Rolle und Beckenbewegung

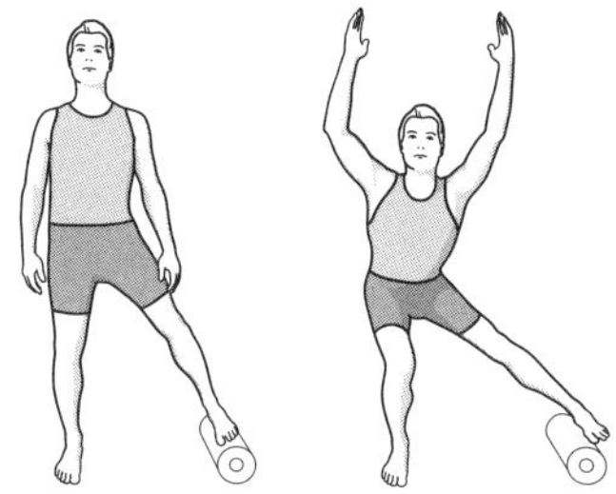

2 Seitlicher Ausfallschritt mit Bein auf der Rolle

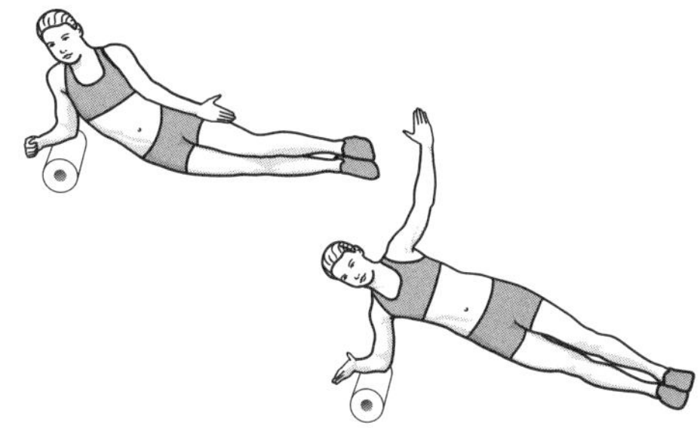

3 Seitstütz mit Unterarm auf der Rolle und Arm-Becken-Bewegung

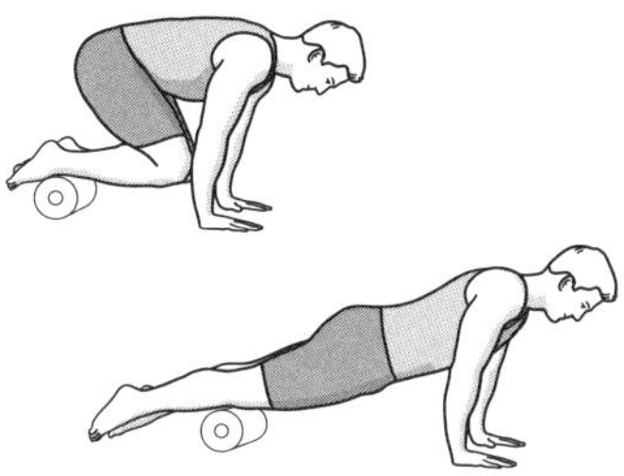

4 Vierfüßlerstand mit Rollbewegung

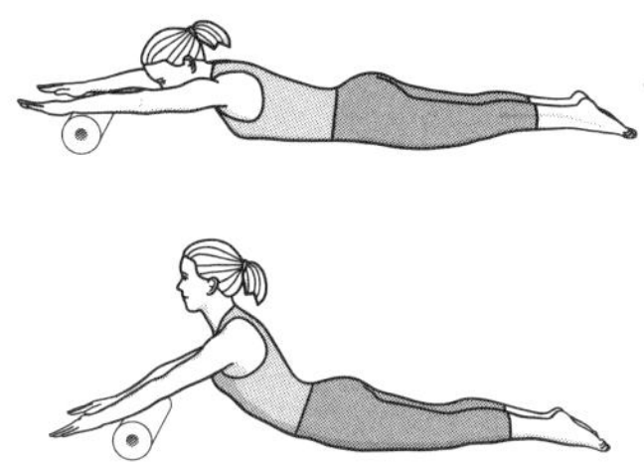

5 In die Kobra rollen

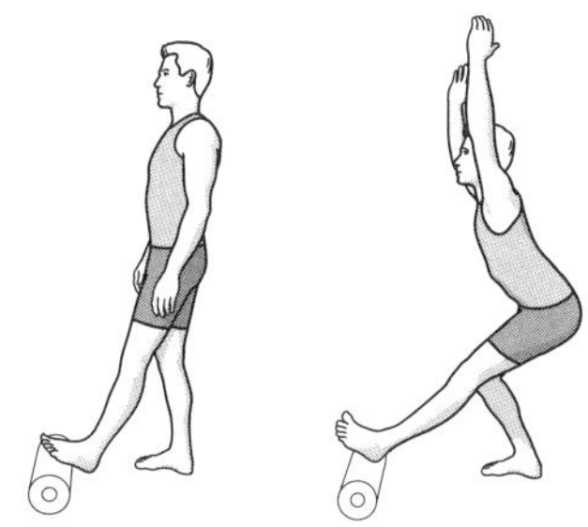

6 Einbeinige Kniebeuge mit Fuß auf der Rolle

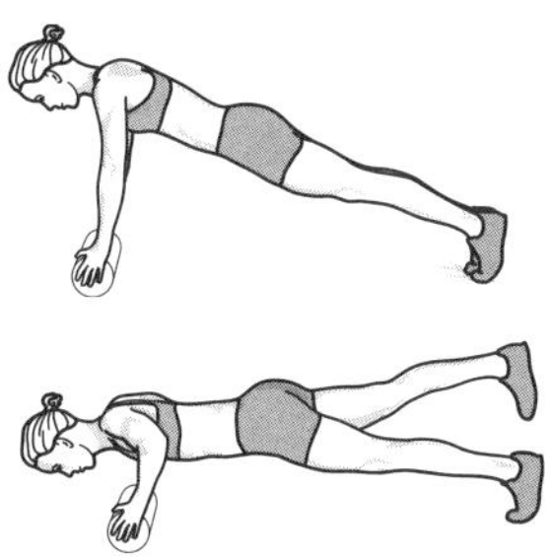

7 Liegestütz auf der Rolle und Bein abheben

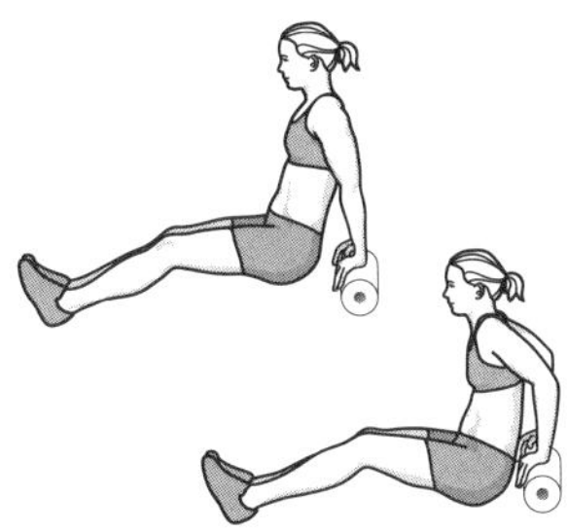

8 Trizepsstütz auf der Rolle

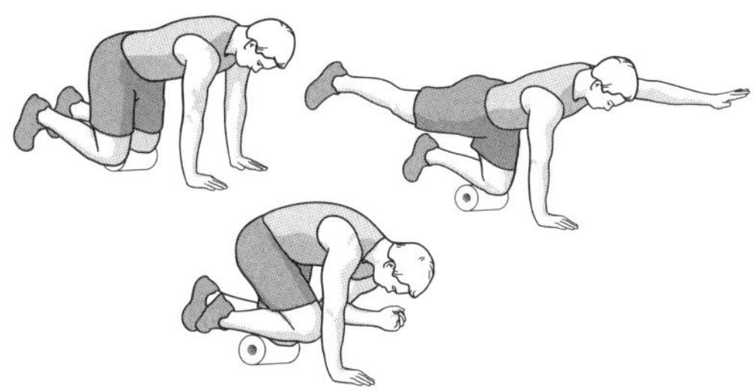

9 Diagonales Strecken und Beugen aus dem Vierfüßlerstand

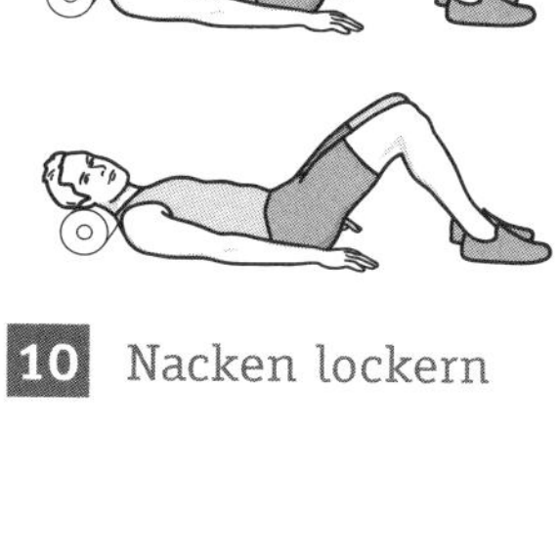

10 Nacken lockern

7 Dynamische Faszienfitness für Experten

Trainingsdauer: 14 Minuten
Equipment: Matte, Rolle, Ball

1 2 **3**

	Übungen	Ausführungshinweis	Dauer/Wdh.	Sätze	Pause	Seite
1	Gray-Cook-Hüftbrücke mit Füßen auf der Rolle	Becken heben und senken, Ball nicht verlieren	10–15 Wdh. je Seite	2	10 Sek.	140
2	Seitlicher Ausfallschritt mit Bein auf der Rolle	kontrolliert nach außen und zurück	10–15 Wdh. je Seite	2	10 Sek.	137
3	Seitstütz mit Unterarm auf der Rolle und Arm-Bein-Becken-Bewegung	oberen Arm und Bein abheben, Becken auf und ab	10–15 Wdh. je Seite	2	10 Sek.	142
4	Vierfüßlerstand mit Rollbewegung	in Streckung und zurück	10–12 Wdh.	2	10 Sek.	139
5	In die Kobra rollen	einatmend aufrollen, ausatmend abrollen	10–12 Wdh.	2	10 Sek.	138
6	Einbeinige Kniebeuge mit Fuß auf der Rolle	kontrolliert auf und ab	10–15 Wdh. je Seite	2	10 Sek.	137
7	Liegestütz auf der Rolle	Rolle längs, Arme langsam beugen und strecken	10–15 Wdh.	2	10 Sek.	128
8	Trizepsstütz auf der Rolle	Rolle längs, Arme langsam beugen und strecken	10–15 Wdh.	2	10 Sek.	126

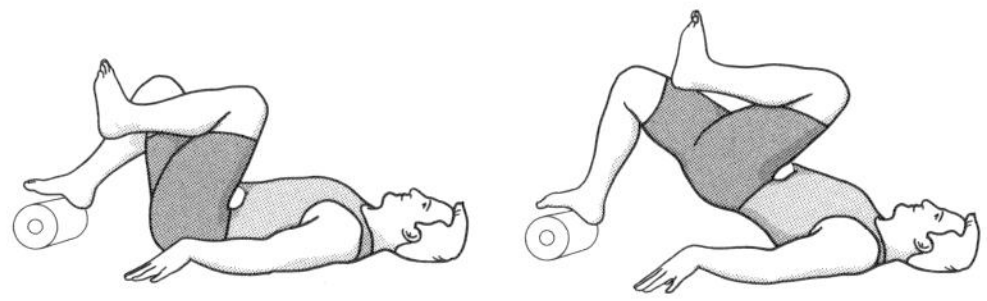

1 Gray-Cook-Hüftbrücke mit Füßen auf der Rolle

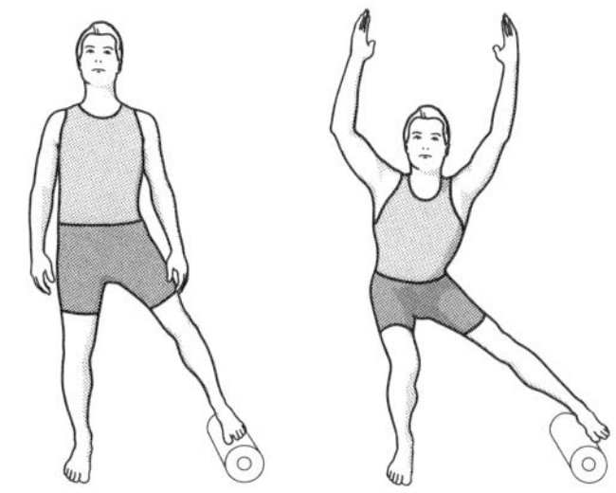

2 Seitlicher Ausfallschritt mit Bein auf der Rolle

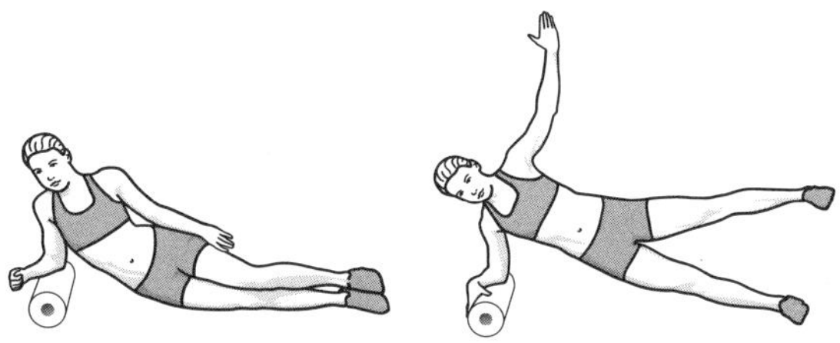

3 Seitstütz mit Unterarm auf der Rolle und Arm-Bein-Becken-Bewegung

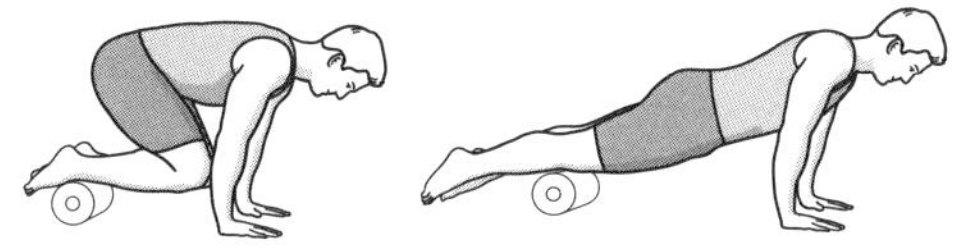

4 Vierfüßlerstand mit Rollbewegung

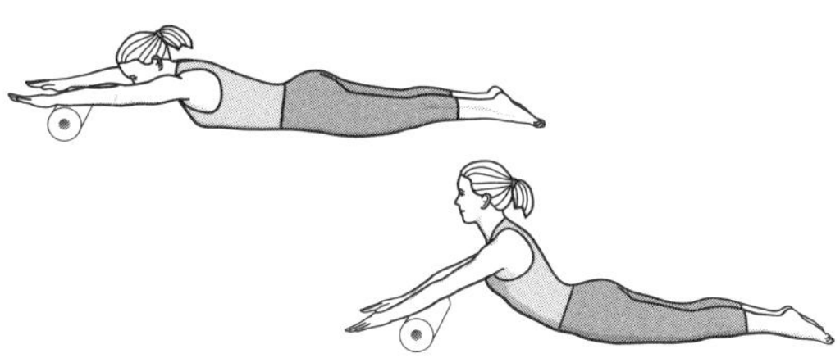

5 In die Kobra rollen

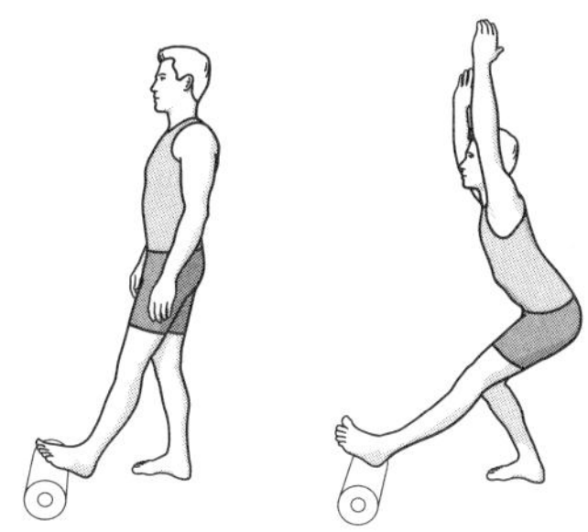

6 Einbeinige Kniebeuge mit Fuß auf der Rolle

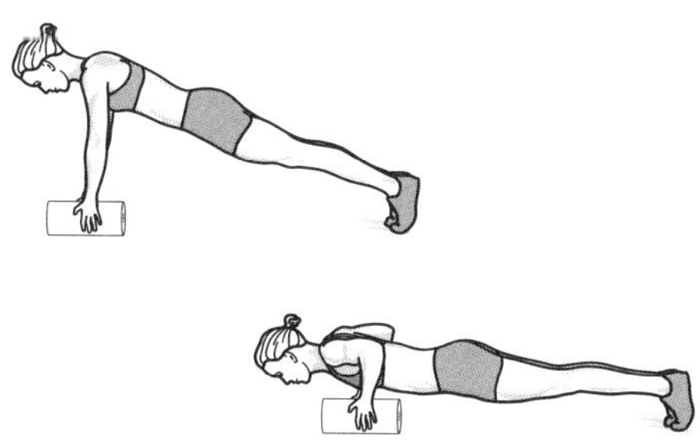

7 Liegestütz auf der Rolle

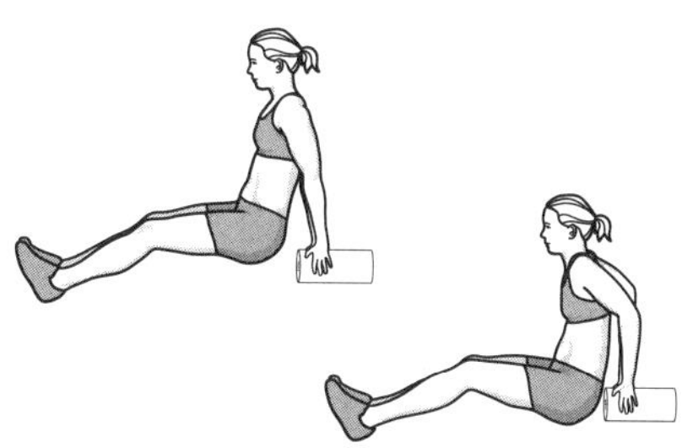

8 Trizepsstütz auf der Rolle

8 Bewegte Wirbelsäule

Trainingsdauer: 15 Minuten
Equipment: Matte, Rolle (*Duoball)

1 **2** 3

	Übungen	Ausführungshinweis	Dauer/Wdh.	Sätze	Pause	Seite
1	Nacken lockern	langsam, bewusst*	2 Min.	1	–	123
2	Flanke dehnen	bewusst in Flanke atmen	2 Min. je Seite	1	–	130
3	In die Kobra rollen	einatmend aufrollen, ausatmend abrollen	10–12 Wdh.	2	10 Sek.	138
4	Brust und Schulter dehnen	ruhig, bewusst atmen	2 Min.	1	–	128
5	Brustwirbelsäule mobilisieren	komplettes Bewegungsausmaß	10–15 Wdh. je Seite	2	10 Sek.	130
6	Diagonales Strecken und Beugen aus dem Vierfüßlerstand	im Wechsel	10–15 Wdh.	2	10 Sek.	139
7	Wirbelsäule entlasten	loslassen und genießen	2 Min.	1	–	132

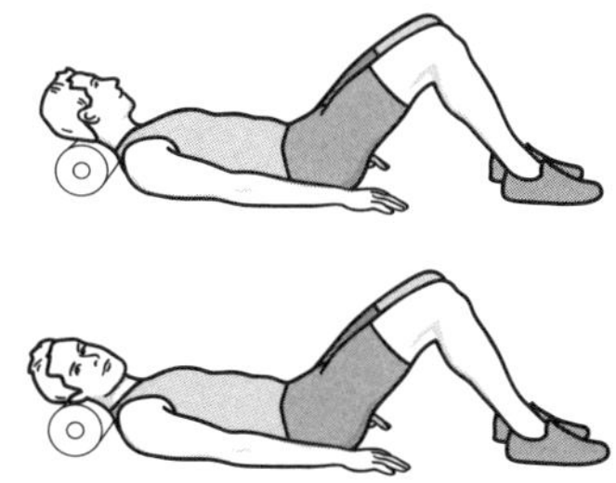

1 Nacken lockern

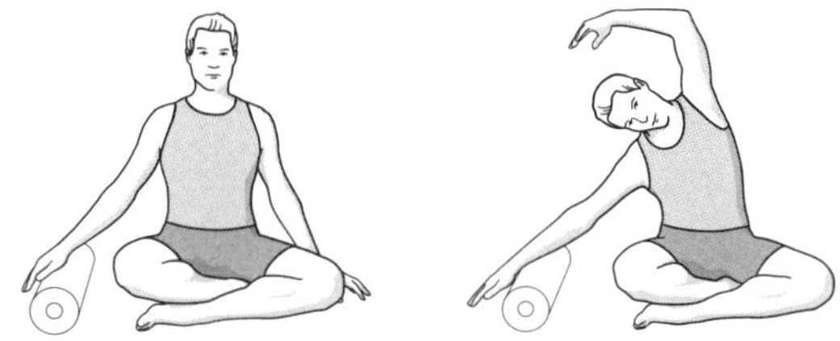

2 Flanke dehnen

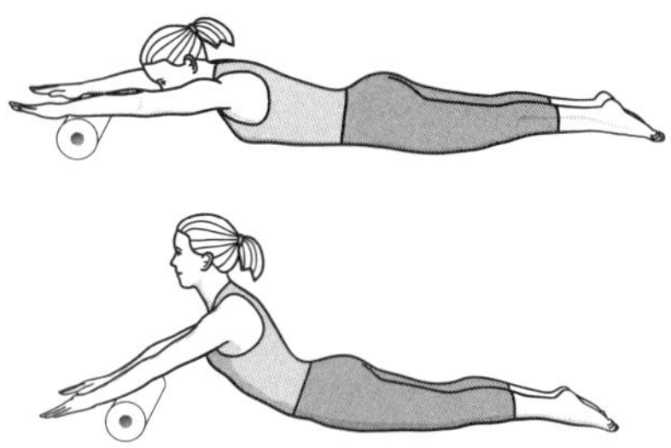

3 In die Kobra rollen

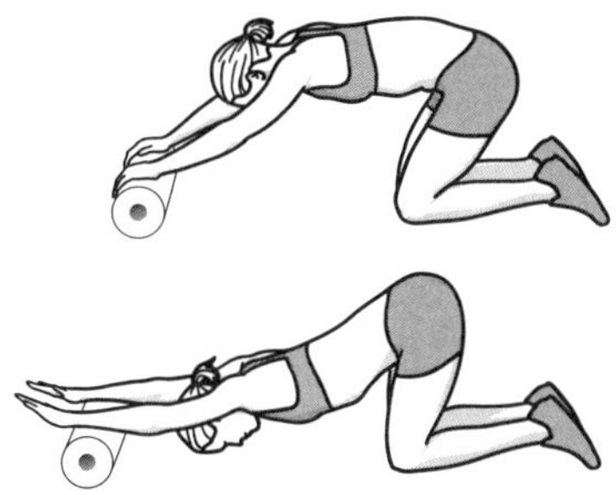

4 Brust und Schulter dehnen

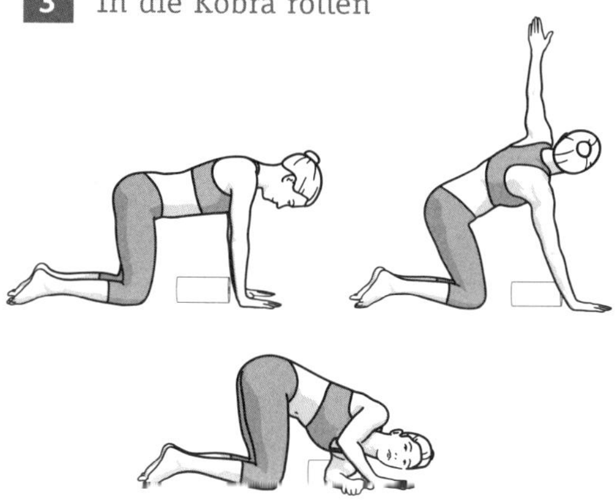

5 Brustwirbelsäule mobilisieren

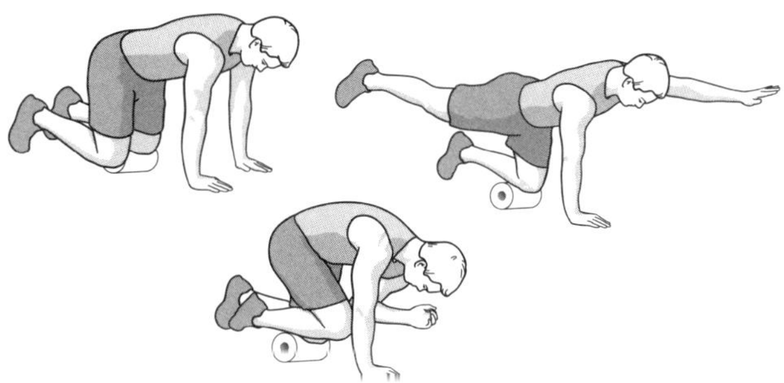

6 Diagonales Strecken und Beugen aus dem Vierfüßlerstand

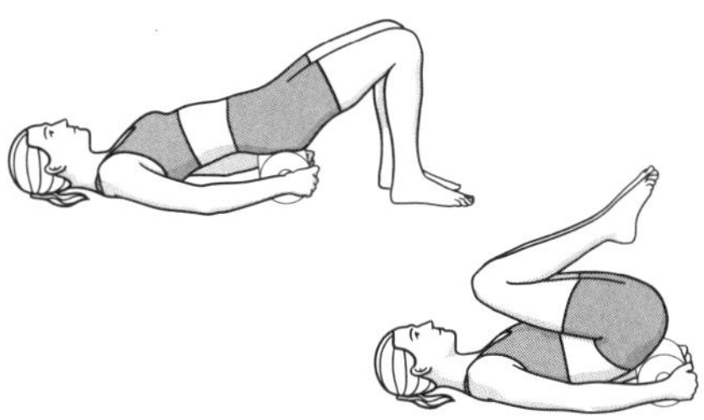

7 Wirbelsäule entlasten

9 Bauch, Beine und Po formen

Trainingsdauer: 11 Minuten
Equipment: Matte, Rolle

1 **2** 3

	Übungen	Ausführungshinweis	Dauer/Wdh.	Sätze	Pause	Seite
1	Crunch auf der Rolle	in Überstreckung einatmen, beim Hochkommen ausatmen	10–15 Wdh.	2	10 Sek.	133
2	Vierfüßlerstand mit Rollbewegung	in Streckung und zurück	8–12 Wdh.	2	10 Sek.	139
3	Seitstütz auf der Rolle und oberes Bein heben	komplettes Bewegungsausmaß	10–15 Wdh. je Seite	2	10 Sek.	141
4	Seitstütz auf der Rolle und unteres Bein heben	komplettes Bewegungsausmaß	10–15 Wdh. je Seite	2	10 Sek.	141
5	Diagonales Strecken und Beugen aus dem Vierfüßlerstand	im Wechsel	10–15 Wdh.	2	10 Sek.	139
6	Einbeinige Kniebeuge mit Fuß auf der Rolle	kontrolliert auf und ab	8–12 Wdh. je Seite	2	10 Sek.	137

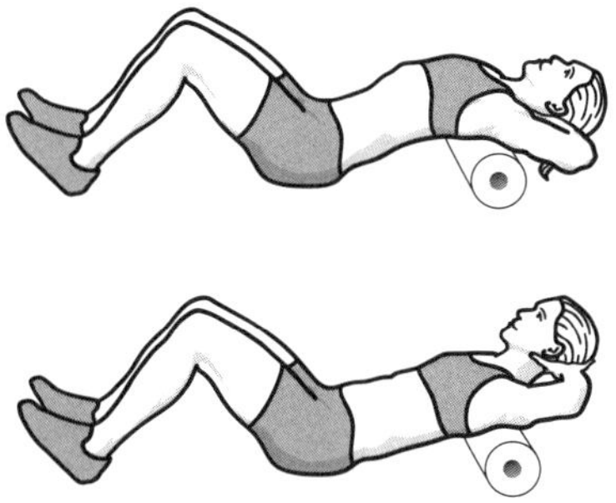

1 Crunch auf der Rolle

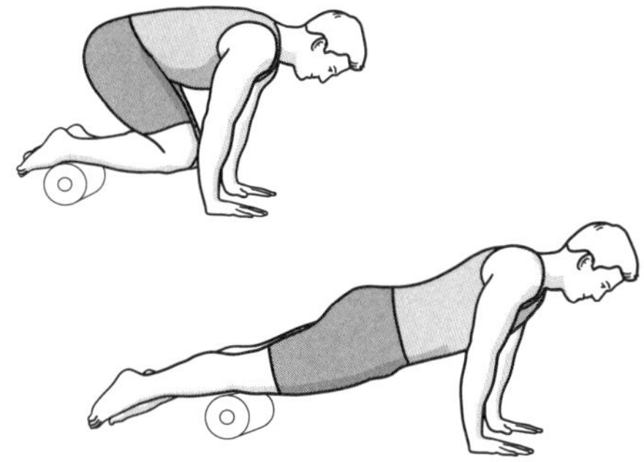

2 Vierfüßlerstand mit Rollbewegung

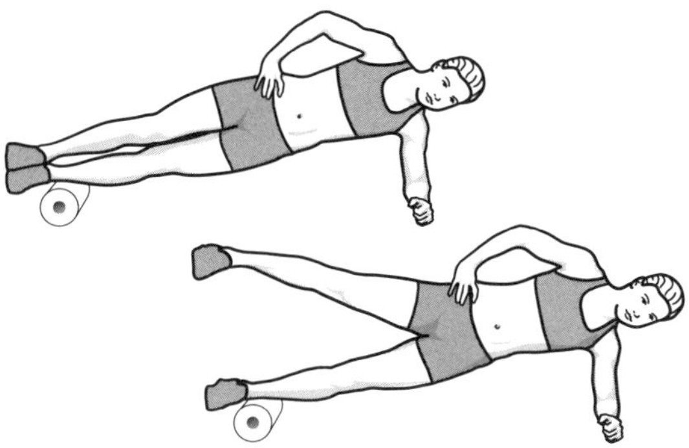

3 Seitstütz auf der Rolle und oberes Bein heben

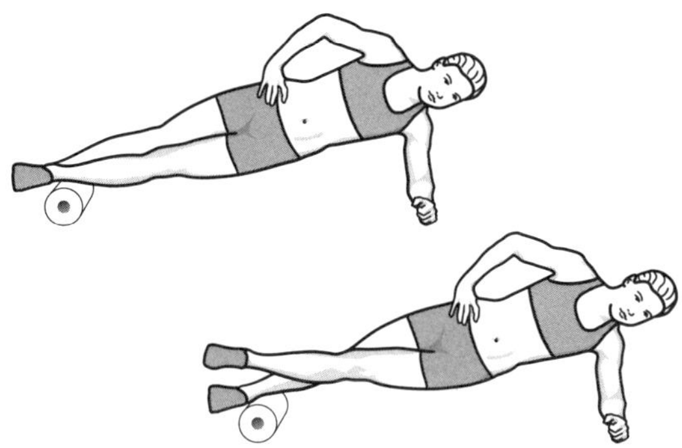

4 Seitstütz auf der Rolle und unteres Bein heben

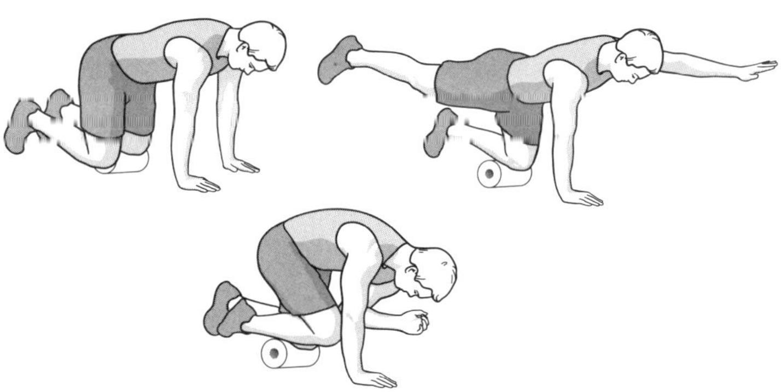

5 Diagonales Strecken und Beugen aus dem Vierfüßlerstand

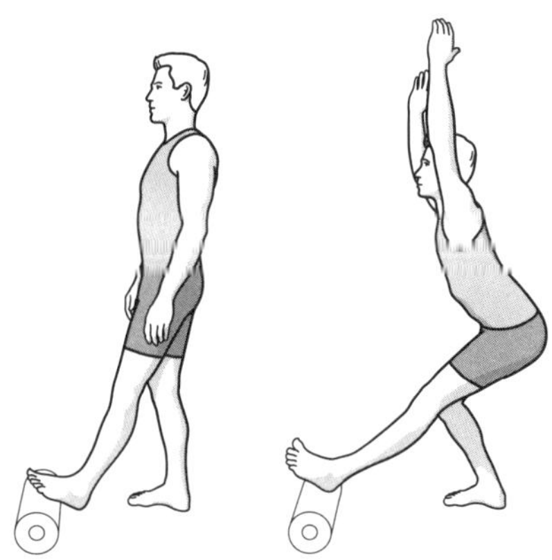

6 Einbeinige Kniebeuge mit Fuß auf der Rolle

10 Rumpfstabilität verbessern für Einsteiger

Trainingsdauer: 6 Minuten
Equipment: Matte, Rolle

1 2 3

	Übungen	Ausführungshinweis	Dauer/Wdh.	Sätze	Pause	Seite
1	Plank auf der Rolle	statisch halten	30 Sek.	2	10 Sek.	138
2	Hüftbrücke mit Schultern auf der Rolle und Becken-bewegung	Becken langsam auf und ab	10–12 Wdh.	2	10 Sek.	139
3	Seitstütz mit Unterarm auf der Rolle	statisch halten	30 Sek. je Seite	2	10 Sek.	141
4	Liegestütz auf der Rolle (Variante)	Rolle quer, Arme langsam beugen und strecken	8–10 Wdh.	2	10 Sek.	128

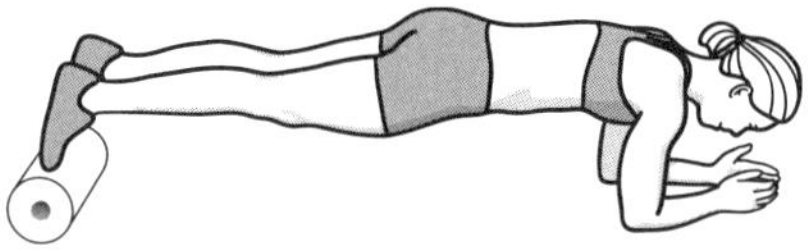

1 Plank auf der Rolle

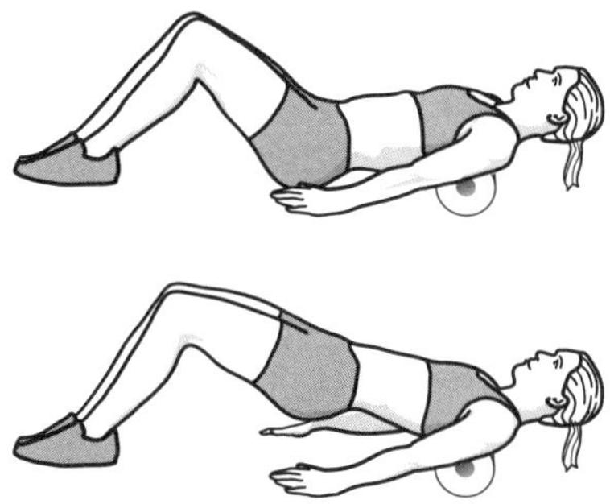

2 Hüftbrücke mit Schultern auf der Rolle und Beckenbewegung

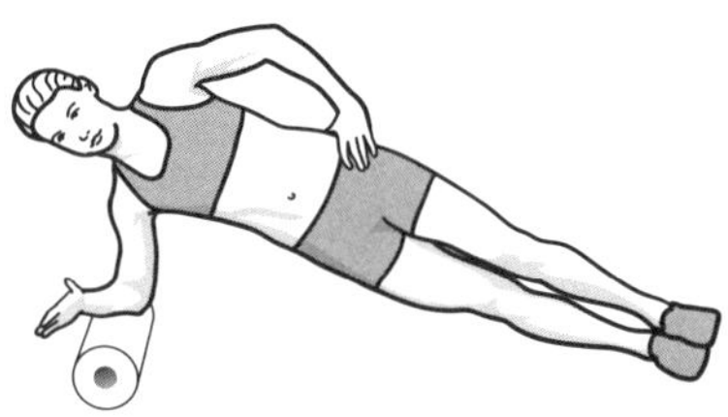

3 Seitstütz mit Unterarm auf der Rolle

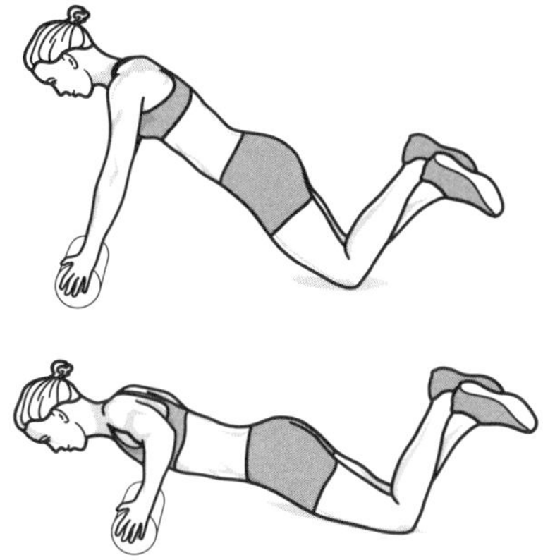

4 Liegestütz auf der Rolle (Variante)

11 Rumpfstabilität verbessern für Geübte

Trainingsdauer: 9 Minuten
Equipment: Matte, Rolle

1 **2** 3

	Übungen	Ausführungshinweis	Dauer/Wdh.	Sätze	Pause	Seite
1	Plank auf der Rolle mit Beinheben	Beine abwechselnd abheben	1 Min.	2	10 Sek.	138
2	Hüftbrücke mit Füßen auf der Rolle und Beckenbewegung	Becken heben und senken	10–15 Wdh.	2	10 Sek.	140
3	Seitstütz mit Unterarm auf der Rolle und Arm-Bein-Bewegung	Bein und Arm abheben und absenken	30 Sek. je Seite	2	10 Sek.	142
4	Diagonales Strecken und Beugen aus dem Vierfüßlerstand	im Wechsel	10–15 Wdh.	2	10 Sek.	139
5	Liegestütz auf der Rolle und Bein abheben	Rolle quer, Arme langsam beugen und strecken, beim Tiefgehen Beine im Wechsel abheben	10–15 Wdh.	2	10 Sek.	128

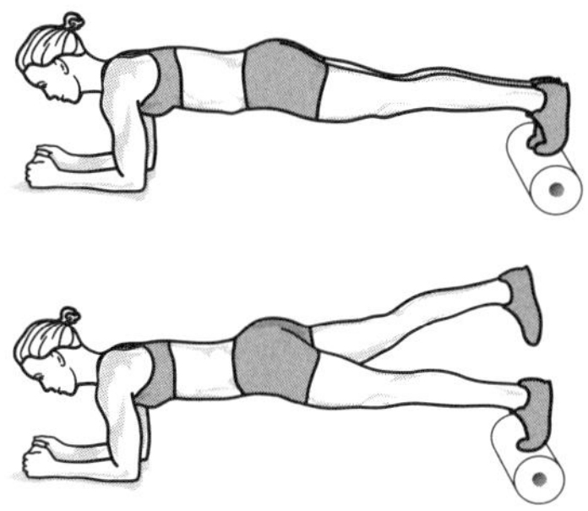

1 Plank auf der Rolle mit Beinheben

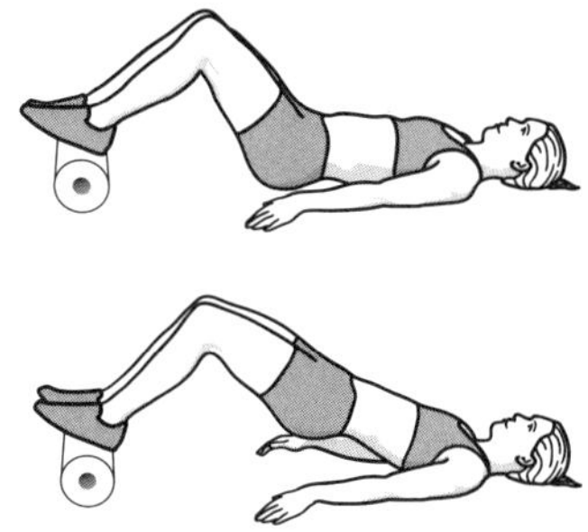

2 Hüftbrücke mit Füßen auf der Rolle und Beckenbewegung

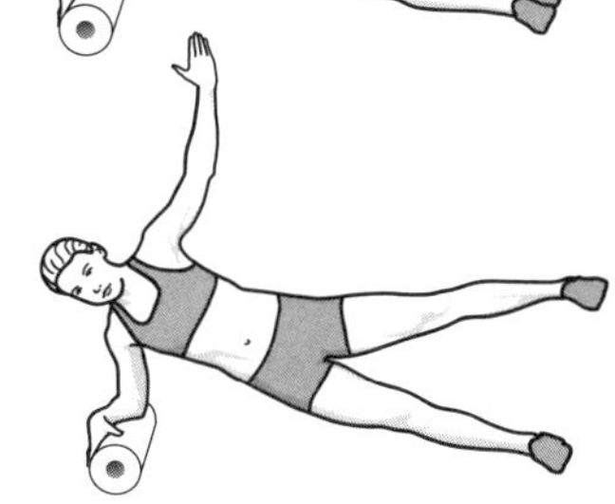

3 Seitstütz mit Unterarm auf der Rolle und Arm-Bein-Bewegung

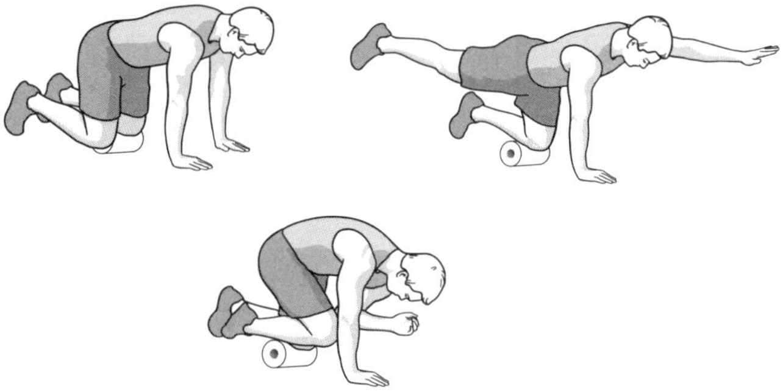

4 Diagonales Strecken und Beugen aus dem Vierfüßlerstand

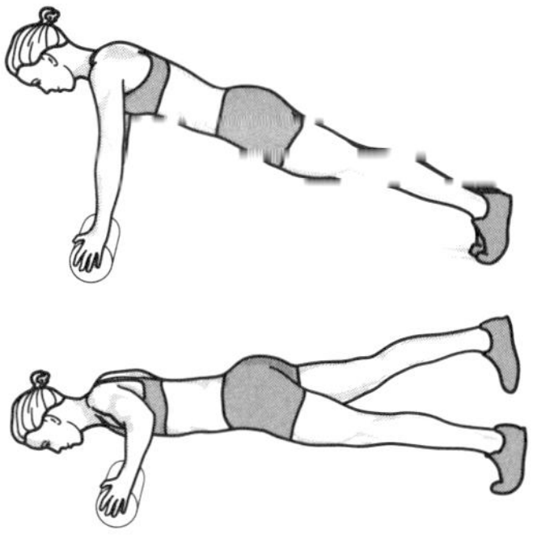

5 Liegestütz auf der Rolle und Bein abheben

12 Rumpfstabilität verbessern für Experten

Trainingsdauer: 11 Minuten
Equipment: Matte, Rolle, Ball

1 2 3

	Übungen	Ausführungshinweis	Dauer/Wdh.	Sätze	Pause	Seite
1	Plank auf der Rolle mit Arm-Bein-Abheben	Arm und Bein diagonal im Wechsel abheben	1 Min.	2	10 Sek.	138
2	Hüftbrücke mit Füßen auf der Rolle und Beinbewegung	Beine abwechselnd abheben	1 Min.	2	10 Sek.	140
3	Seitstütz mit Unterarm auf der Rolle und Ellenbogen-Knie-Kuss	Knie und Ellenbogen zusammenführen	10–15 Wdh. je Seite	2	10 Sek.	143
4	Vierfüßlerstand mit Rollbewegung	in Streckung und zurück	10–15 Wdh.	2	10 Sek.	139
5	Gray-Cook-Hüftbrücke mit Füßen auf der Rolle	Becken heben und senken, Ball nicht verlieren	10–15 Wdh. je Seite	2	10 Sek.	140
6	Liegestütz auf der Rolle	Rolle längs, langsam Arme beugen und strecken	10–15 Wdh.	2	10 Sek.	128

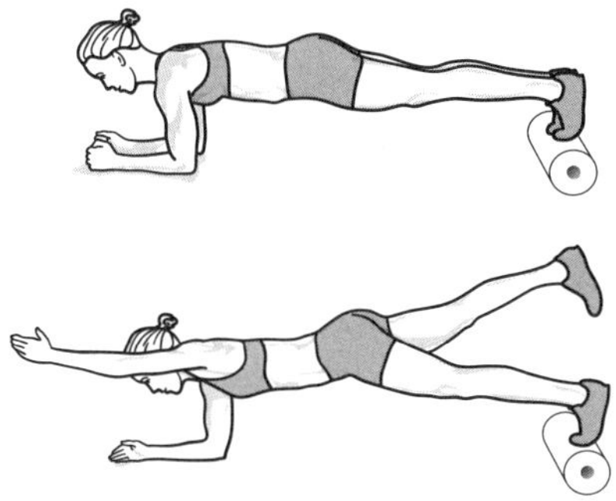

1 Plank auf der Rolle mit Arm-Bein-Abheben

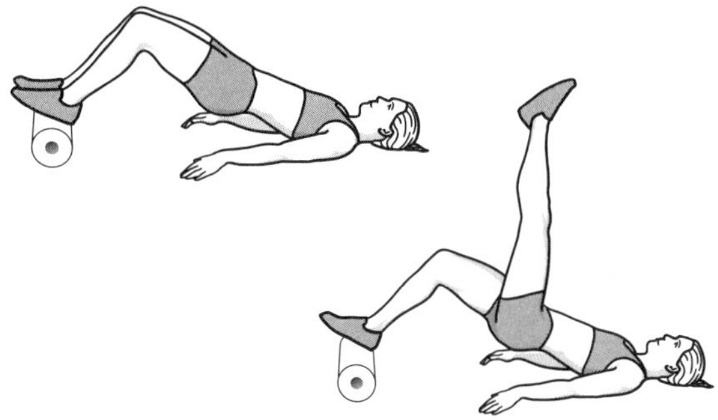

2 Hüftbrücke mit Füßen auf der Rolle und Beinbewegung

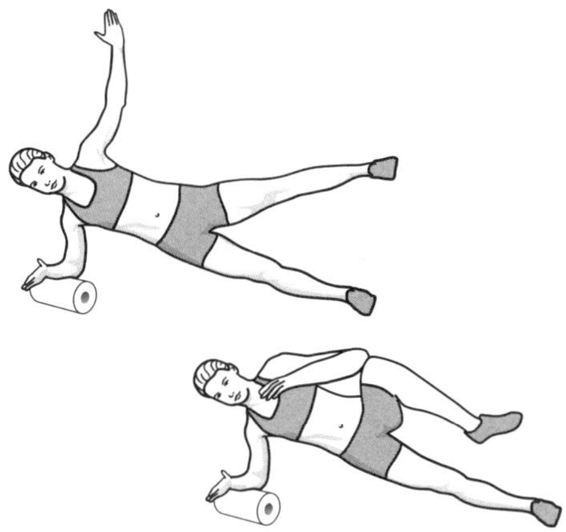

3 Seitstütz mit Unterarm auf der Rolle und Ellenbogen-Knie-Kuss

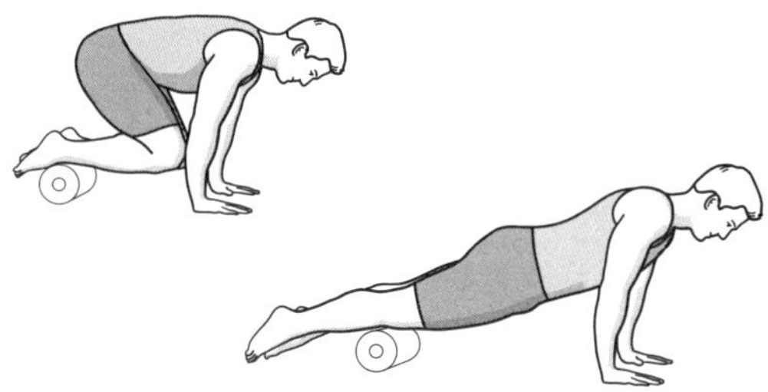

4 Vierfüßlerstand mit Rollbewegung

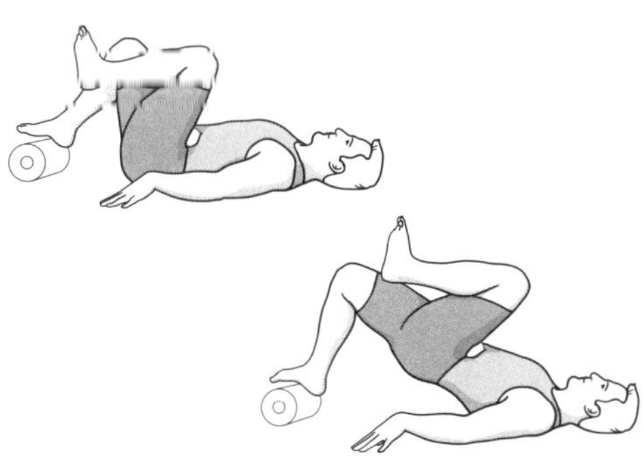

5 Gray-Cook-Hüftbrücke mit Füßen auf der Rolle

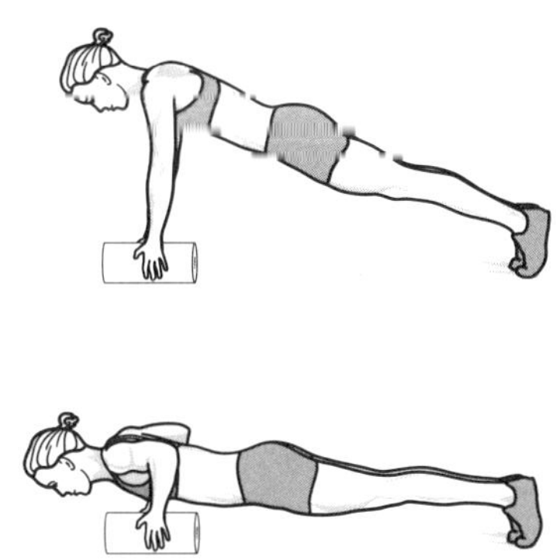

6 Liegestütz auf der Rolle

13 Kurzprogramm für vitale Beine

Trainingsdauer: 16 Minuten
Equipment: Matte, Rolle, Ball (*Minirolle)

1 2 3

	Übungen	Ausführungshinweis	Dauer/Wdh.	Sätze	Pause	Seite
1	Fußsohle ausrollen	in der Tiefe, langsam, bewusst	1 Min. je Seite	1	–	136
2	Wade ausrollen	Kniekehle mit einbeziehen, langsam, bewusst	1 Min. je Seite	1	–	136
3	Längenkraft Waden	Dehnung mit Kraftaktivierung*	1 Min. je Seite	1	–	136
4	Oberschenkelvorderseite ausrollen	langsam, bewusst	1 Min. je Seite	1	–	134
5	Oberschenkelaußenseite ausrollen	langsam, bewusst	1 Min. je Seite	1	–	135
6	Oberschenkelinnenseite ausrollen	langsam, bewusst	1 Min. je Seite	1	–	134
7	Oberschenkelrückseite ausrollen	langsam, bewusst	1 Min. je Seite	1	–	134
8	Kniebeuge an der Wand mit Rolle	langsam auf und ab	10–12 Wdh.	2	10 Sek.	137

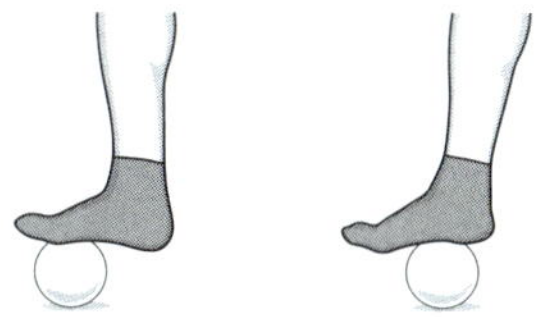

1 Fußsohle ausrollen

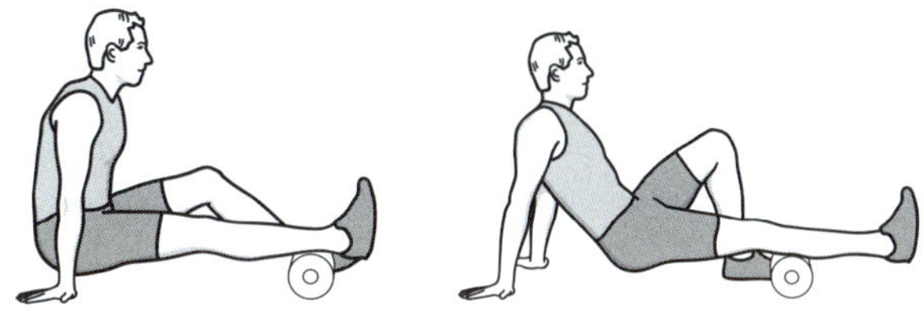

2 Wade ausrollen

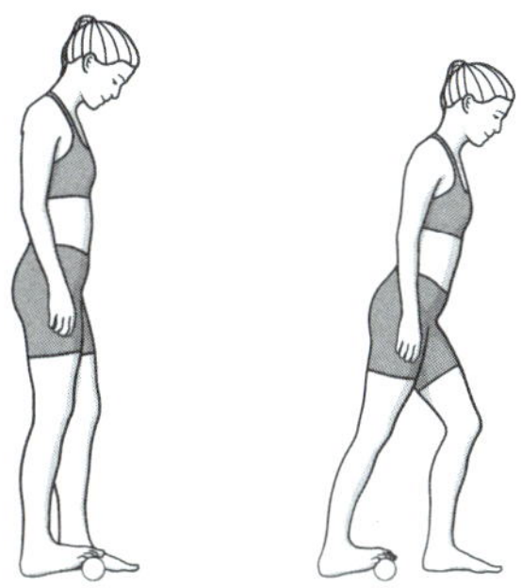

3 Längenkraft Waden

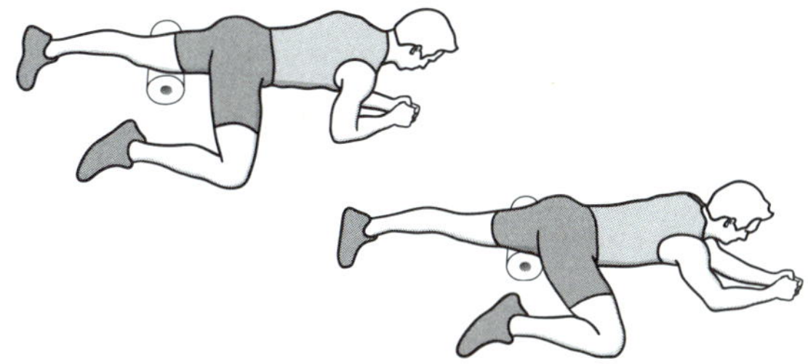

4 Oberschenkelvorderseite ausrollen

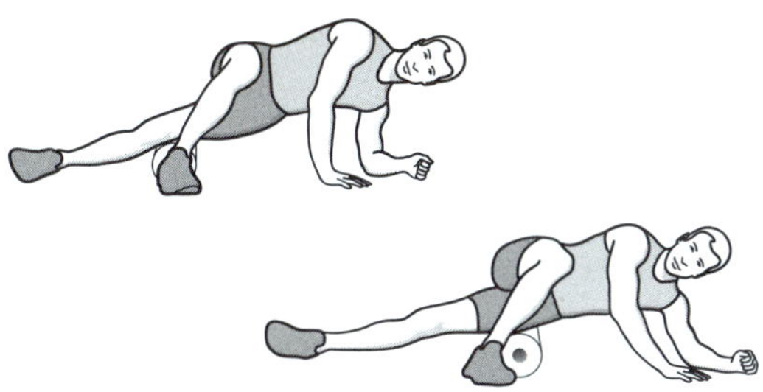

5 Oberschenkelaußenseite ausrollen

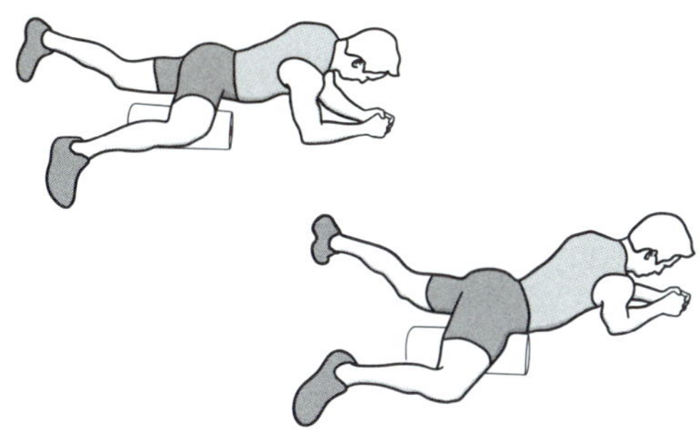

6 Oberschenkelinnenseite ausrollen

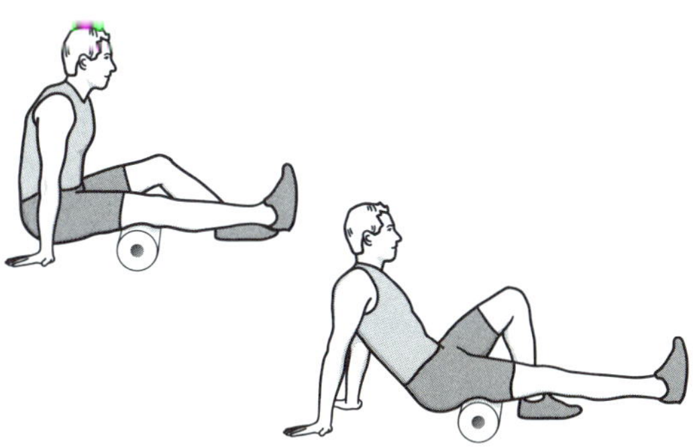

7 Oberschenkelrückseite ausrollen

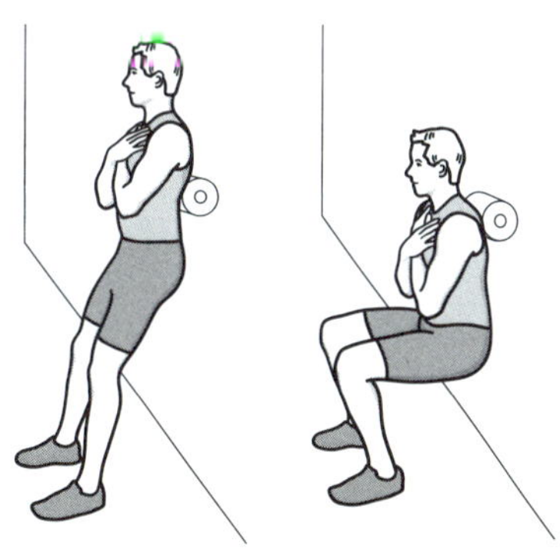

8 Kniebeuge an der Wand mit Rolle

14 Vitale Beine

Trainingsdauer: 44 Minuten
Equipment: Matte, Rolle, Ball (*zusätzlich: Block; ** Minirolle)

1 2 3

	Übungen	Ausführungshinweis	Dauer/Wdh.	Sätze	Pause	Seite
1	Fußsohle ausrollen	in der Tiefe, langsam, bewusst	2 Min. je Seite	1	–	136
2	Wade ausrollen (Variante; optional mit Block)	mit Fußkreisen, inklusive Kniekehle, langsam, bewusst*	2 Min. je Seite	1	–	136
3	Unterschenkelaußenseite ausrollen	langsam, bewusst	2 Min. je Seite	1	–	135
4	Vorderen Schienbeinmuskel ausrollen	langsam, bewusst	2 Min. je Seite	1	–	135
5	Längenkraft Waden	Dehnung mit Kraftaktivierung**	1 Min. je Seite	1	–	136
6	Oberschenkelvorderseite ausrollen	langsam, bewusst	2 Min. je Seite	1	–	134
7	Oberschenkelaußenseite ausrollen	langsam, bewusst	2 Min. je Seite	1	–	135
8	Oberschenkelinnenseite ausrollen	langsam, bewusst	2 Min. je Seite	1	–	134
9	Oberschenkelrückseite ausrollen	langsam, bewusst	2 Min. je Seite	1	–	134
10	Hüftbrücke mit Füßen auf der Rolle und Beinbewegung	Beine abwechselnd abheben	30 Sek.	2	10 Sek.	140
11	Kniebeuge an der Wand mit Rolle	langsam auf und ab	10–15 Wdh.	2	10 Sek.	137
12	Seitlicher Ausfallschritt mit Bein auf der Rolle	kontrolliert nach außen und zurück	8–12 Wdh. je Seite	2	10 Sek.	137
13	Einbeinige Kniebeuge mit Fuß auf der Rolle	kontrolliert auf und ab	8–12 Wdh. je Seite	2	10 Sek.	137
14	Seitstütz auf der Rolle und oberes Bein heben	komplettes Bewegungsausmaß	8–12 Wdh. je Seite	2	10 Sek.	141
15	Seitstütz auf der Rolle und unteres Bein heben	komplettes Bewegungsausmaß	8–12 Wdh. je Seite	2	10 Sek.	141

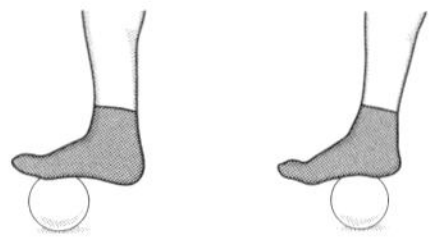

1 Fußsohle ausrollen

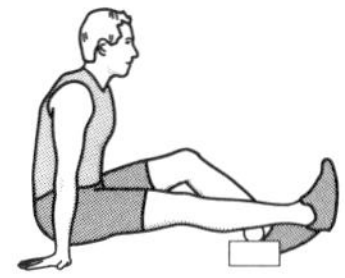

2 Wade ausrollen (Variante)

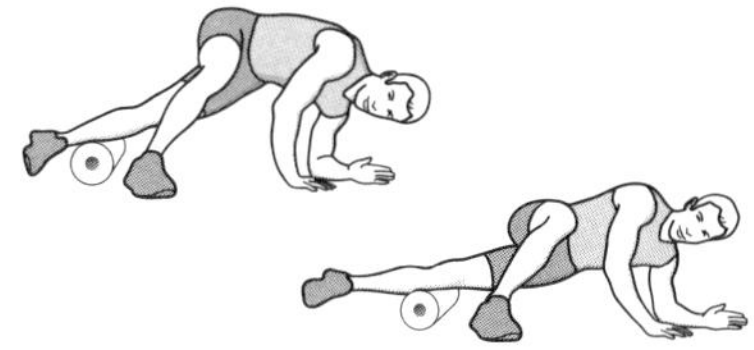

3 Unterschenkelaußenseite ausrollen

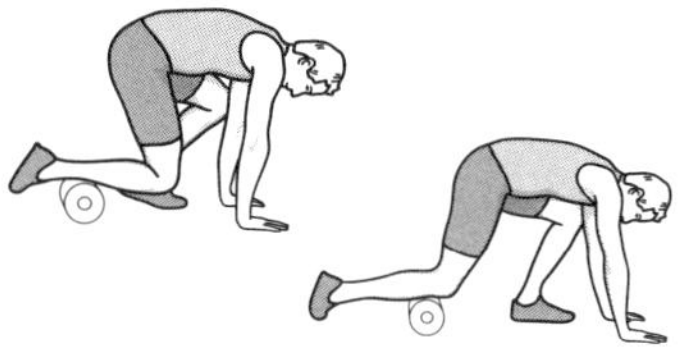

4 Vorderen Schienbeinmuskel ausrollen

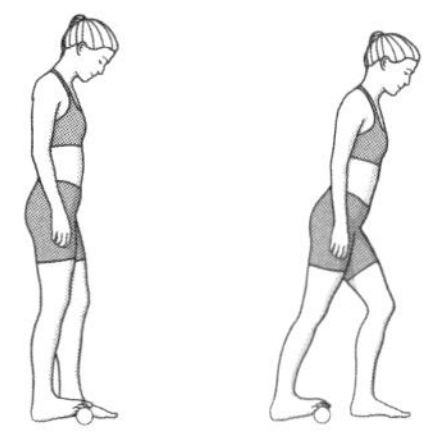

5 Längenkraft Waden

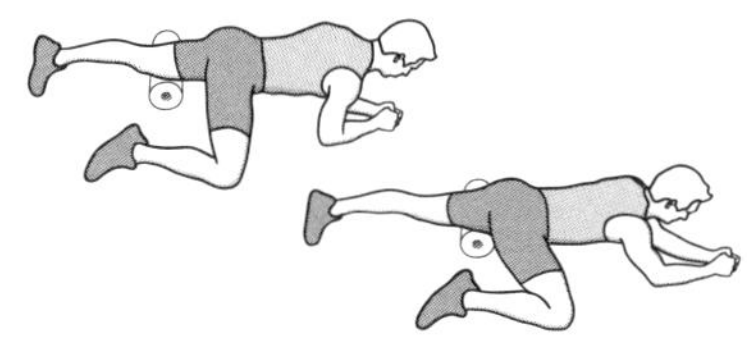

6 Oberschenkelvorderseite ausrollen

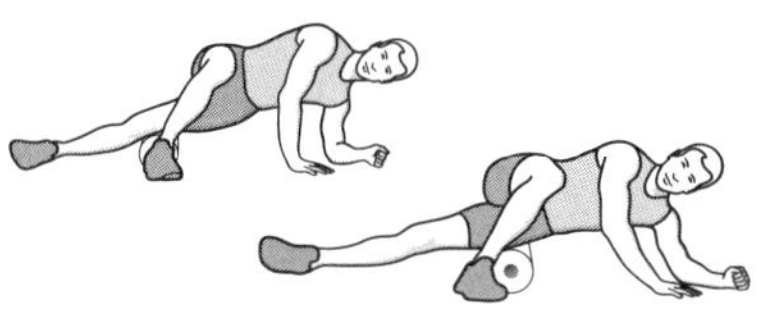

7 Oberschenkelaußenseite ausrollen

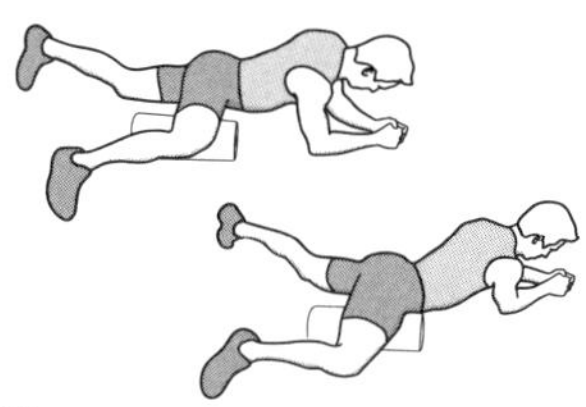

8 Oberschenkelinnenseite ausrollen

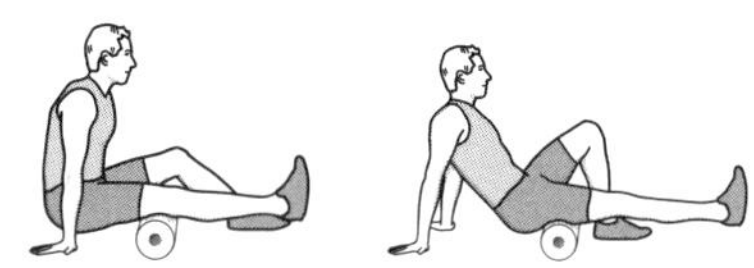

9 Oberschenkelrückseite ausrollen

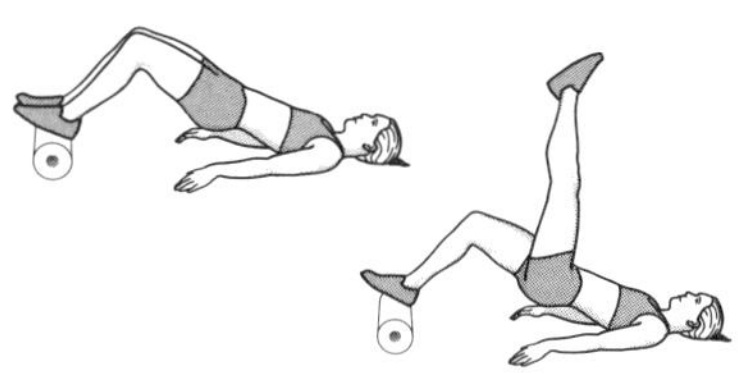

10 Hüftbrücke mit Füßen auf der Rolle und Beinbewegung

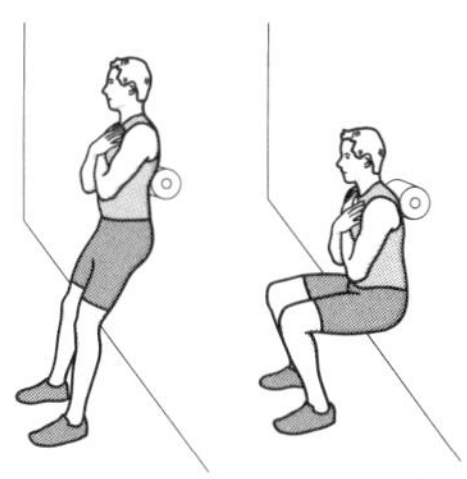

11 Kniebeuge an der Wand mit Rolle

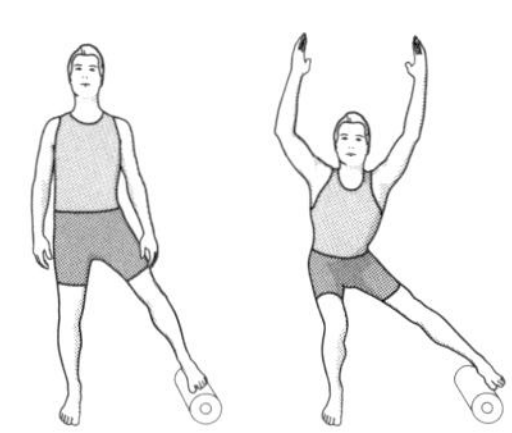

12 Seitlicher Ausfallschritt mit Bein auf der Rolle

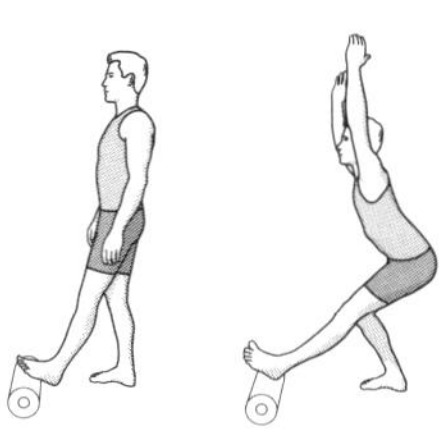

13 Einbeinige Kniebeuge mit Fuß auf der Rolle

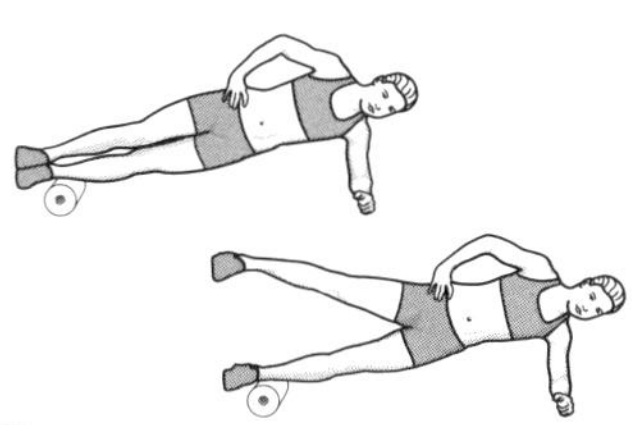

14 Seitstütz auf der Rolle und oberes Bein heben

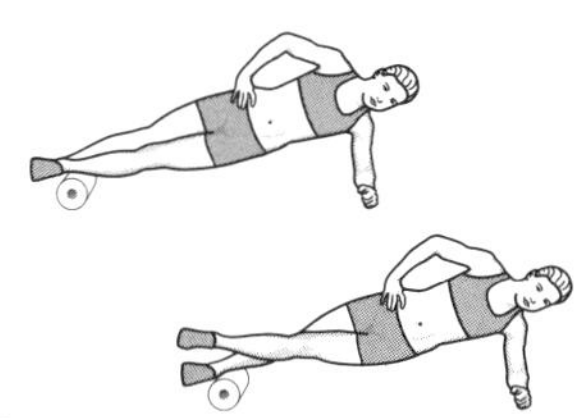

15 Seitstütz auf der Rolle und unteres Bein heben

15 Ganzkörperdehnung und Körperwahrnehmung verbessern

1 **2** 3

Trainingsdauer: 17 Minuten
Equipment: Matte, Rolle, Ball (*Minirolle)

	Übungen	Ausführungshinweis	Dauer/Wdh.	Sätze	Seite
1	Brustkorb öffnen	ruhig, bewusst atmen	1 Min.	1	130
2	Brust und Schulter dehnen	ruhig, bewusst atmen	2 Min.	1	128
3	Längenkraft in Fingern und Unterarm	Dehnung mit Kraftaktivierung*	1 Min. je Seite	1	125
4	Flanke dehnen	bewusst in Flanke atmen	2 Min. je Seite	1	130
5	Hüftbeuger dehnen und ISG mobilisieren	langsam loslassen	2 Min. je Seite	1	132
6	Wirbelsäule entlasten	loslassen und genießen	2 Min.	1	132
7	Längenkraft Waden	Dehnung mit Kraftaktivierung*	1 Min. je Seite	1	136

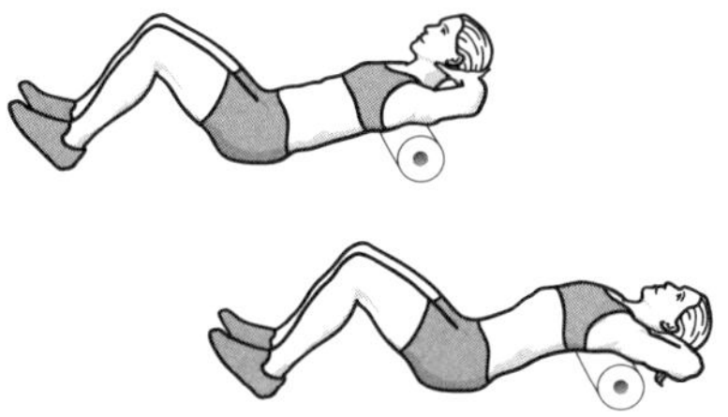

1 Brustkorb öffnen

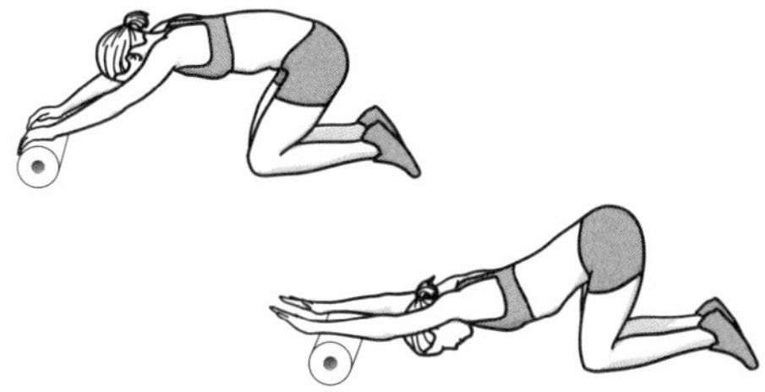

2 Brust und Schulter dehnen

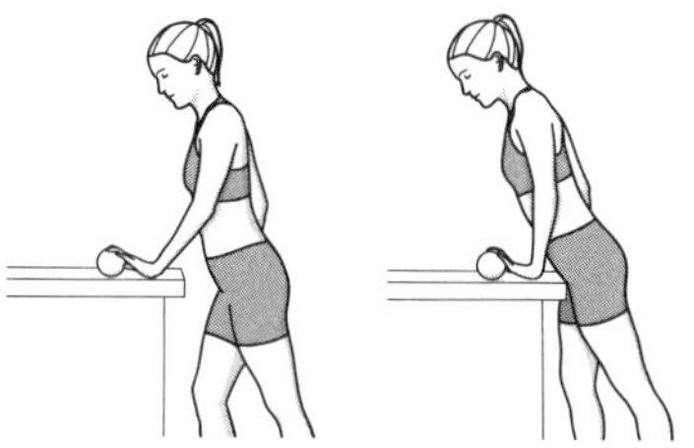

3 Längenkraft in Fingern und Unterarm

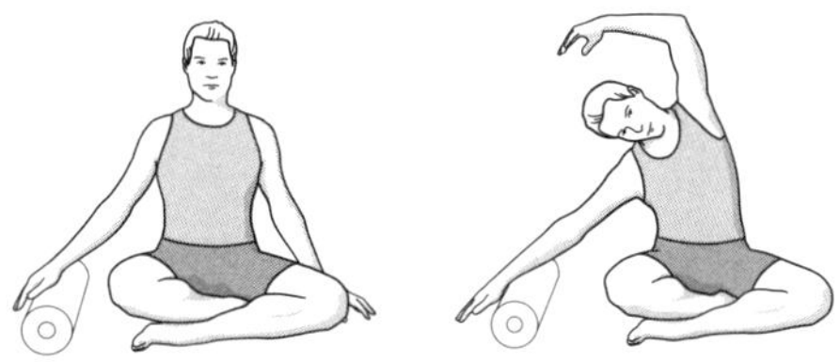

4 Flanke dehnen

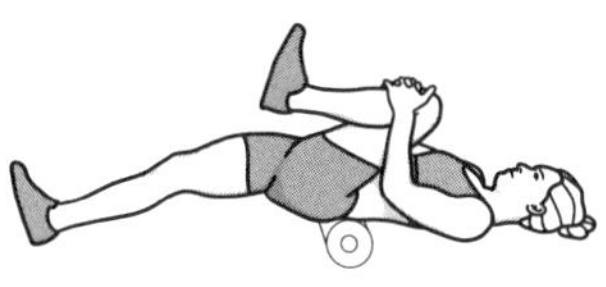

5 Hüftbeuger dehnen und ISG mobilisieren

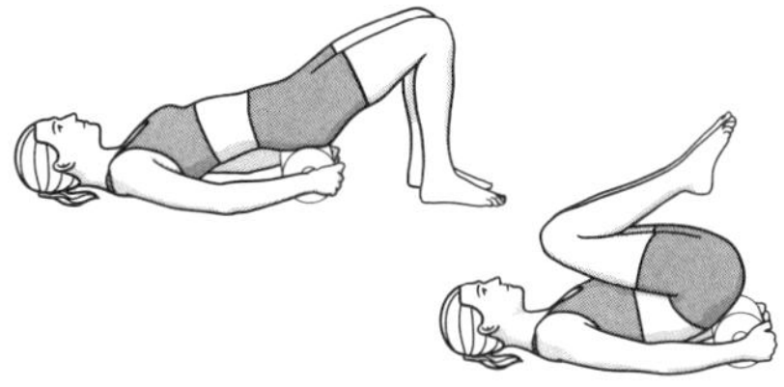

6 Wirbelsäule entlasten

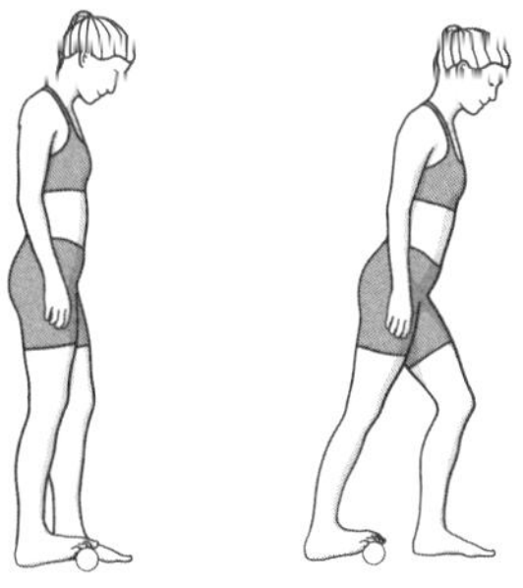

7 Längenkraft Waden

16 Faszienenergetisierung für zwischendurch

Trainingsdauer: 13 Minuten
Equipment: Matte, Rolle, Ball (*Duoball)

1 **2** 3

	Übungen	Ausführungshinweis	Dauer/Wdh.	Sätze	Pause	Seite
1	Fußsohle ausrollen	langsam, bewusst	2 Min. je Seite	1	–	136
2	Kniebeuge an der Wand mit Rolle	langsam auf und ab, gleichzeitig unteren Rücken ausrollen	10–15 Wdh. je Seite	1	–	137
3	Nacken lockern	langsam, bewusst*	2 Min.	1	–	123
4	Liegestütz auf der Rolle	Rolle quer, Arme langsam beugen und strecken	8–10 Wdh.	2	10 Sek.	128
5	Brust und Schulter dehnen	ruhig, bewusst atmen	2 Min.	1	–	128
6	Diagonales Strecken und Beugen aus dem Vierfüßlerstand	im Wechsel	10–15 Wdh.	2	10 Sek.	139

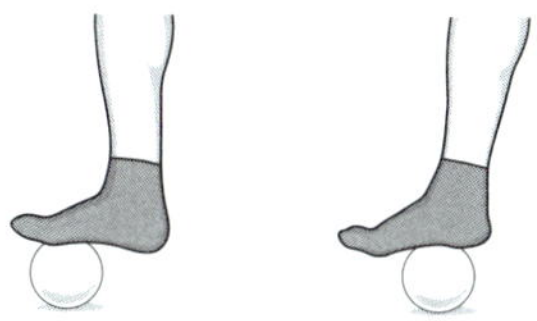

1 Fußsohle ausrollen

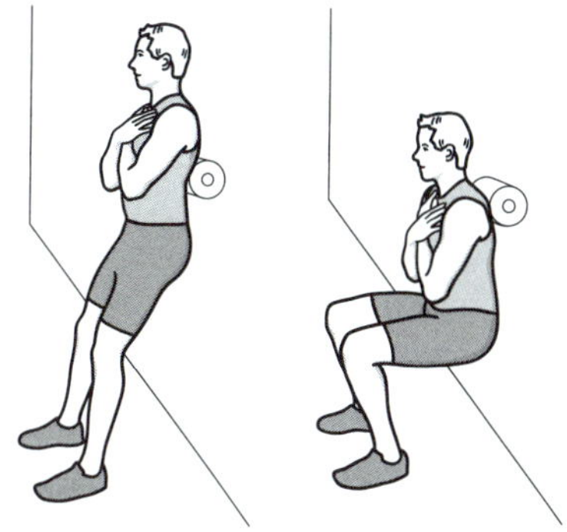

2 Kniebeuge an der Wand mit Rolle

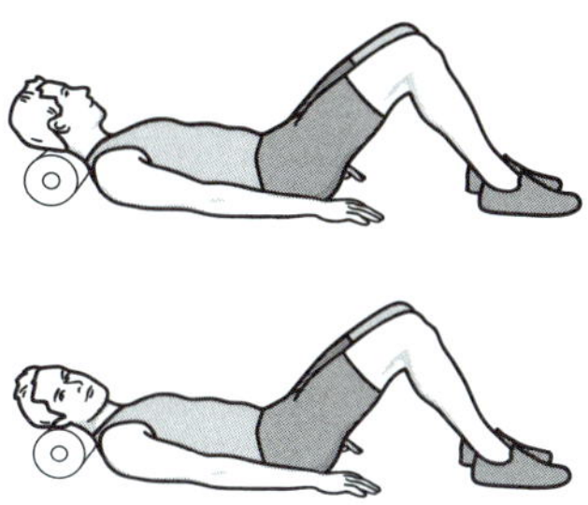

3 Nacken lockern

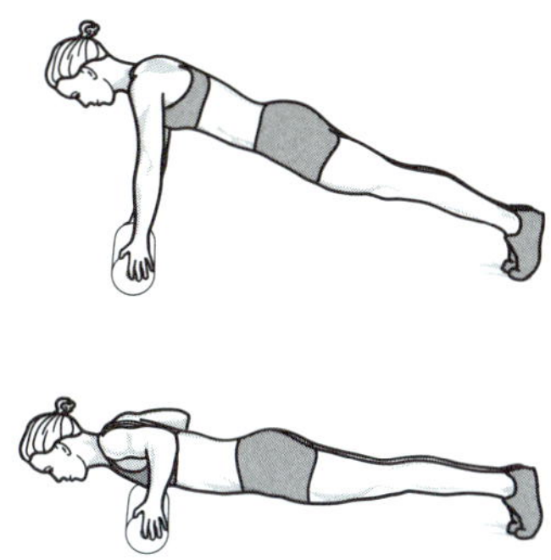

4 Liegestütz auf der Rolle

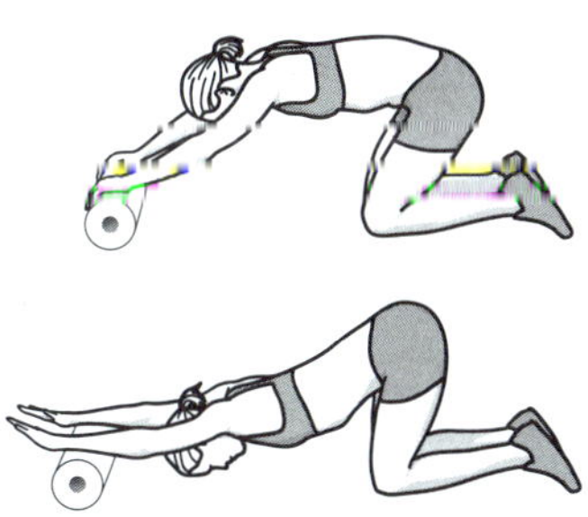

5 Brust und Schulter dehnen

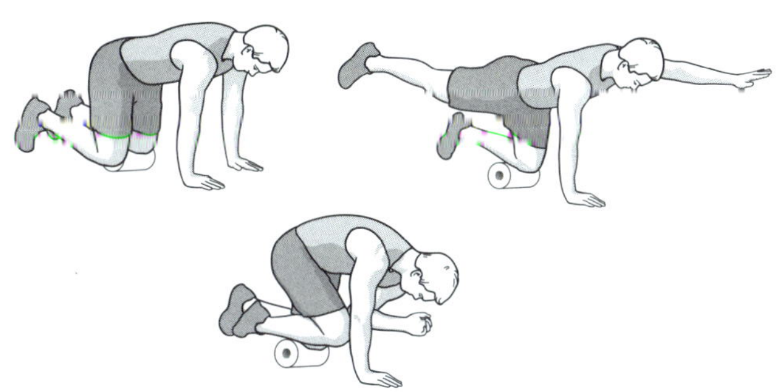

6 Diagonales Strecken und Beugen aus dem Vierfüßlerstand

17 Linderung von Kopfschmerzen und Kieferverspannungen

1 2 3

Trainingsdauer: 29 Minuten
Equipment: Matte, Ball, Rolle (*Duoball; **Twister)

	Übungen	Ausführungshinweis	Dauer/Wdh.	Sätze	Seite
1	Kopfhaut lösen	langsam, bewusst*	2 Min.	1	122
2	Kopf-Nacken-Übergang ausrollen	langsam, bewusst, beidseitig der Wirbelsäule	1 Min. je Seite	1	122
3	Kiefermuskel lösen	langsam, bewusst	2 Min. je Seite	1	122
4	Nackenmuskeln verdrehen	langsam, bewusst	1 Min. je Seite	1	122
5	Trapezmuskel von oben ausrollen	langsam, bewusst	1 Min. je Seite	1	123
6	Nacken lockern	langsam, bewusst*	2 Min.	1	123
7	Zwerchfell und Bauchmuskel-ursprünge lösen	beidseitig der Körpermitte, langsam, bewusst**	1 Min. je Seite	1	131
8	Bauchmuskelansätze lösen	beidseitig der Körpermitte, mit Gefühl**	1 Min. je Seite	1	131
9	Hüftbeuger lösen	vorsichtig tiefer sinken	2 Min. je Seite	1	131
10	Hüftbeuger dehnen und ISG mobilisieren	langsam loslassen	2 Min. je Seite	1	132
11	Brustkorb öffnen	ruhig, bewusst atmen	1 Min.	1	130
12	Brustwirbelsäule mobilisieren	komplettes Bewegungs-ausmaß	10–15 Wdh. je Seite	1	130

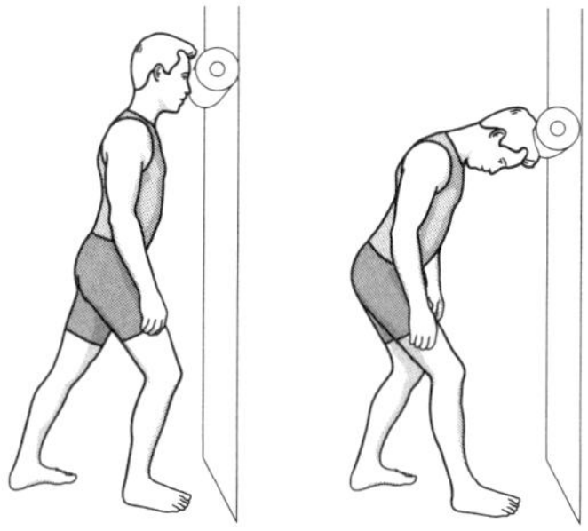

1 Kopfhaut lösen

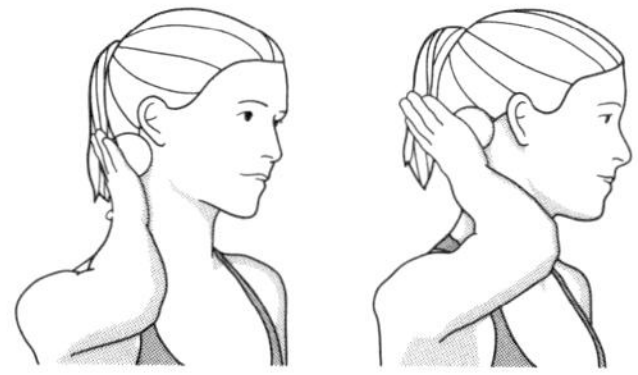

2 Kopf-Nacken-Übergang ausrollen

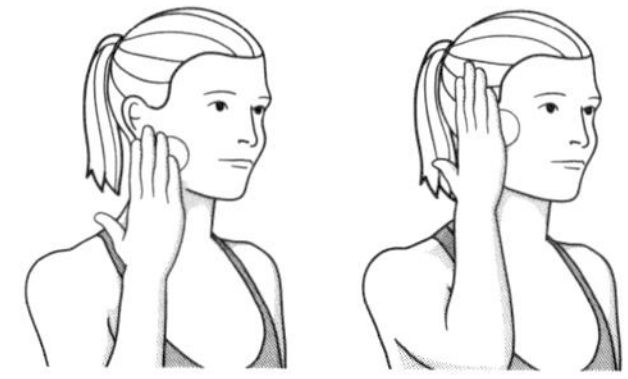

3 Kiefermuskel lösen

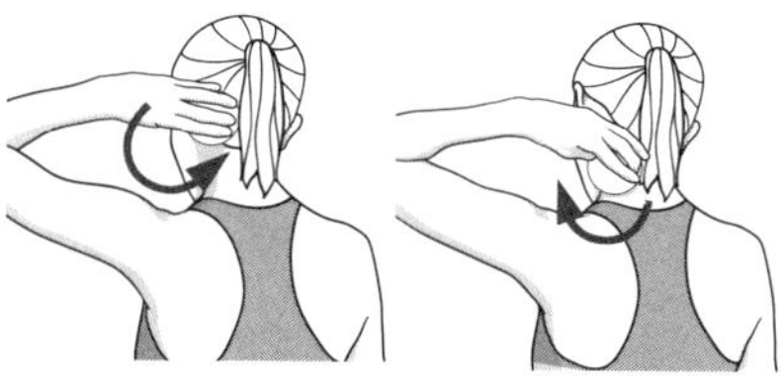

4 Nackenmuskeln verdrehen

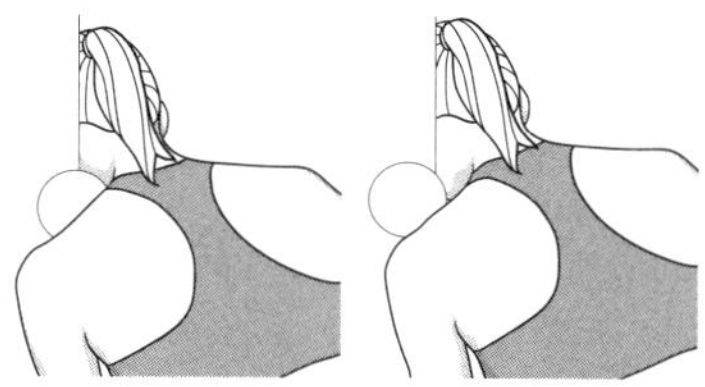

5 Trapezmuskel von oben ausrollen

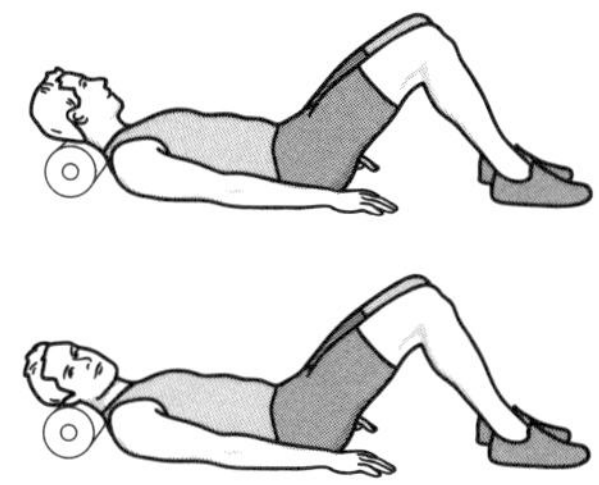

6 Nacken lockern

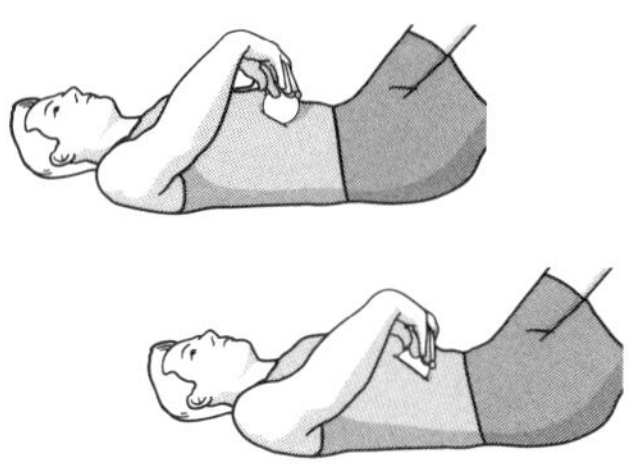

7 Zwerchfell und Bauchmuskelursprünge lösen

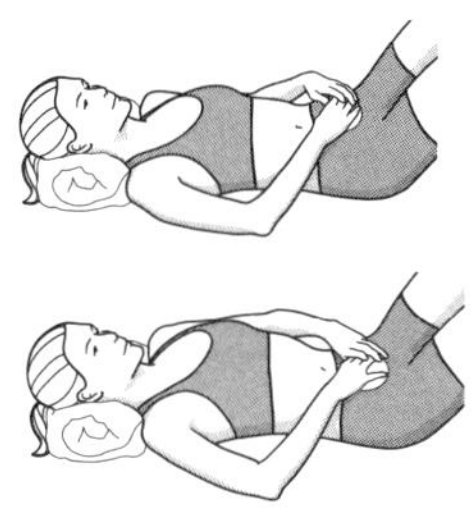

8 Bauchmuskelansätze lösen

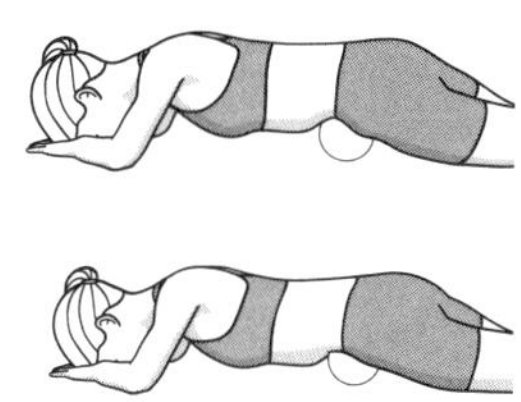

9 Hüftbeuger lösen

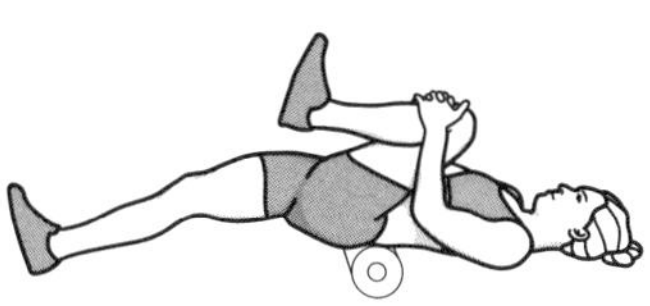

10 Hüftbeuger dehnen und ISG mobilisieren

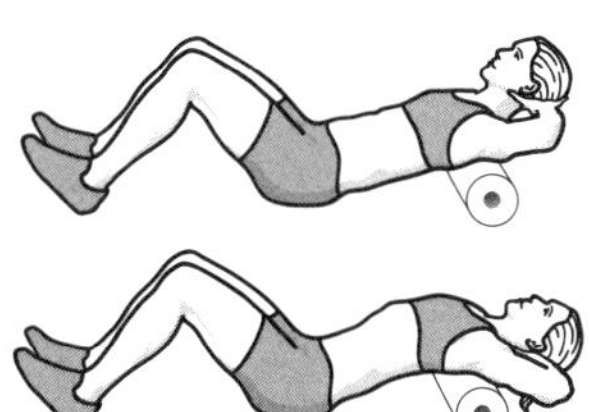

11 Brustkorb öffnen

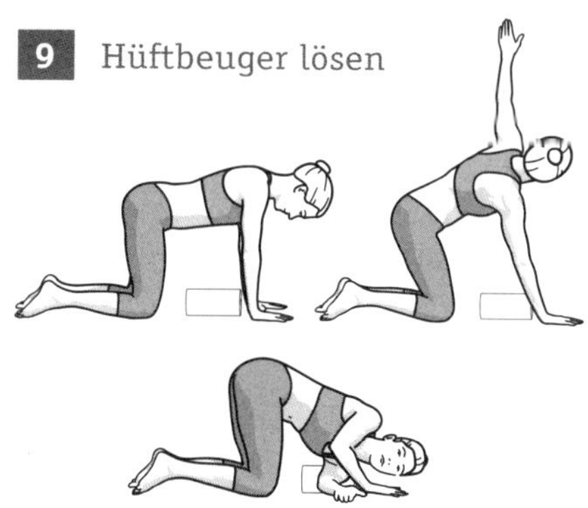

12 Brustwirbelsäule mobilisieren

18 Linderung von Nackenverspannungen und des HWS-Syndroms

1 **2** 3

Trainingsdauer: 27 Minuten
Equipment: Matte, Ball, Rolle (*Duoball; **Twister; ***zusätzlich: Block)

	Übungen	Ausführungshinweis	Dauer/Wdh.	Seite
1	Kopf-Nacken-Übergang ausrollen	langsam, bewusst	2 Min. je Seite	122
2	Nacken lockern	langsam, bewusst*	2 Min.	123
3	Nackenmuskeln verdrehen	langsam, bewusst**	1 Min. je Seite	122
4	Brustmuskel ausrollen	langsam, bewusst***	2 Min. je Seite	126
5	Kleinen Brustmuskel lösen	in Schmerzpunkt atmen***	1 Min. je Seite	127
6	Inneren Schulterblattmuskel lösen	in Schmerzpunkt atmen***	1 Min. je Seite	127
7	Trapezmuskel von oben ausrollen	langsam, bewusst	1 Min. je Seite	123
8	Brustkorb öffnen	ruhig, bewusst atmen	1 Min.	130
9	Brust und Schulter dehnen	ruhig, bewusst atmen	2 Min.	128
10	Oberen Rücken an der Wand ausrollen	beidseitig der Wirbelsäule, langsam, bewusst	2 Min. je Seite	129
11	Brustwirbelsäule mobilisieren	komplettes Bewegungsausmaß	10–15 Wdh. je Seite	130

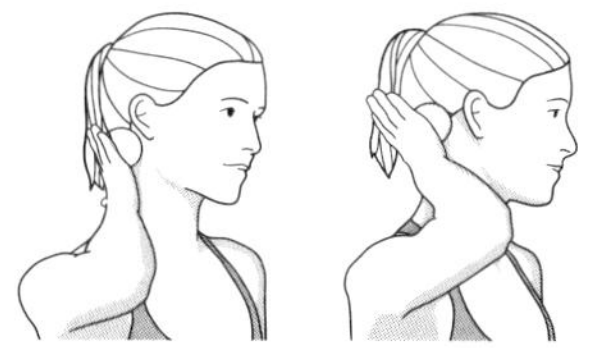

1 Kopf-Nacken-Übergang ausrollen

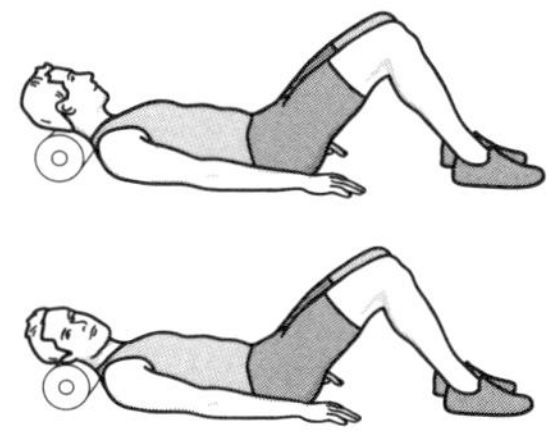

2 Nacken lockern

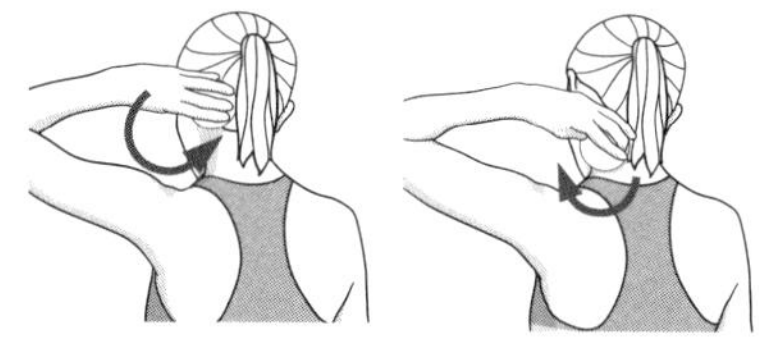

3 Nackenmuskeln verdrehen

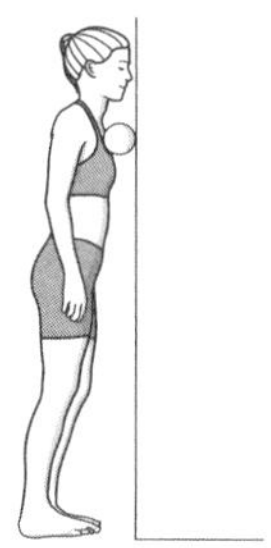

4 Brustmuskel ausrollen

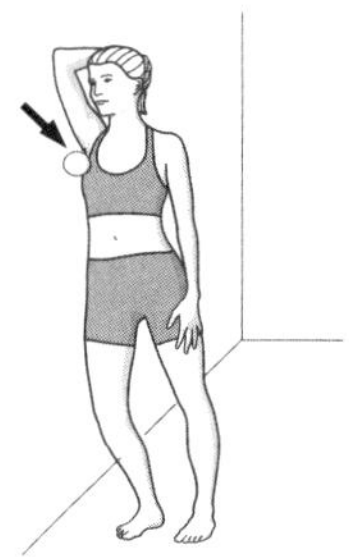

5 Kleinen Brustmuskel lösen

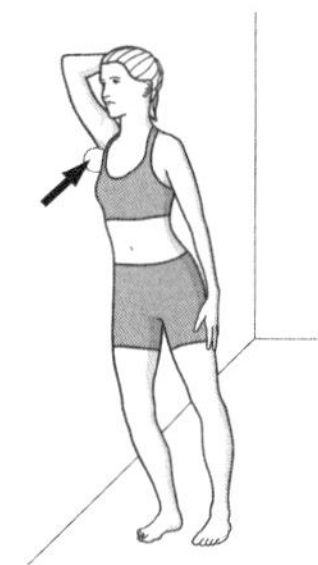

6 Inneren Schulterblattmuskel lösen

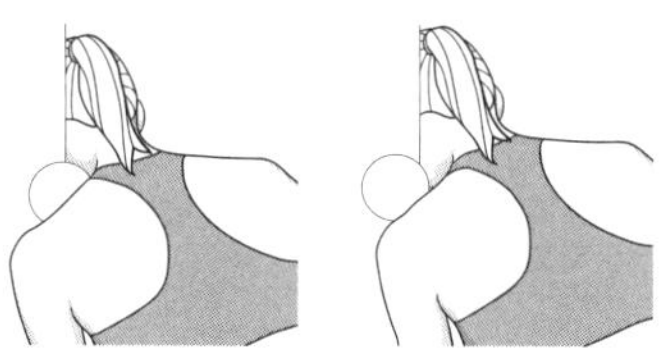

7 Trapezmuskel von oben ausrollen

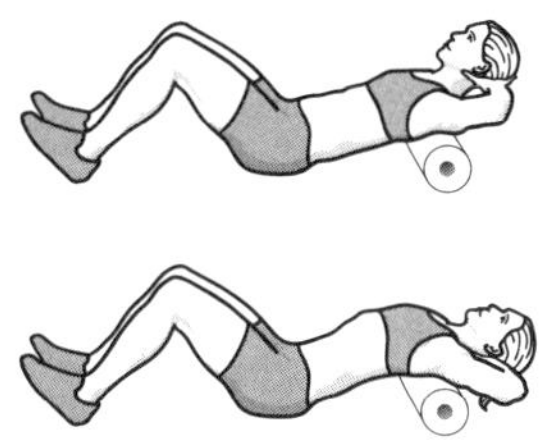

8 Brustkorb öffnen

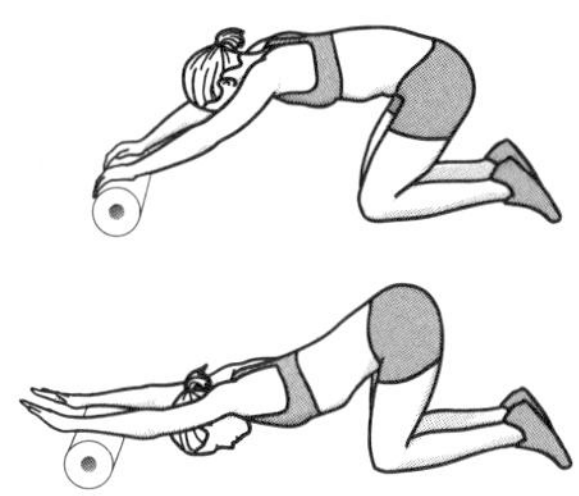

9 Brust und Schulter dehnen

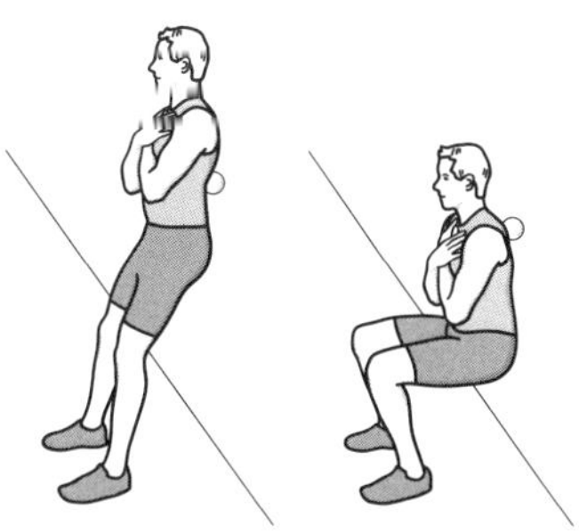

10 Oberen Rücken an der Wand ausrollen

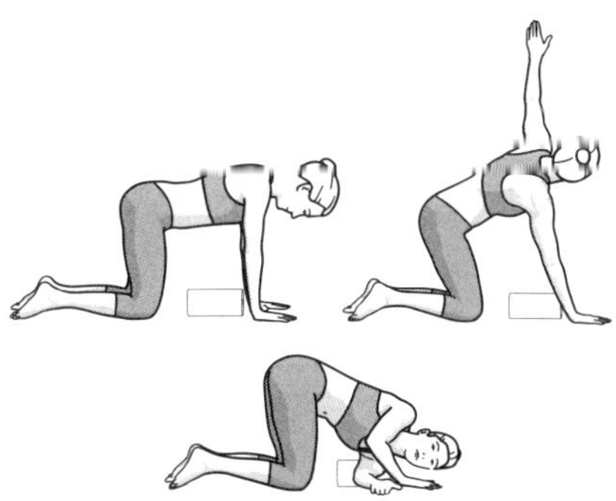

11 Brustwirbelsäule mobilisieren

19 Linderung von Schulterbeschwerden und des Impingement-Syndroms

1 **2** 3

Trainingsdauer: 16 Minuten
Equipment: Matte, Ball, Rolle (*Duoball; **zusätzlich: Block)

	Übungen	Ausführungshinweis	Dauer/Wdh.	Sätze	Seite
1	Nacken lockern	langsam, bewusst*	2 Min.	1	123
2	Seitliche Schulter ausrollen	langsam, bewusst, auf Arm ausweiten	2 Min.	1	126
3	Brustmuskel ausrollen	langsam, bewusst**	2 Min.	1	126
4	Kleinen Brustmuskel lösen	in Schmerzpunkt atmen	1 Min.	1	127
5	Inneren Schulterblattmuskel lösen	in Schmerzpunkt atmen	1 Min.	1	127
6	Flanke ausrollen (Variante)	am Boden, vor allem obere Flanke, langsam, bewusst	2 Min.	1	129
7	Brust und Schulter dehnen	ruhig, bewusst atmen	2 Min.	1	128
8	Oberen Rücken an der Wand ausrollen	langsam, bewusst	2 Min.	1	129
9	Brustwirbelsäule mobilisieren	komplettes Bewegungs-ausmaß	10–15 Wdh.	1	130

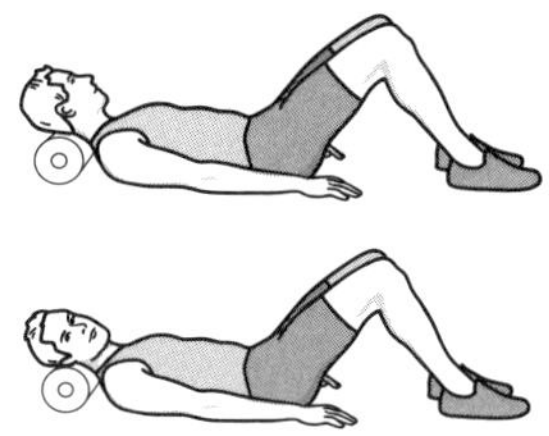

1 Nacken lockern

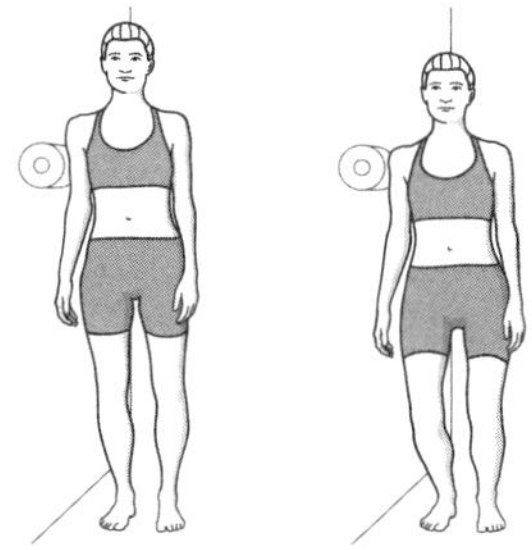

2 Seitliche Schulter ausrollen

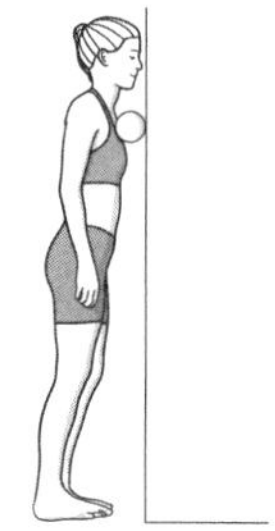

3 Brustmuskel ausrollen

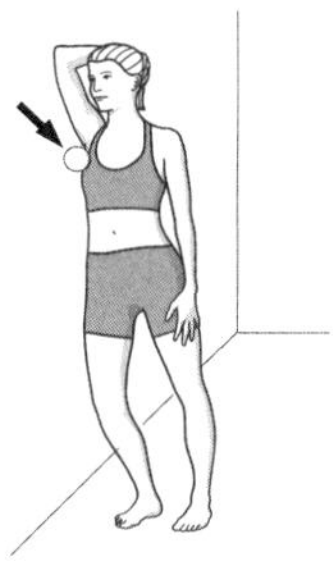

4 Kleinen Brustmuskel lösen

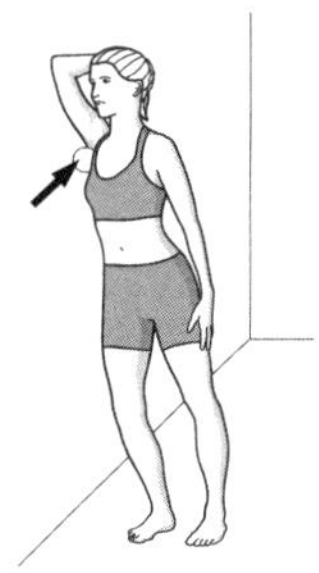

5 Inneren Schulterblatt-muskel lösen

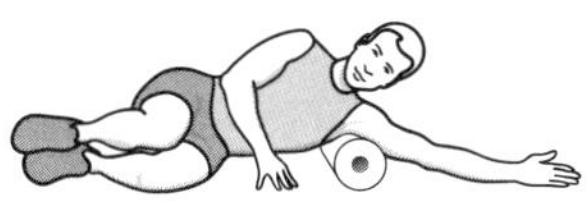

6 Flanke ausrollen (Variante)

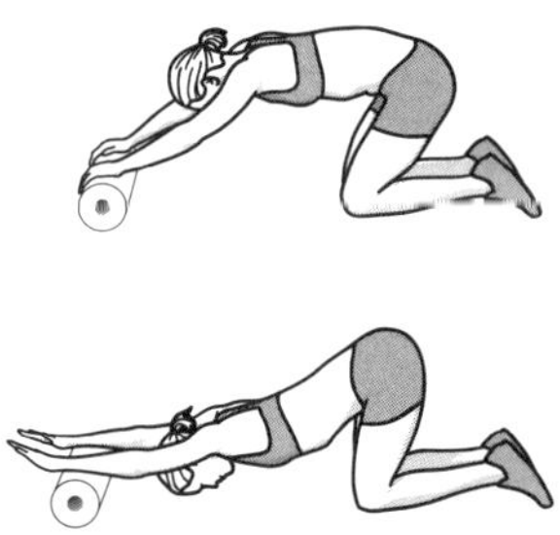

7 Brust und Schulter dehnen

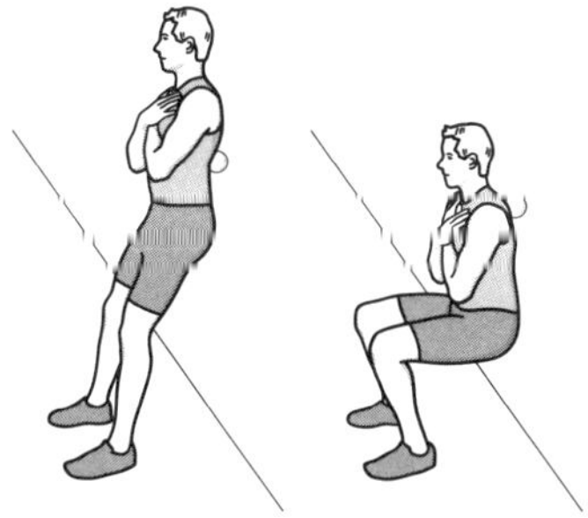

8 Oberen Rücken an der Wand ausrollen

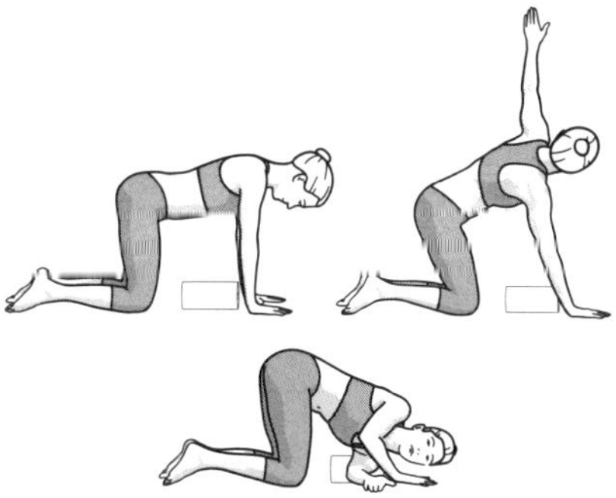

9 Brustwirbelsäule mobilisieren

20 Erleichterung bei Tennisarm, Mausarm und Golferellenbogen

1 2 3

Trainingsdauer: 17 Minuten
Equipment: Matte, Ball, Rolle (*Minirolle; **Twister)

	Übungen	Ausführungshinweis	Dauer/Wdh.	Sätze	Seite
1	Handfläche ausrollen	langsam, bewusst	2 Min.	1	123
2	Längenkraft in Fingern und Unterarm	Dehnung mit Kraftaktivierung*	1 Min.	1	125
3	Äußere Unterarmmuskeln ausrollen	langsam, bewusst*	2 Min.	1	124
4	Äußere Unterarmmuskeln verdrehen	langsam, bewusst**	1 Min.	1	124
5	Innere Unterarmmuskeln ausrollen	langsam, bewusst*	2 Min.	1	124
6	Innere Unterarmmuskeln verdrehen	langsam, bewusst**	1 Min.	1	124
7	Seitlichen Oberarm ausrollen	Ellenbogen beugen und strecken, langsam, bewusst	2 Min.	1	125
8	Bizeps ausrollen	langsam, bewusst	2 Min.	1	125
9	Hinteren Oberarm ausrollen	langsam, bewusst	2 Min.	1	125
10	Brust und Schulter dehnen	ruhig, bewusst atmen	2 Min.	1	128

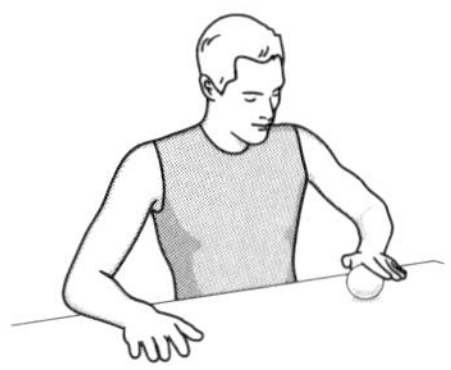

1 Handfläche ausrollen

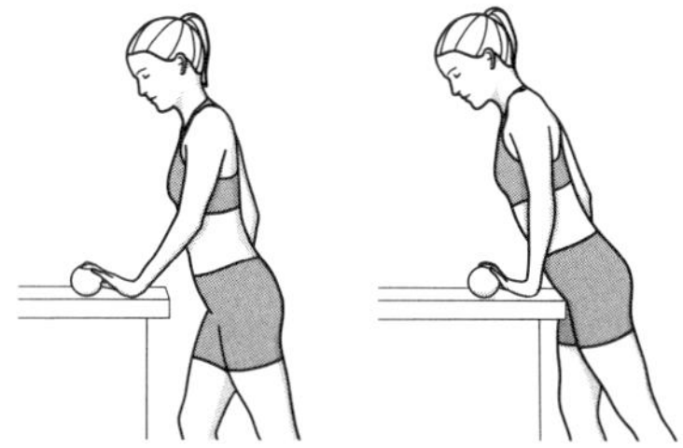

2 Längenkraft in Fingern und Unterarm

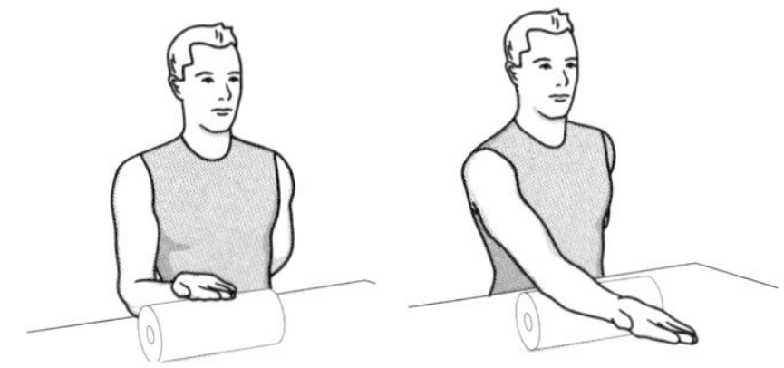

3 Äußere Unterarmmuskeln ausrollen

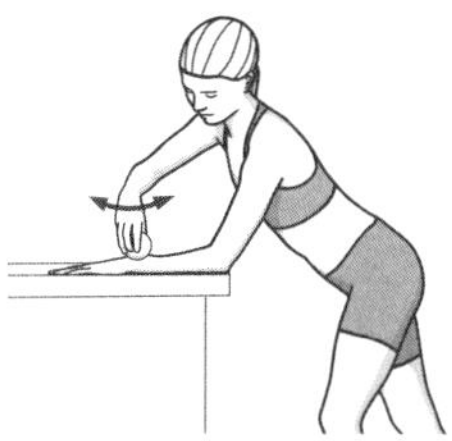

4 Äußere Unterarmmuskeln verdrehen

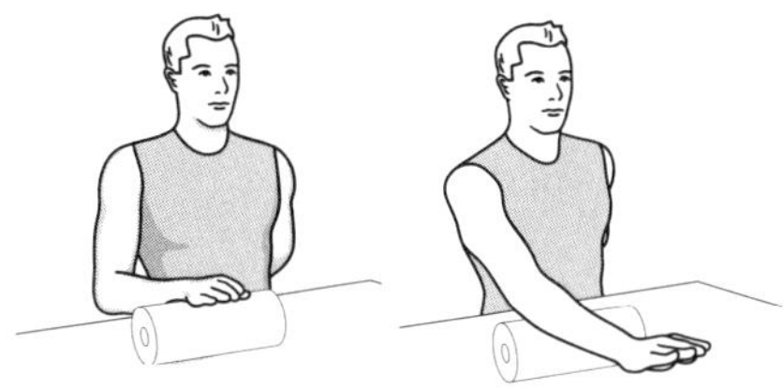

5 Innere Unterarmmuskeln ausrollen

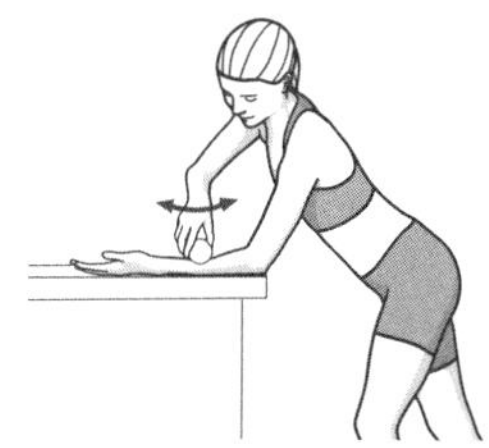

6 Innere Unterarmmuskeln verdrehen

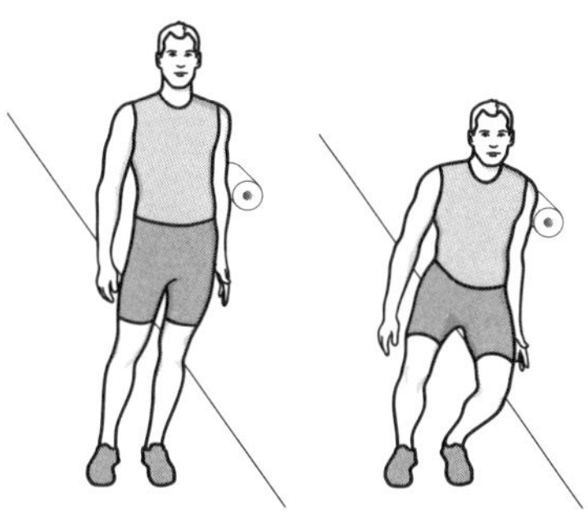

7 Seitlichen Oberarm ausrollen

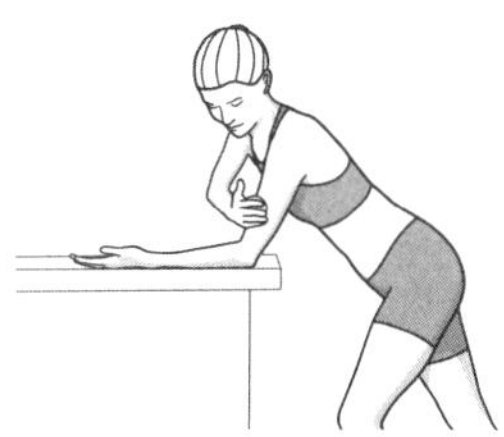

8 Bizeps ausrollen

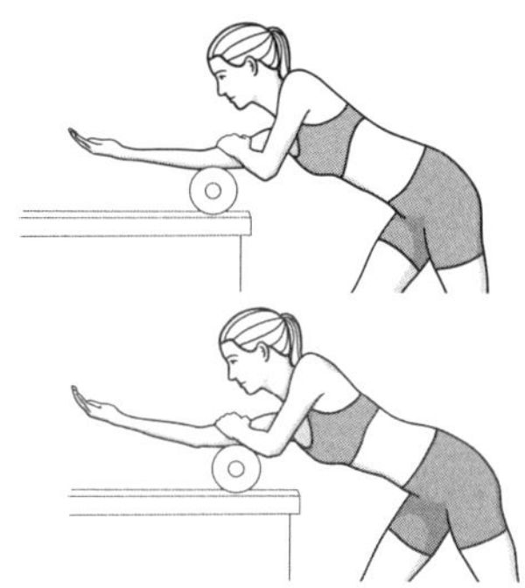

9 Hinteren Oberarm ausrollen

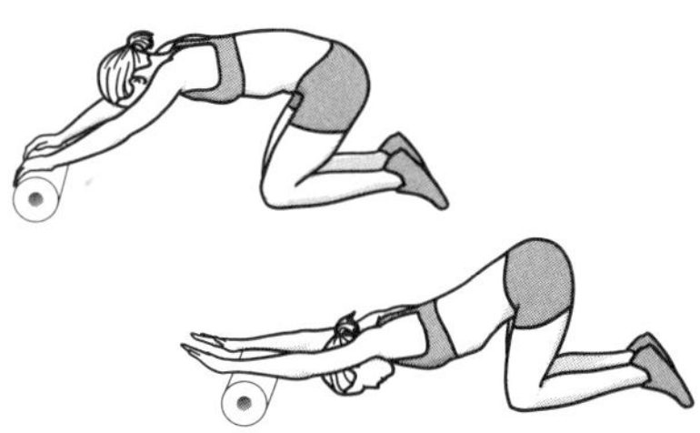

10 Brust und Schulter dehnen

21 Linderung von oberen Rückenschmerzen und des BWS-Syndroms

1 2 3

Trainingsdauer: 24 Minuten
Equipment: Matte, Ball, Rolle (*Duoball; **zusätzlich: Block; ***Twister)

	Übungen	Ausführungshinweis	Dauer/Wdh.	Sätze	Pause	Seite
1	Nacken lockern	langsam, bewusst*	2 Min.	1	–	123
2	Brustmuskel ausrollen	langsam, bewusst**	2 Min. je Seite	1	–	126
3	Oberen Rücken ausrollen	langsam, bewusst	2 Min.	1	–	129
4	Oberen Rücken an der Wand ausrollen	beidseitig der Wirbelsäule, langsam, bewusst	2 Min. je Seite	1	–	129
5	Schulterblätter mobilisieren	langsam, bewusst	1 Min. je Seite	1	–	127
6	Brustwirbelsäule mobilisieren	komplettes Bewegungsausmaß	10–15 Wdh. je Seite	1	–	130
7	Zwerchfell und Bauchmuskelursprünge lösen	beidseitig der Körpermitte, mit Gefühl***	1 Min. je Seite	1	–	131
8	Brustkorb öffnen	ruhig, bewusst atmen	1 Min.	1	–	130
9	Crunch auf der Rolle	einatmend überstrecken, ausatmend hochkommen	10–15 Wdh.	2	10 Sek.	133
10	In die Kobra rollen	einatmend aufrollen, ausatmend abrollen	10–12 Wdh.	2	10 Sek.	138
11	Brust und Schulter dehnen	ruhig, bewusst atmen	2 Min.	1	–	128
12	Diagonales Strecken und Beugen aus dem Vierfüßlerstand	im Wechsel	10–15 Wdh.	2	10 Sek.	139

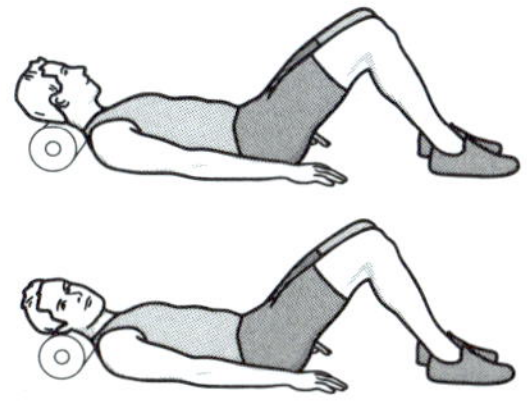

1 Nacken lockern

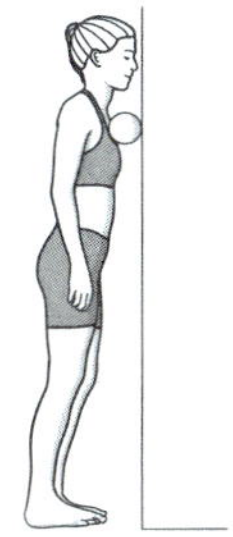

2 Brustmuskel ausrollen

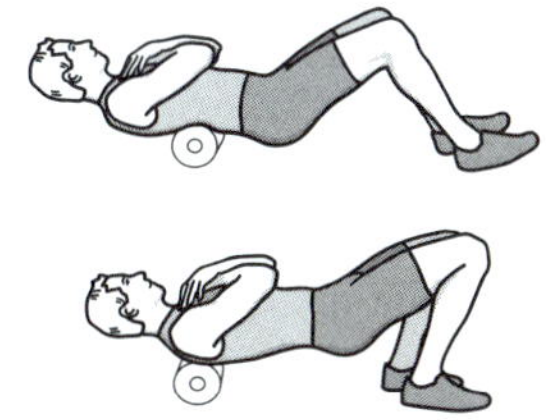

3 Oberen Rücken ausrollen

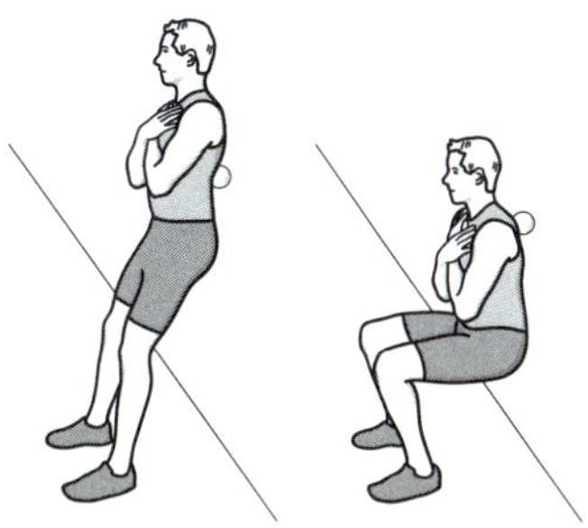

4 Oberen Rücken an der Wand ausrollen

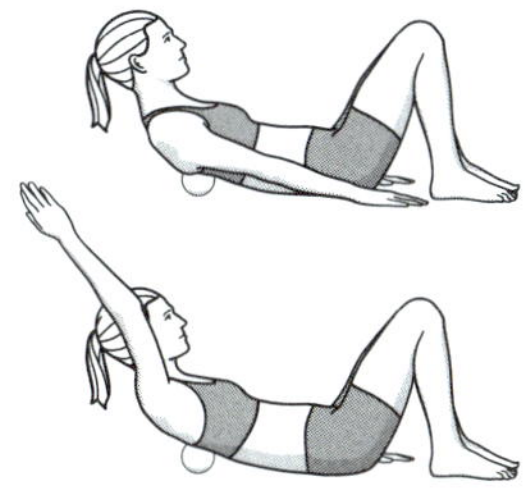

5 Schulterblätter mobilisieren

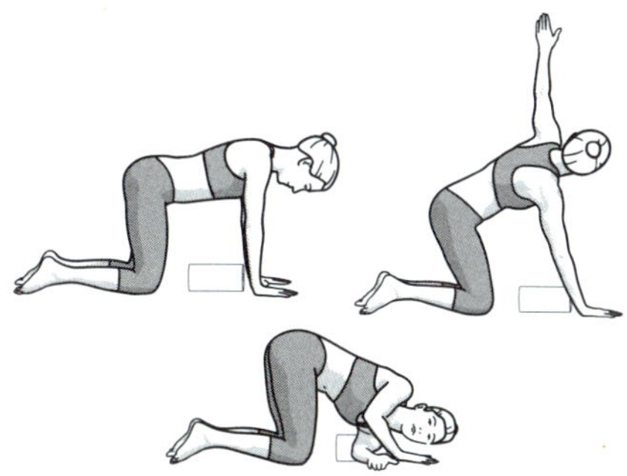

6 Brustwirbelsäule mobilisieren

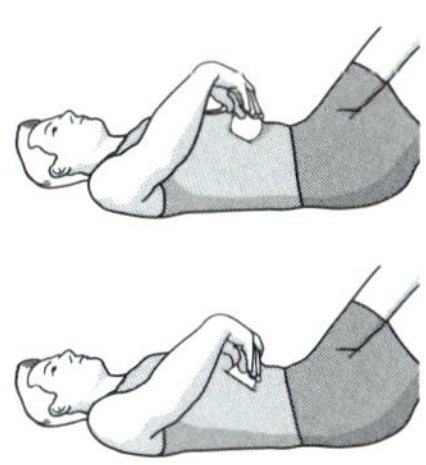

7 Zwerchfell und Bauchmuskelursprünge lösen

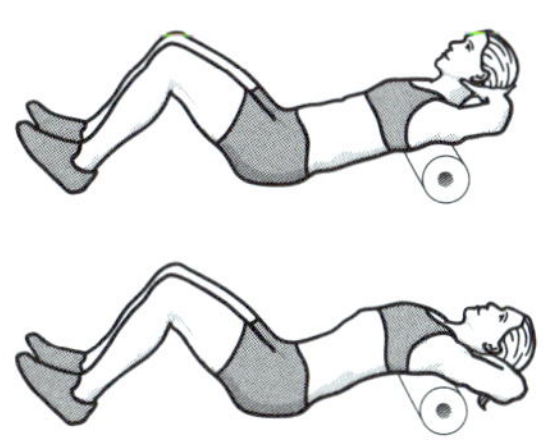

8 Brustkorb öffnen

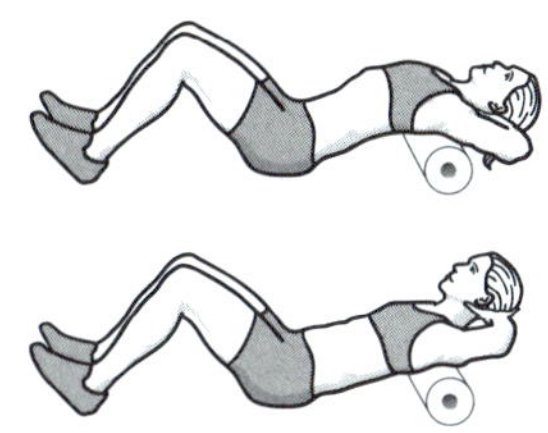

9 Crunch auf der Rolle

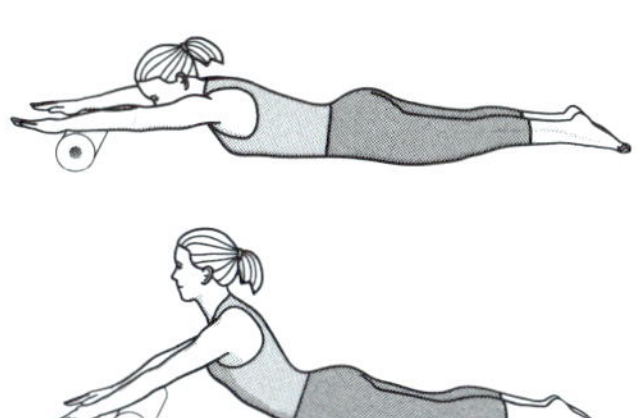

10 In die Kobra rollen

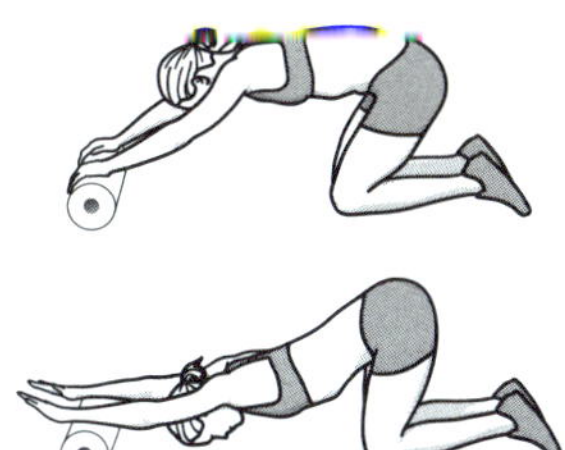

11 Brust und Schulter dehnen

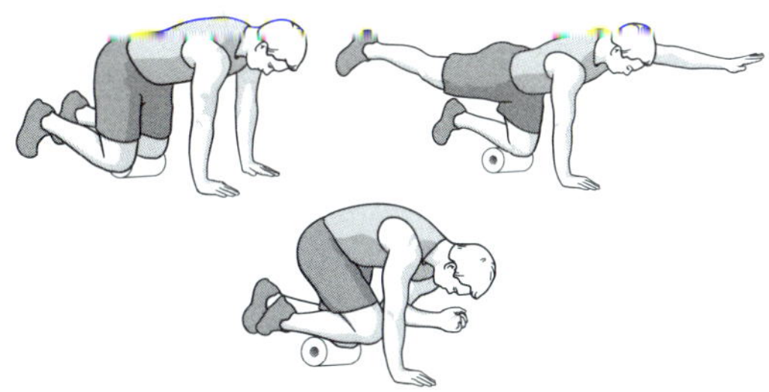

12 Diagonales Strecken und Beugen aus dem Vierfüßlerstand

22 Linderung von unteren Rückenschmerzen und ISG-Beschwerden

1 2 3

Trainingsdauer: 33 Minuten
Equipment: Matte, Rolle, Ball (*Twister)

	Übungen	Ausführungshinweis	Dauer/Wdh.	Sätze	Pause	Seite
1	Oberschenkelinnenseite ausrollen	ganz oben, langsam, bewusst	2 Min. je Seite	1	–	134
2	Beckenboden regulieren	langsam, bewusst	1 Min.	1	–	133
3	Hüftbeuger lösen	vorsichtig tiefer sinken	2 Min. je Seite	1	–	131
4	Bauchmuskelansätze lösen	beidseitig der Körpermitte, mit Gefühl*	1 Min. je Seite	1	–	131
5	Hüftbeuger dehnen und ISG mobilisieren	langsam loslassen	2 Min. je Seite	1	–	132
6	Zwerchfell und Bauchmuskelursprünge lösen	beidseitig der Körpermitte, mit Gefühl*	1 Min. je Seite	1	–	131
7	Unteren Rücken an der Wand ausrollen	in der Tiefe, langsam, bewusst	2 Min. je Seite	1	–	132
8	Gesäß ausrollen (Variante)	langsam, bewusst	2 Min. je Seite	1	–	133
9	In die Kobra rollen	einatmend aufrollen, ausatmend abrollen	10–12 Wdh.	2	10 Sek.	138
10	Hüftbrücke mit Schultern auf der Rolle und Beckenbewegung	Becken auf und ab	10–12 Wdh.	2	10 Sek.	139
11	Diagonales Strecken und Beugen aus dem Vierfüßlerstand	im Wechsel	10–15 Wdh.	2	10 Sek.	139
12	Wirbelsäule entlasten	loslassen und genießen	2 Min.	1	–	132

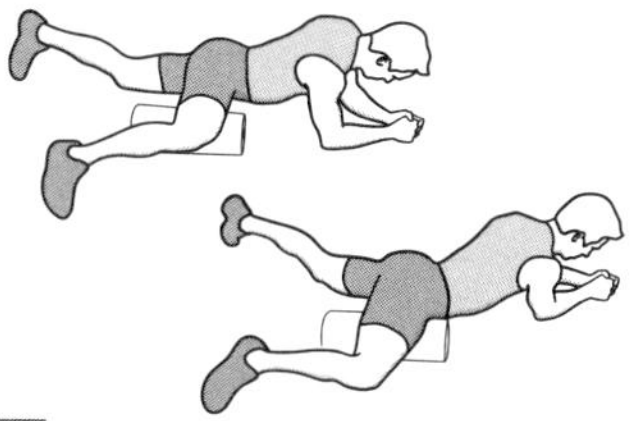

1 Oberschenkelinnenseite ausrollen

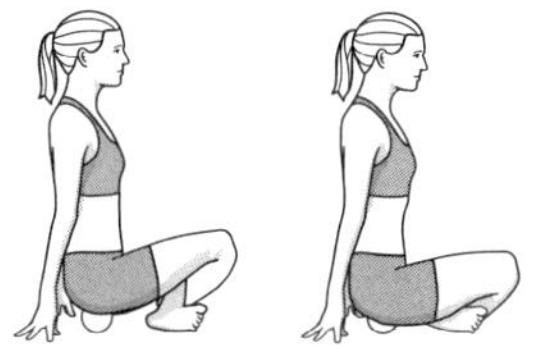

2 Beckenboden regulieren

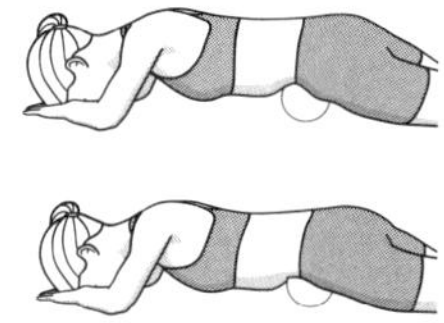

3 Hüftbeuger lösen

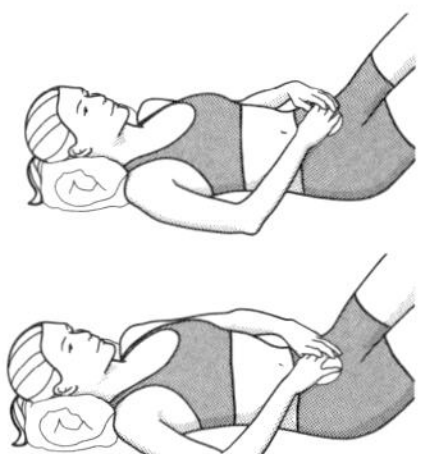

4 Bauchmuskelansätze lösen

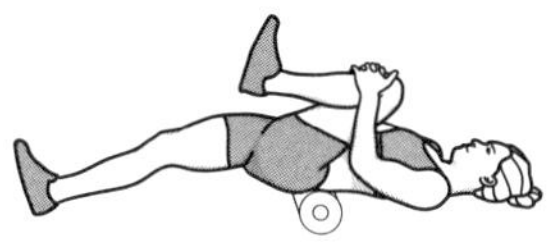

5 Hüftbeuger dehnen und ISG mobilisieren

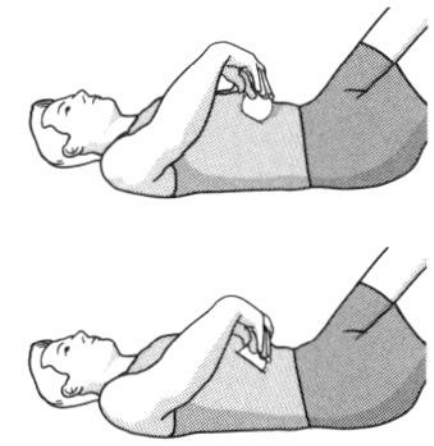

6 Zwerchfell und Bauchmuskelursprünge lösen

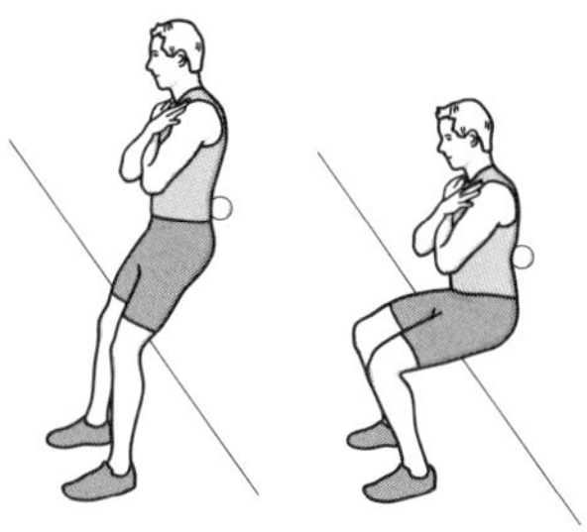

7 Unteren Rücken an der Wand ausrollen

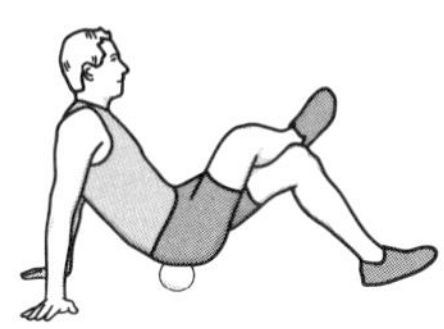

8 Gesäß ausrollen (Variante)

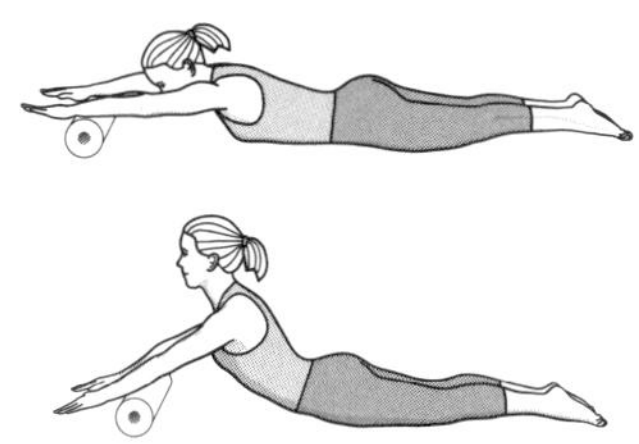

9 In die Kobra rollen

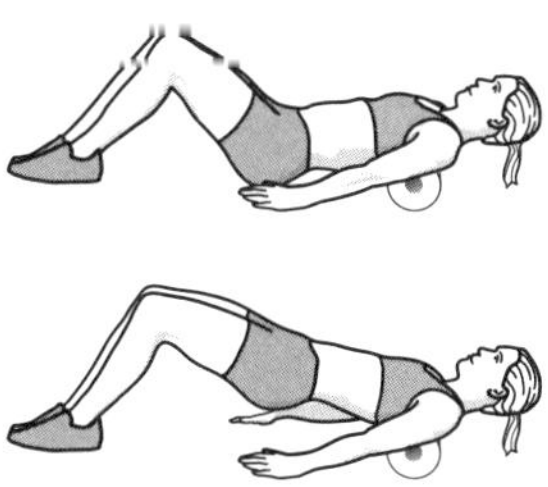

10 Hüftbrücke mit Schultern auf der Rolle und Beckenbewegung

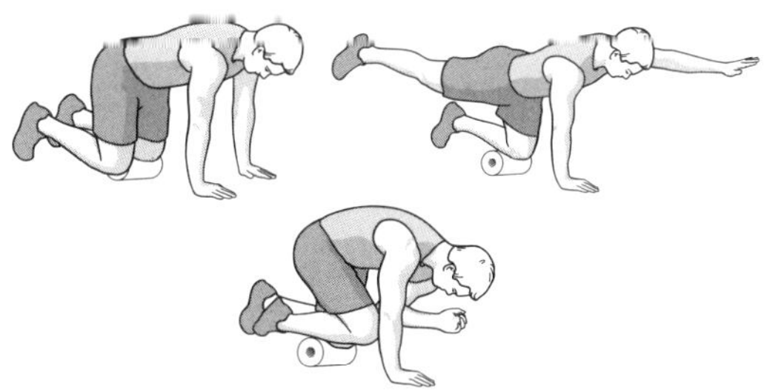

11 Diagonales Strecken und Beugen aus dem Vierfüßlerstand

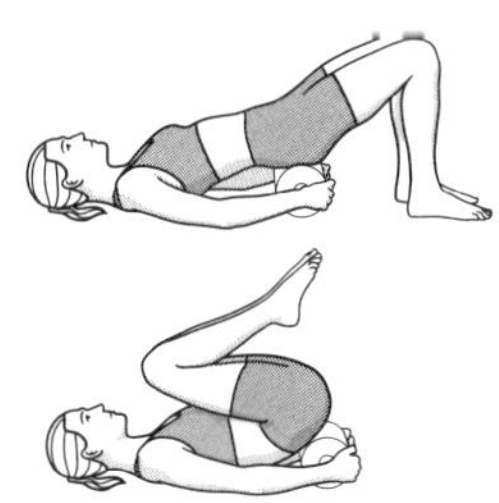

12 Wirbelsäule entlasten

23 Linderung von Ischiasschmerzen und des Piriformis-Syndroms

1 **2** 3

Trainingsdauer: 41 Minuten
Equipment: Matte, Rolle, Ball (*zusätzlich: Block; **Twister)

	Übungen	Ausführungshinweis	Dauer/Wdh.	Sätze	Pause	Seite
1	Fußsohle ausrollen	in der Tiefe, langsam, bewusst	2 Min. je Seite	1	–	136
2	Wade ausrollen	in der Tiefe, langsam, bewusst*	2 Min. je Seite	1	–	136
3	Unterschenkelaußenseite ausrollen	langsam, bewusst	2 Min. je Seite	1	–	135
4	Oberschenkelrückseite ausrollen	langsam, bewusst	2 Min. je Seite	1	–	134
5	Hüftbeuger lösen	vorsichtig tiefer sinken	2 Min. je Seite	1	–	131
6	Bauchmuskelansätze lösen	beidseitig der Körpermitte, mit Gefühl**	1 Min. je Seite	1	–	131
7	Hüftbeuger dehnen und ISG mobilisieren	langsam loslassen	2 Min. je Seite	1	–	132
8	Beckenboden regulieren	langsam, bewusst	1 Min.	1	–	133
9	Gesäß ausrollen (Variante)	langsam, bewusst	2 Min. je Seite	1	–	133
10	Unteren Rücken an der Wand ausrollen	in der Tiefe, langsam, bewusst	2 Min. je Seite	1	–	132
11	Hüftbrücke mit Füßen auf der Rolle und Beinbewegung	Beine abwechselnd abheben	1 Min.	2	10 Sek.	140
12	Diagonales Strecken und Beugen aus dem Vierfüßlerstand	im Wechsel	10–15 Wdh.	2	10 Sek.	139
13	Wirbelsäule entlasten	loslassen und genießen	2 Min.	1	–	132

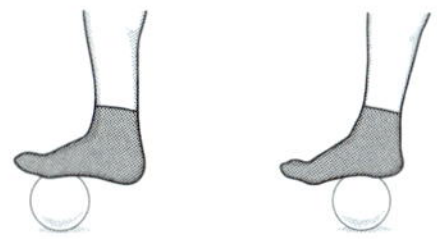

1 Fußsohle ausrollen

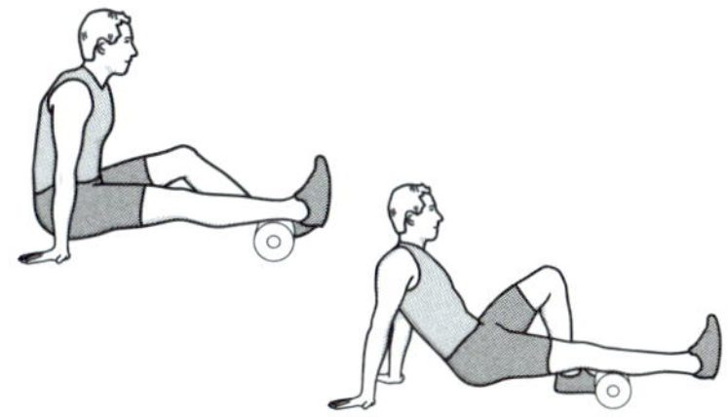

2 Wade ausrollen

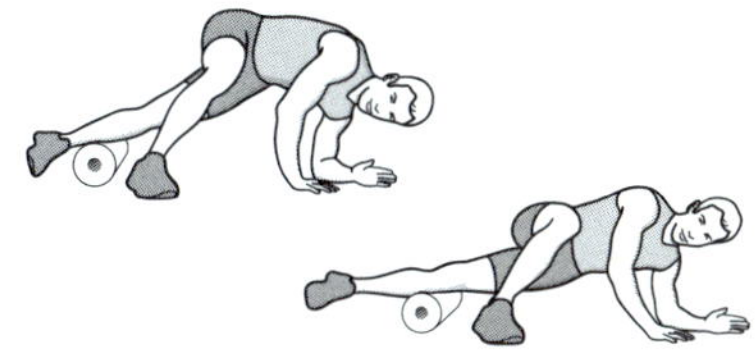

3 Unterschenkelaußenseite ausrollen

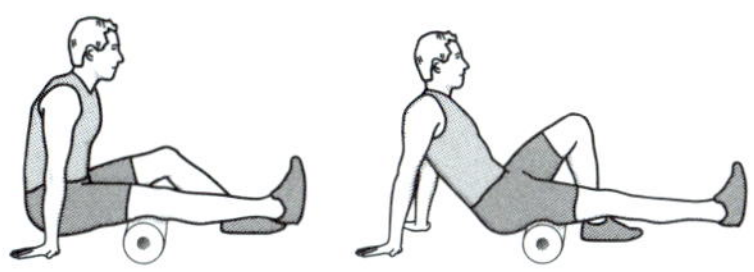

4 Oberschenkelrückseite ausrollen

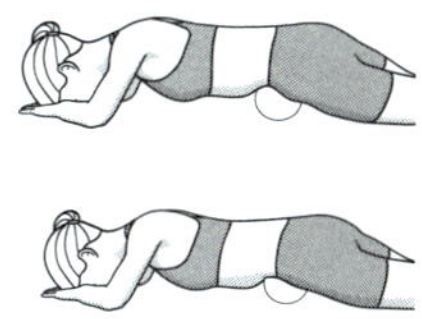

5 Hüftbeuger lösen

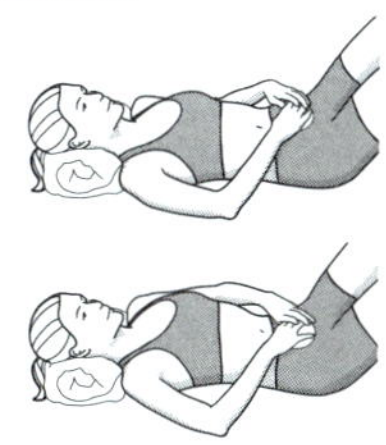

6 Bauchmuskelansätze lösen

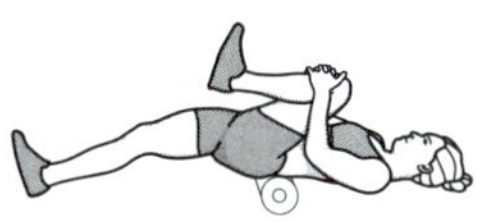

7 Hüftbeuger dehnen und ISG mobilisieren

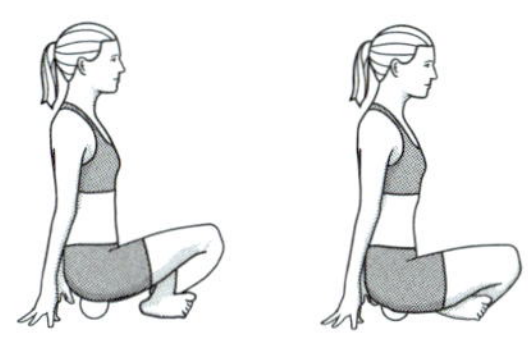

8 Beckenboden regulieren

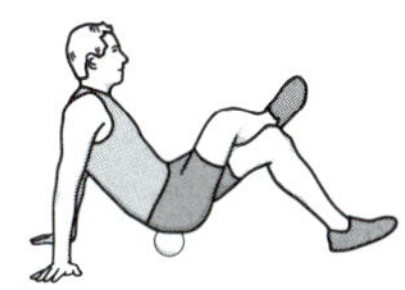

9 Gesäß ausrollen (Variante)

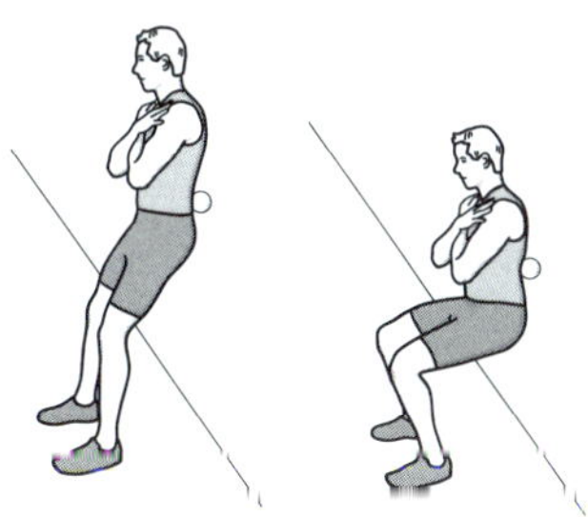

10 Unteren Rücken an der Wand ausrollen

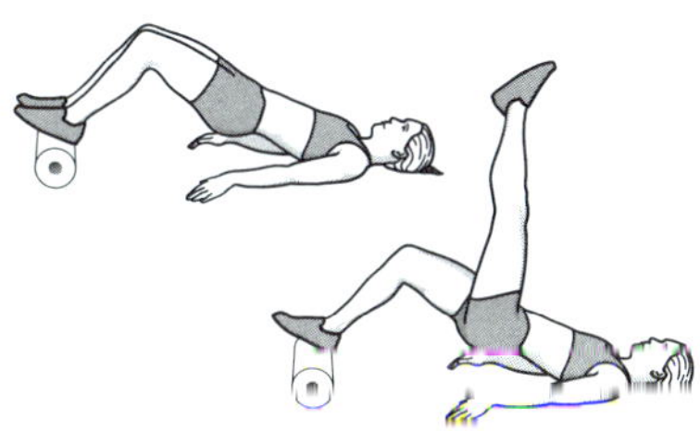

11 Hüftbrücke mit Füßen auf der Rolle und Beinbewegung

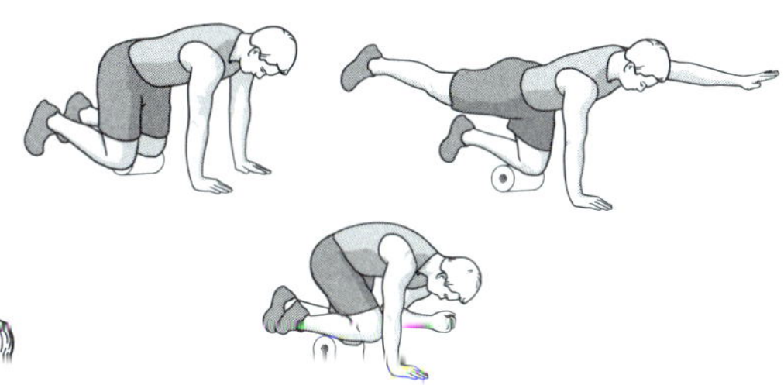

12 Diagonales Strecken und Beugen aus dem Vierfüßlerstand

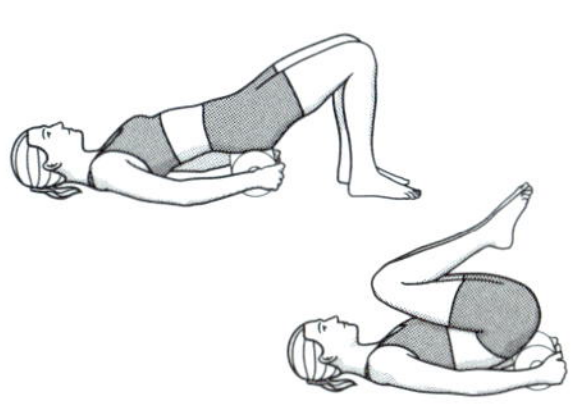

13 Wirbelsäule entlasten

24 Linderung von Hüftschmerzen

Trainingsdauer: 19 Minuten
Equipment: Matte, Rolle, Ball

1 **2** 3

	Übungen	Ausführungshinweis	Dauer/Wdh.	Sätze	Pause	Seite
1	Oberschenkelaußenseite ausrollen	langsam, bewusst	2 Min.	1	–	135
2	Gesäß ausrollen (Variante)	Beine überkreuzen, Fokus auf seitlichem Gesäß, langsam, bewusst	2 Min.	1	–	133
3	Oberschenkelinnenseite ausrollen	vor allem ganz oben, langsam, bewusst	2 Min.	1	–	134
4	Seitstütz auf der Rolle und oberes Bein heben	ganzes Bewegungsausmaß	10–15 Wdh.	2	10 Sek.	141
5	Oberschenkelvorderseite ausrollen	langsam, bewusst	2 Min.	1	–	134
6	Hüftbrücke mit Füßen auf der Rolle und Beckenbewegung	Becken auf und ab	8–12 Wdh.	2	10 Sek.	133
7	Hüftbeuger lösen	vorsichtig tiefer sinken	2 Min.	1	–	131
8	Hüftbeuger dehnen und ISG mobilisieren	langsam loslassen	2 Min.	1	–	132
9	Seitstütz auf der Rolle mit Beckenbewegung	Problemseite oben	10–12 Wdh.	2	10 Sek.	141
10	Diagonales Strecken und Beugen aus dem Vierfüßlerstand	im Wechsel	10–15 Wdh.	2	10 Sek.	139

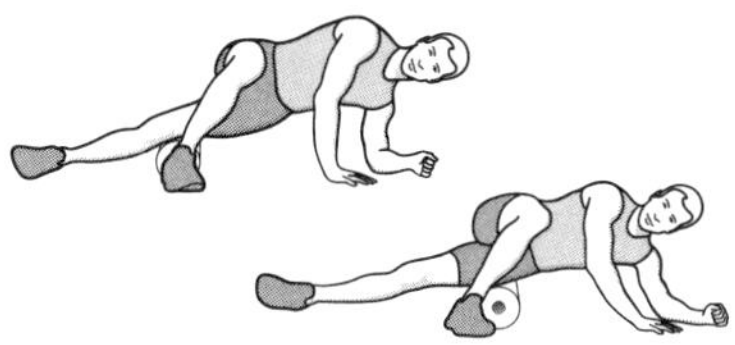

1 Oberschenkelaußenseite ausrollen

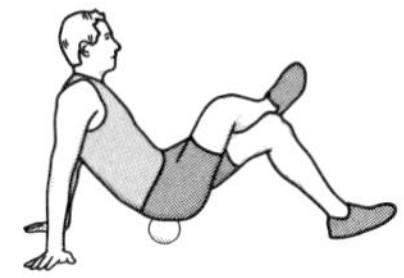

2 Gesäß ausrollen (Variante)

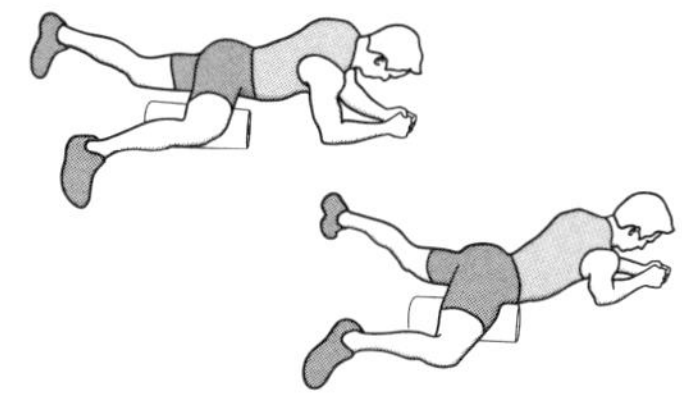

3 Oberschenkelinnenseite ausrollen

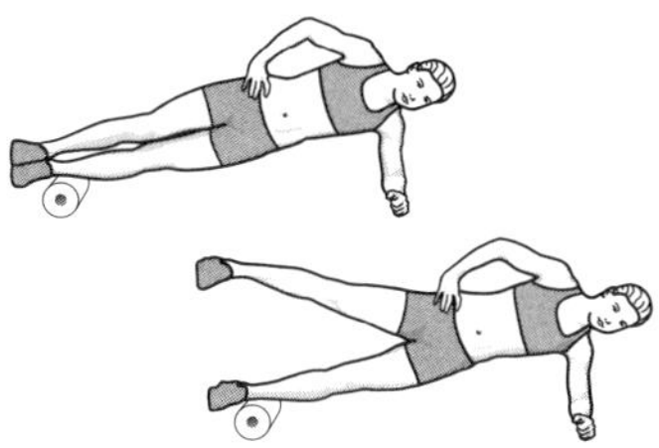

4 Seitstütz auf der Rolle und oberes Bein heben

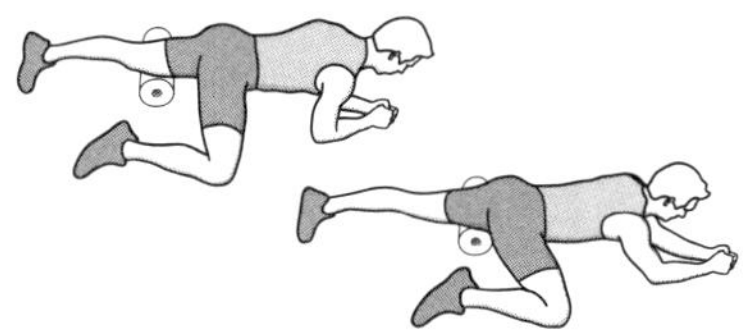

5 Oberschenkelvorderseite ausrolle

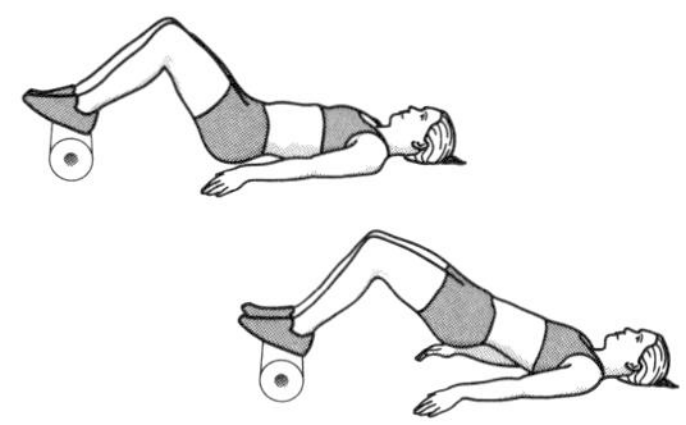

6 Hüftbrücke mit Füßen auf der Rolle und Becken-bewegung

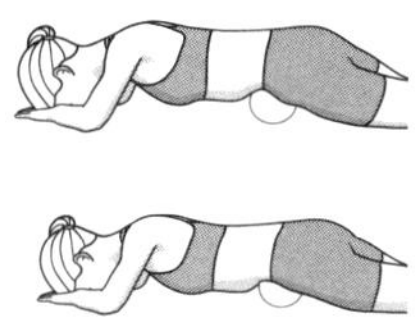

7 Hüftbeuger lösen

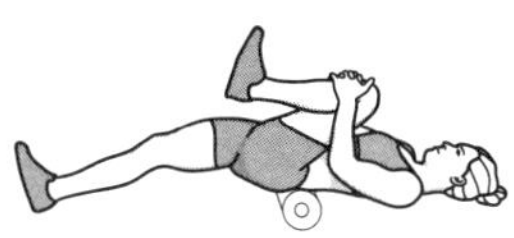

8 Hüftbeuger dehnen und ISG mobilisieren

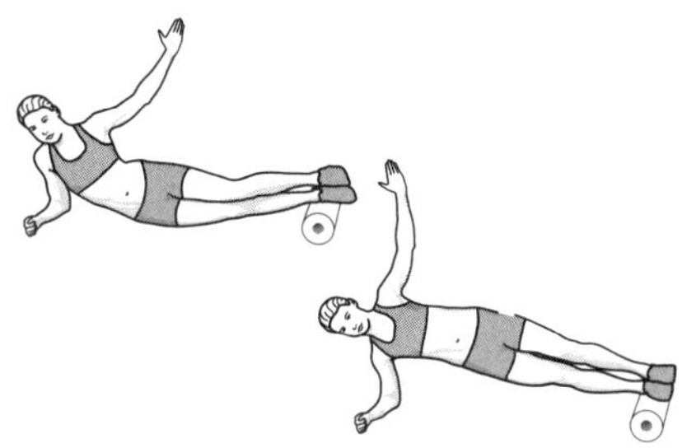

9 Seitstütz auf der Rolle mit Beckenbewegung

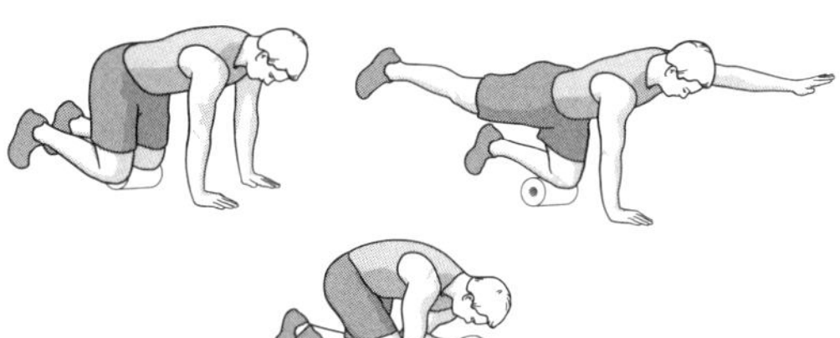

10 Diagonales Strecken und Beugen aus dem Vierfüßlerstand

25 Linderung von Knieschmerzen

Trainingsdauer: 18 Minuten
Equipment: Matte, Rolle, Ball (*zusätzlich: Block)

1 **2** 3

	Übungen	Ausführungshinweis	Dauer/Wdh.	Sätze	Pause	Seite
1	Wade ausrollen (Variante; optional mit Block)	mit Fußkreisen, inklusive Kniekehle, langsam, bewusst*	2 Min.	1	–	136
2	Unterschenkelaußenseite ausrollen	langsam, bewusst	2 Min.	1	–	135
3	Oberschenkelvorderseite ausrollen	langsam, bewusst	2 Min.	1	–	134
4	Oberschenkelaußenseite ausrollen	langsam, bewusst	2 Min.	1	–	135
5	Oberschenkelinnenseite ausrollen	Ferse Richtung Gesäß und zurück, langsam, bewusst	2 Min.	1	–	134
6	Oberschenkelrückseite ausrollen	langsam, bewusst	2 Min.	1	–	134
7	Hüftbeuger dehnen und ISG mobilisieren	langsam loslassen	2 Min.	1	–	132
8	Kniebeuge an der Wand mit Rolle	langsam auf und ab	10–12 Wdh.	2	10 Sek.	137
9	Seitlicher Ausfallschritt mit Bein auf der Rolle	kontrolliert nach außen und zurück	8–12 Wdh.	2	10 Sek.	137

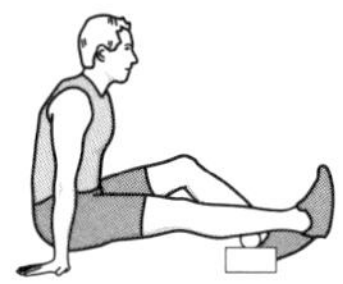

1 Wade ausrollen (Variante)

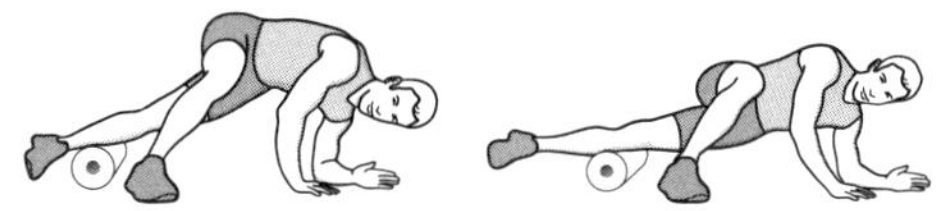

2 Unterschenkelaußenseite ausrollen

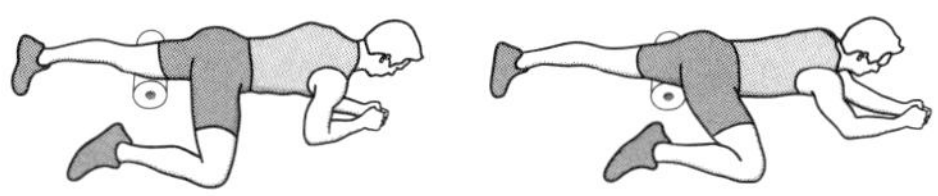

3 Oberschenkelvorderseite ausrollen

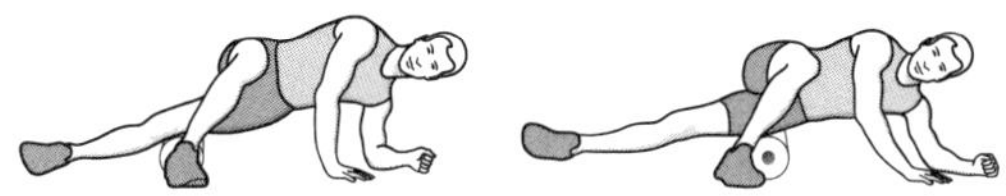

4 Oberschenkelaußenseite ausrollen

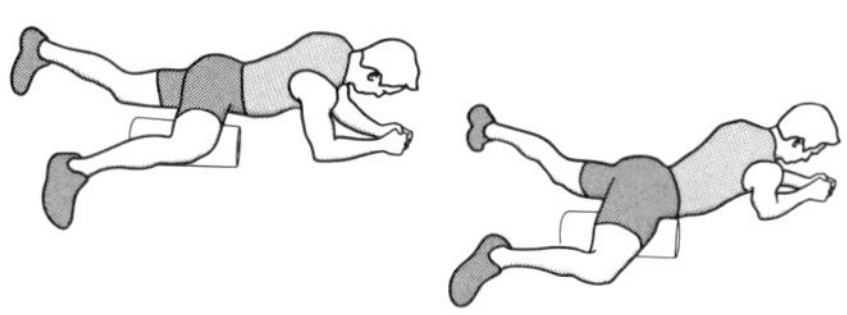

5 Oberschenkelinnenseite ausrollen

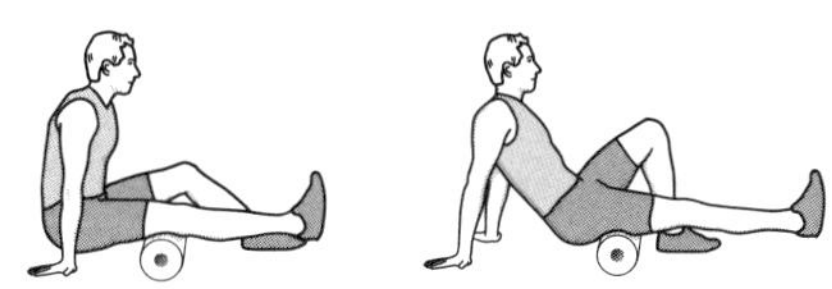

6 Oberschenkelrückseite ausrollen

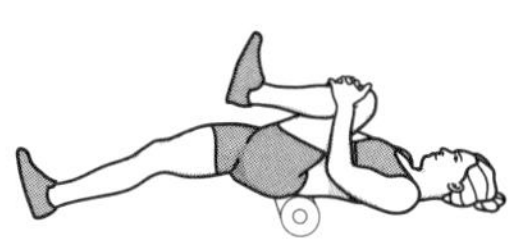

7 Hüftbeuger dehnen und ISG mobilisieren

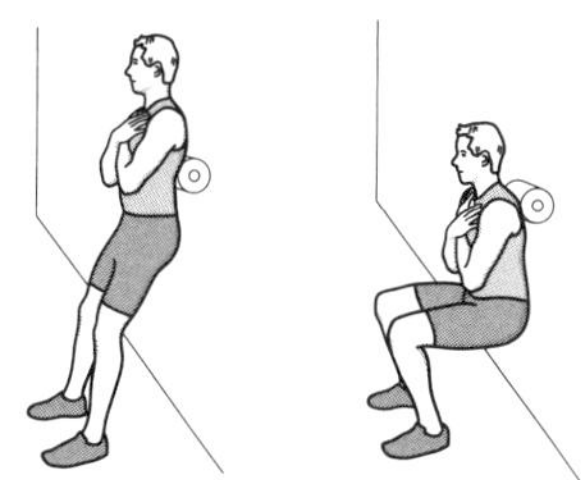

8 Kniebeuge an der Wand mit Rolle

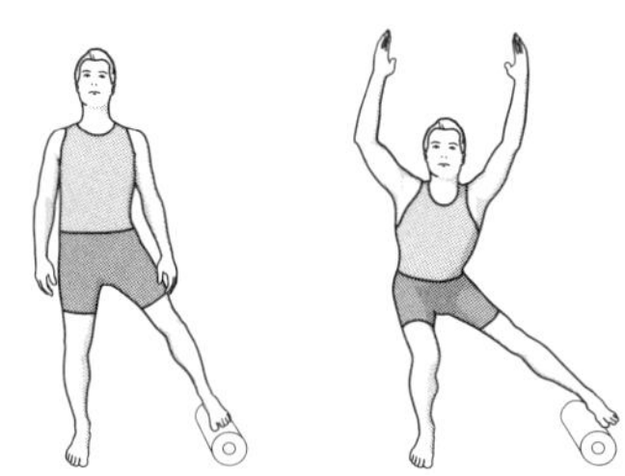

9 Seitlicher Ausfallschritt mit Bein auf der Rolle

26 Linderung von Schmerzen bei Fersensporn und Plantarfasziitis

1 **2** 3

Trainingsdauer: 11 Minuten
Equipment: Matte, Rolle, Ball (*Minirolle)

	Übungen	Ausführungshinweis	Dauer/Wdh.	Sätze	Pause	Seite
1	Fußsohle ausrollen	langsam, bewusst	2 Min.	1	–	136
2	Wade ausrollen + Variante	erst mit Rolle, später die Variante mit Ball, langsam, bewusst	2 Min.	1	–	136
3	Oberschenkelrückseite ausrollen	langsam, bewusst	2 Min.	1	–	134
4	Hüftbeuger dehnen und ISG mobilisieren	langsam loslassen	2 Min.	1	–	132
5	Gesäß ausrollen	langsam, bewusst	2 Min.	1	–	133
6	Längenkraft Waden	Dehnung mit Kraftaktivierung*	1 Min.	1	–	136

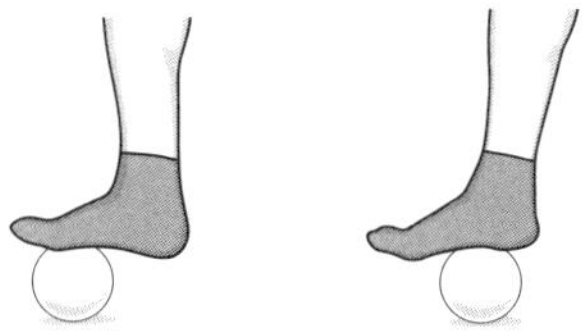

1 Fußsohle ausrollen

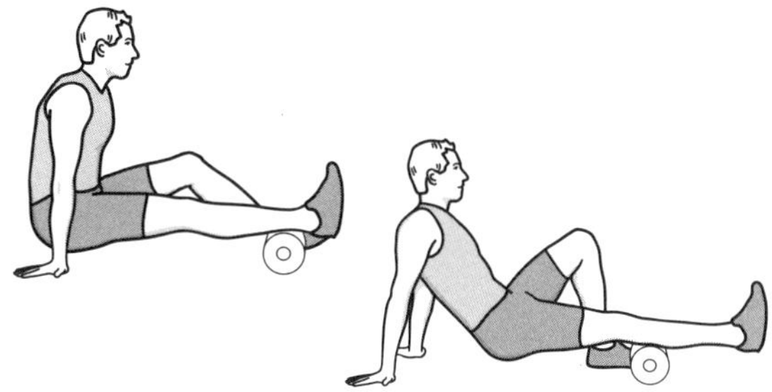

2 Wade ausrollen

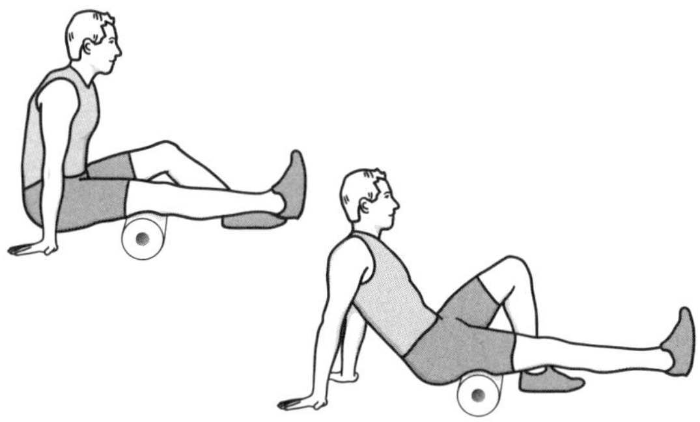

3 Oberschenkelrückseite ausrollen

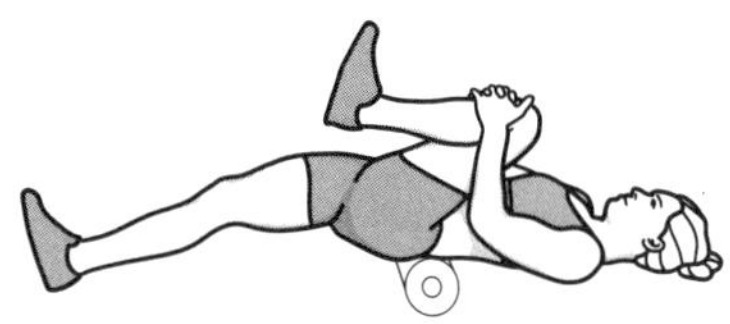

4 Hüftbeuger dehnen und ISG mobilisieren

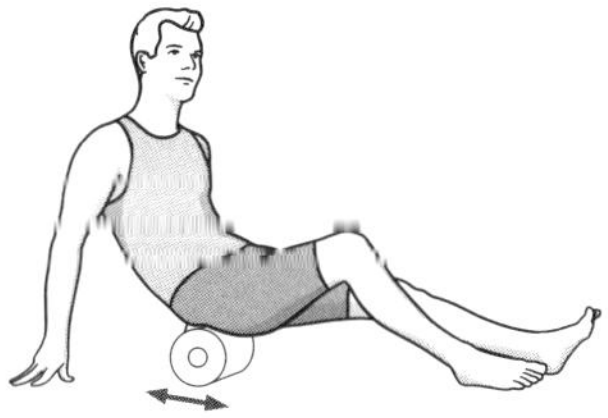

5 Gesäß ausrollen

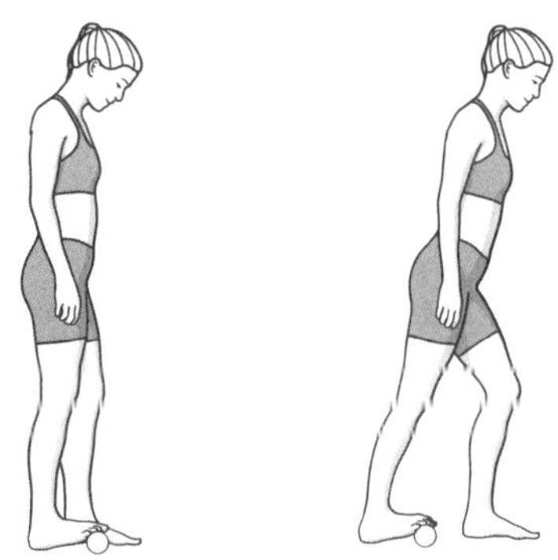

6 Längenkraft Waden

27 Anti-Cellulite-Programm für straffe Formen

1 **2** 3

Trainingsdauer: 24 Minuten
Equipment: Matte, Rolle

	Übungen	Ausführungshinweis	Dauer/Wdh.	Sätze	Pause	Seite
1	Gesäß ausrollen	Fokus auf seitlichem Gesäß, langsam, bewusst	2 Min. je Seite	1	–	133
2	Kniebeuge an der Wand mit Rolle	langsam auf und ab	10–15 Wdh.	2	10 Sek.	137
3	Oberschenkelaußenseite ausrollen	langsam, bewusst	2 Min. je Seite	1	–	135
4	Seitstütz auf der Rolle und oberes Bein heben	komplettes Bewegungsausmaß	8–12 Wdh. je Seite	2	10 Sek.	141
5	Wade ausrollen	langsam, bewusst	2 Min. je Seite	1	–	136
6	Oberschenkelrückseite ausrollen	langsam, bewusst	2 Min. je Seite	1	–	134
7	Hüftbrücke mit Schultern auf der Rolle und Beckenbewegung	Becken auf und ab	10–12 Wdh.	2	10 Sek.	139
8	Seitstütz auf der Rolle mit Beckenbewegung	Becken auf und ab	10–12 Wdh. je Seite	2	10 Sek.	141
9	Diagonales Strecken und Beugen aus dem Vierfüßlerstand	im Wechsel	10–15 Wdh.	2	10 Sek.	139

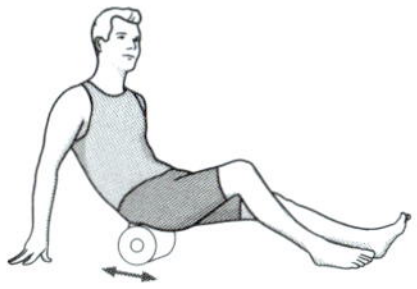

1 Gesäß ausrollen

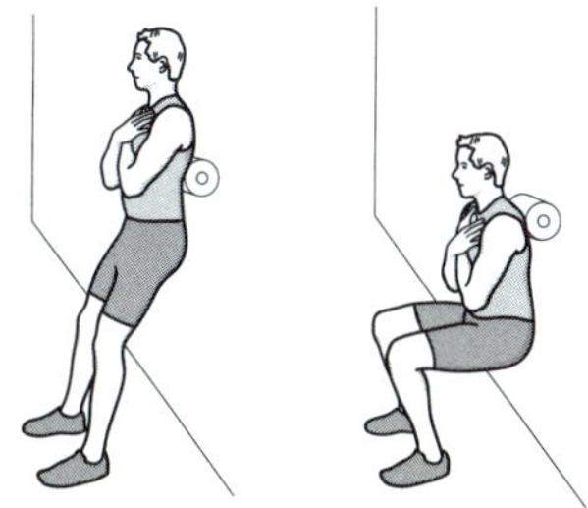

2 Kniebeuge an der Wand mit Rolle

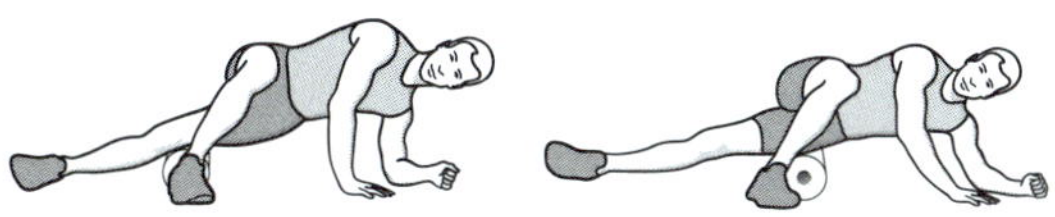

3 Oberschenkelaußenseite ausrollen

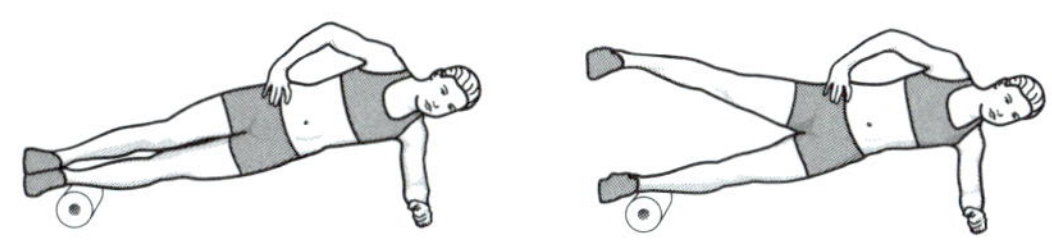

4 Seitstütz auf der Rolle und oberes Bein heben

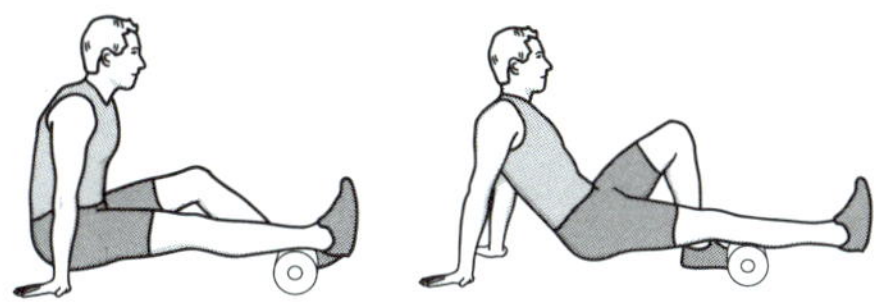

5 Wade ausrollen

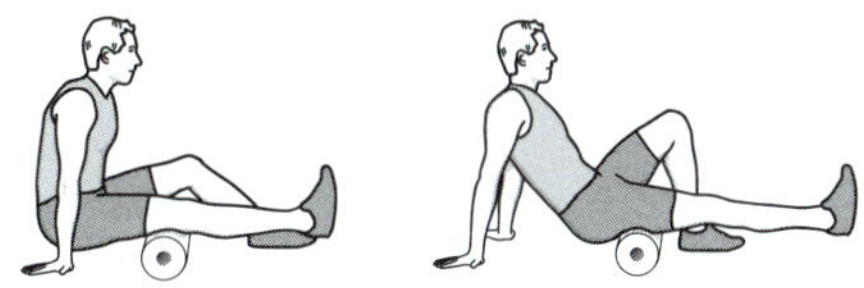

6 Oberschenkelrückseite ausrollen

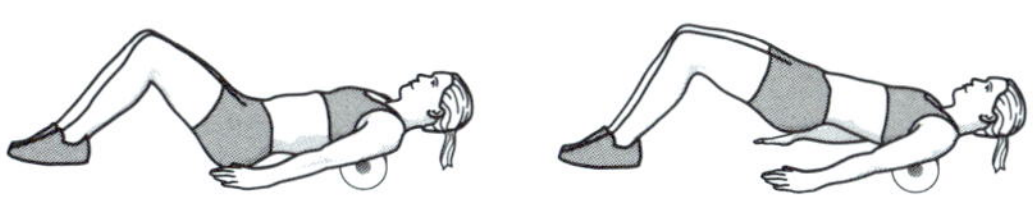

7 Hüftbrücke mit Schultern auf der Rolle und Beckenbewegung

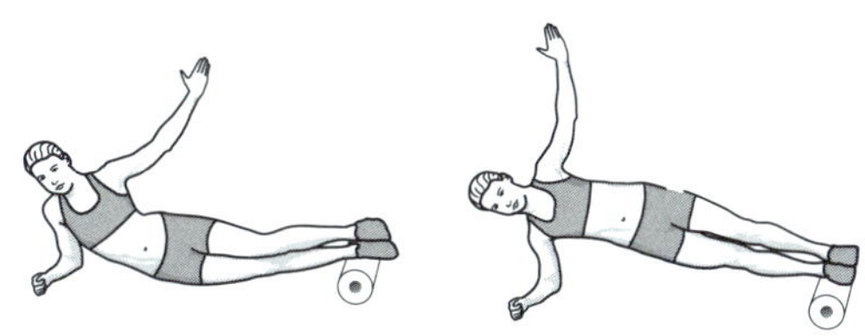

8 Seitstütz auf der Rolle mit Beckenbewegung

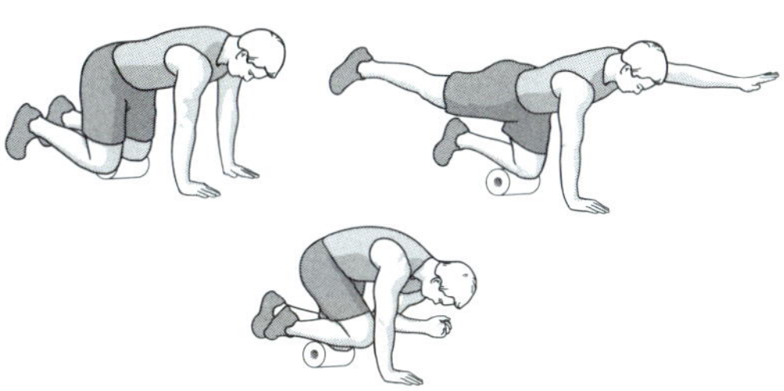

9 Diagonales Strecken und Beugen aus dem Vierfüßlerstand

28 Mit Faszien-Detox den Lymphabfluss verbessern

1 **2** 3

Trainingsdauer: 30 Minuten
Equipment: Matte, Rolle, Ball (*zusätzlich: Block; **Duoball; ***Twister)

	Übungen	Ausführungshinweis	Dauer/Wdh.	Sätze	Pause	Seite
1	Brustmuskel ausrollen	Richtung Achseln, langsam, bewusst*	2 Min. je Seite	1	–	126
2	Kleinen Brustmuskel lösen	in Schmerzpunkt atmen	1 Min. je Seite	1	–	127
3	Flanke ausrollen	Richtung Achsel inklusive innerer Arm, langsam, bewusst	2 Min. je Seite	1	–	129
4	Kiefermuskel lösen	langsam, bewusst	1 Min. je Seite	1	–	122
5	Kopf-Nacken-Übergang ausrollen	langsam, bewusst, beidseitig der Wirbelsäule	1 Min. je Seite	1	–	122
6	Nacken lockern	Fokus auf seitlichem Nacken, langsam, bewusst**	1 Min.	1	–	123
7	Zwerchfell und Bauchmuskelursprünge lösen	beidseitig der Körpermitte, mit Gefühl***	1 Min. je Seite	1	–	131
8	Unteren Rücken an der Wand ausrollen	vom Rücken Richtung Seite, langsam, bewusst	2 Min. je Seite	1	–	132
9	Wade ausrollen	von der Ferse Richtung Kniekehle, langsam, bewusst	2 Min. je Seite	1	–	136
10	Oberschenkelvorderseite ausrollen	vom Knie Richtung Leiste, langsam, bewusst	2 Min. je Seite	1	–	134
11	Brustkorb öffnen	tief in den Bauch atmen	1 Min.	1	–	130

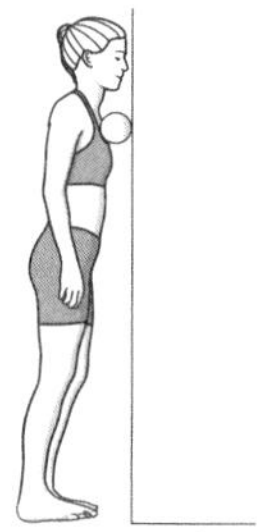

1 Brustmuskel ausrollen

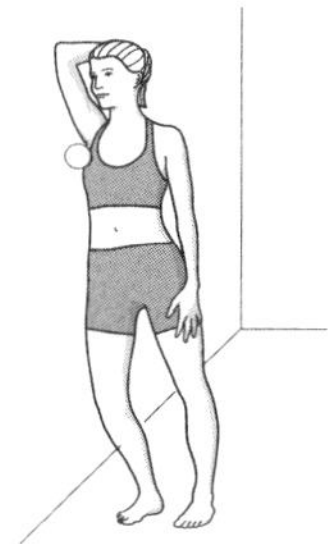

2 Kleinen Brustmuskel lösen

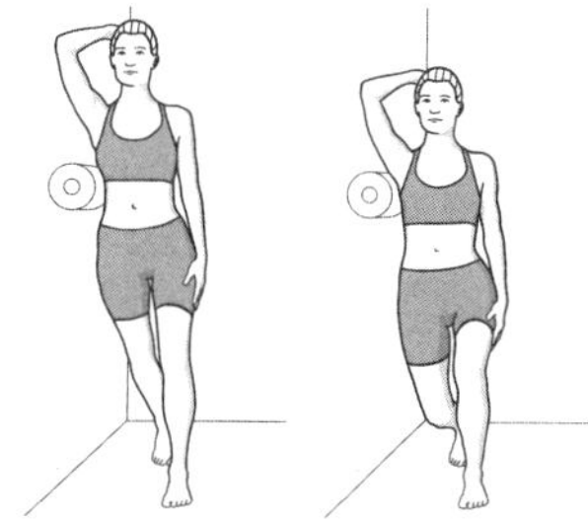

3 Flanke ausrollen

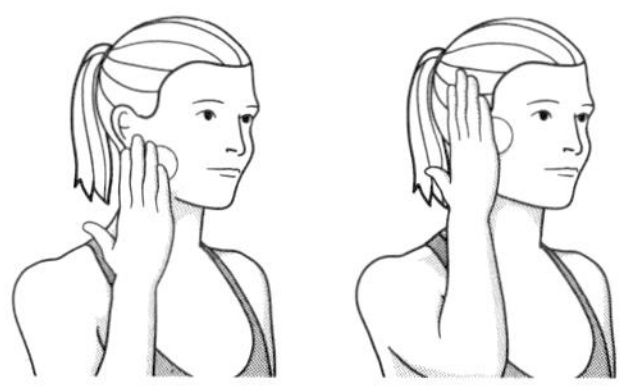

4 Kiefermuskel lösen

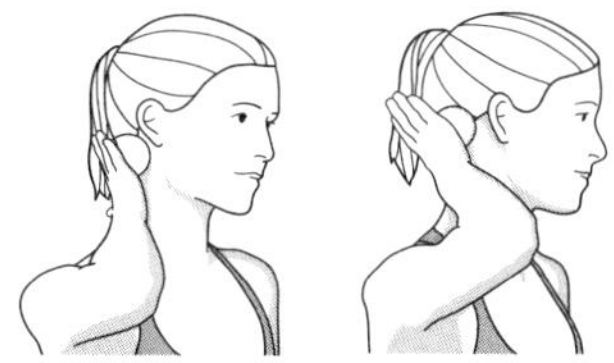

5 Kopf-Nacken-Übergang ausrollen

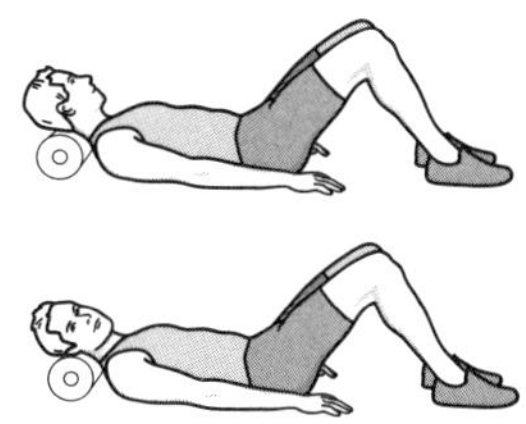

6 Nacken lockern

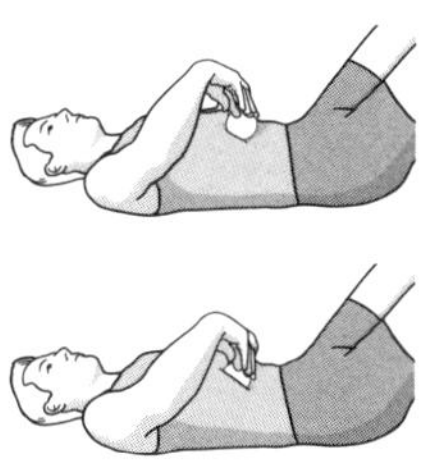

7 Zwerchfell und Bauchmuskelursprünge lösen

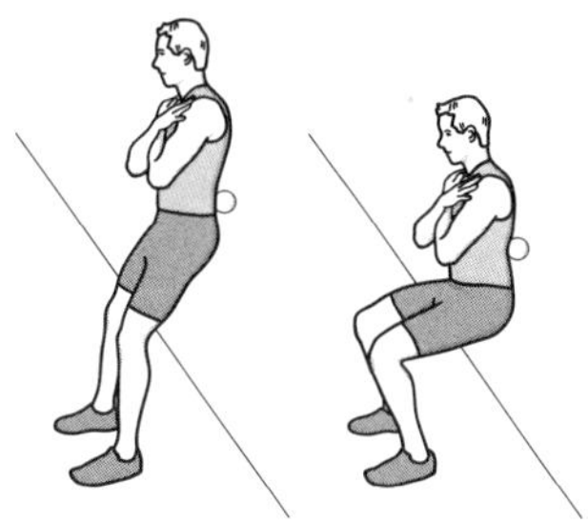

8 Unteren Rücken an der Wand ausrollen

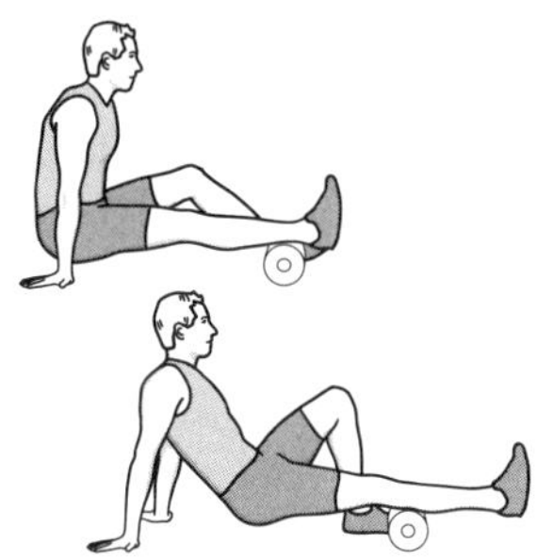

9 Wade ausrollen

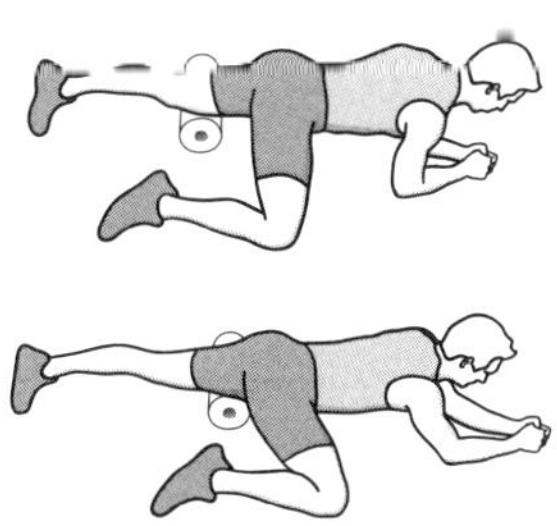

10 Oberschenkelvorderseite ausrollen

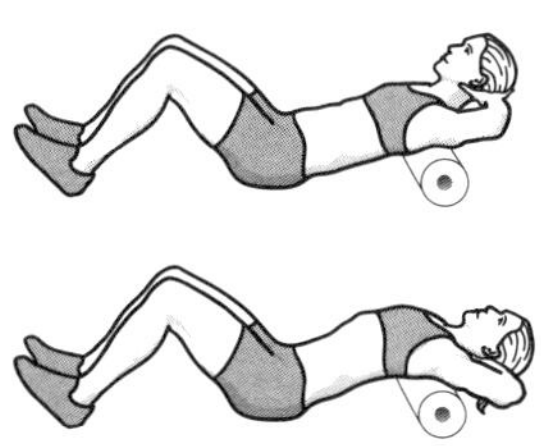

11 Brustkorb öffnen

29 Für eine freie Atmung

Trainingsdauer: 13 Minuten
Equipment: Matte, Rolle, Ball (*Twister)

1 **2** 3

	Übungen	Ausführungshinweis	Dauer/Wdh.	Sätze	Pause	Seite
1	Zwerchfell und Bauchmuskelursprünge lösen	beidseitig der Körpermitte, mit Gefühl*	1 Min. je Seite	1	–	131
2	Bauchmuskelansätze lösen	beidseitig der Körpermitte, mit Gefühl*	1 Min. je Seite	1	–	131
3	In die Kobra rollen	einatmend aufrollen, ausatmend abrollen	10–12 Wdh.	2	10 Sek.	138
4	Brust und Schulter dehnen	ruhig, bewusst atmen	2 Min.	1	–	128
5	Flanke dehnen	bewusst in Flanke atmen	2 Min. je Seite	1	–	130
6	Brustkorb öffnen	ruhig, bewusst atmen	1 Min.	1	–	130

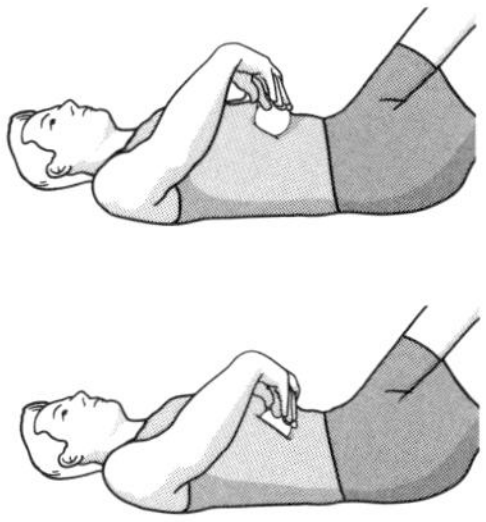

1 Zwerchfell und Bauchmuskelursprünge lösen

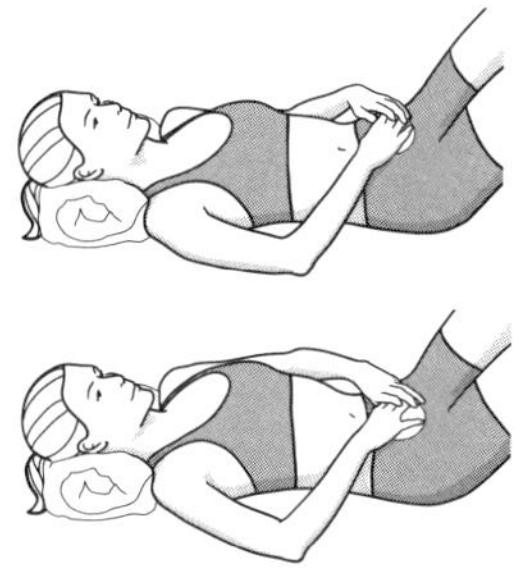

2 Bauchmuskelansätze lösen

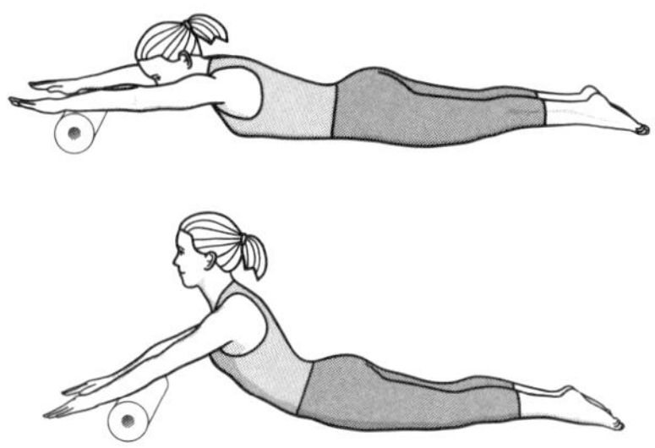

3 In die Kobra rollen

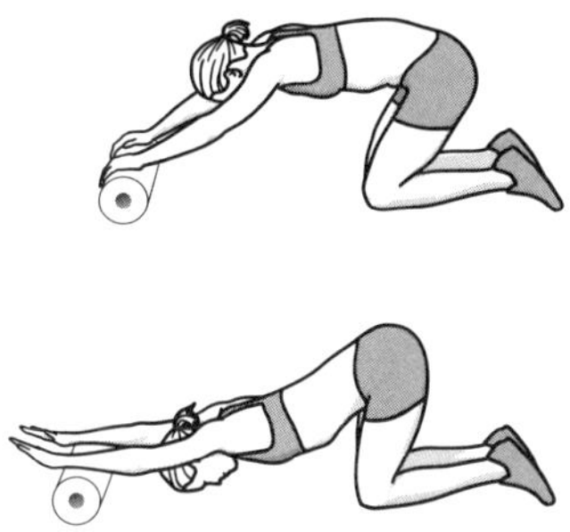

4 Brust und Schulter dehnen

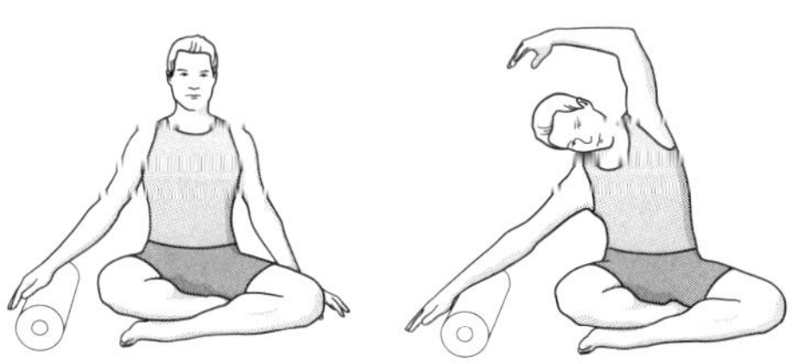

5 Flanke dehnen

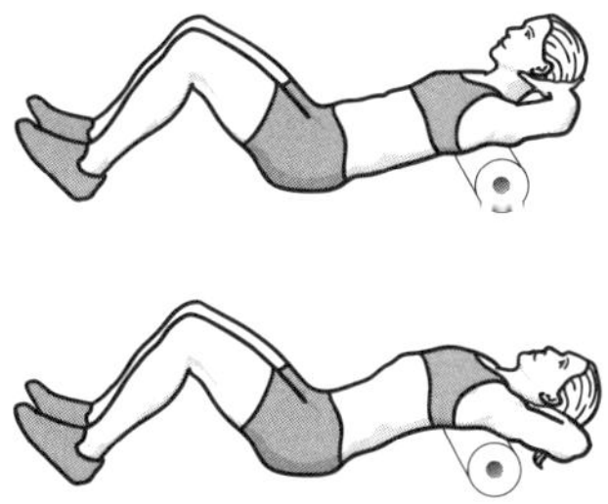

6 Brustkorb öffnen

30 Work (is) out – bewegte Pause für Bürohelden, Kurzprogramm

1 **2** 3

Trainingsdauer: 14 Minuten
Equipment: Matte, Rolle (*Minirolle; **Duoball)

	Übungen	Ausführungshinweis	Dauer/Wdh.	Sätze	Seite
1	Unteren Rücken ausrollen	langsam, bewusst	2 Min.	1	132
2	Hüftbeuger dehnen und ISG mobilisieren	langsam loslassen	2 Min. je Seite	1	132
3	Äußere Unterarmmuskeln ausrollen	besonders der Computer-maus-Arm, langsam, bewusst*	2 Min. je Seite	1	124
4	Nacken lockern	langsam, bewusst**	2 Min.	1	123
5	Brustwirbelsäule mobilisieren	komplettes Bewegungs-ausmaß	10–15 Wdh. je Seite	1	130

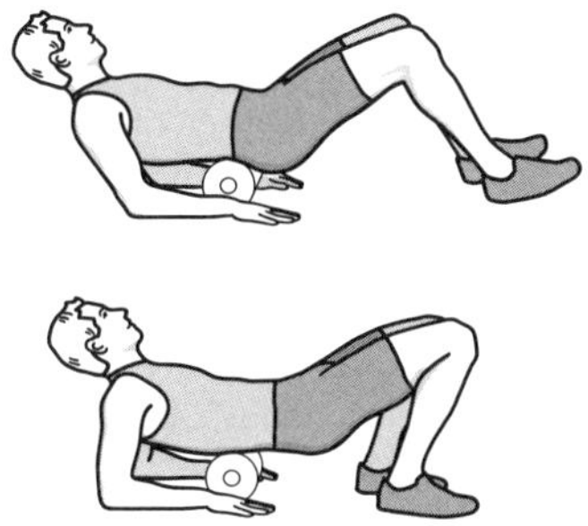

1 Unteren Rücken ausrollen

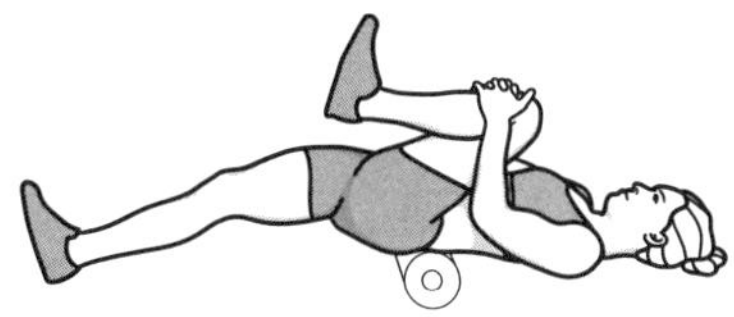

2 Hüftbeuger dehnen und ISG mobilisieren

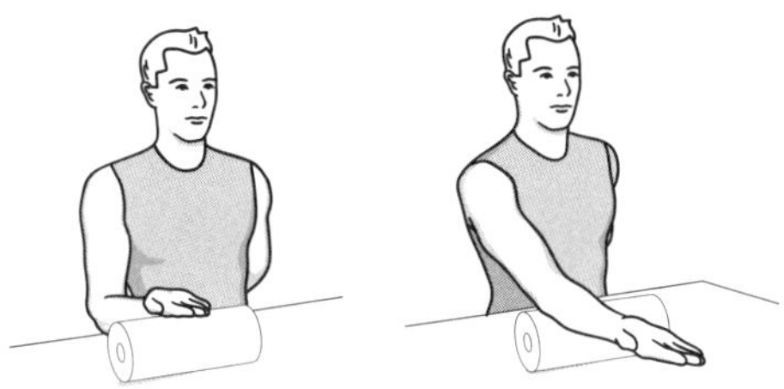

3 Äußere Unterarmmuskeln ausrollen

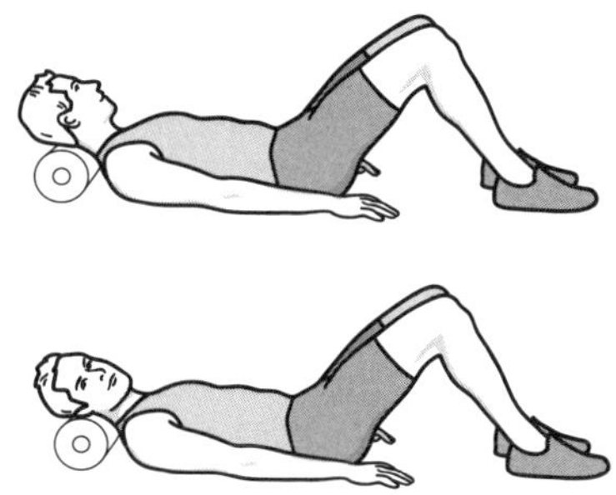

4 Nacken lockern

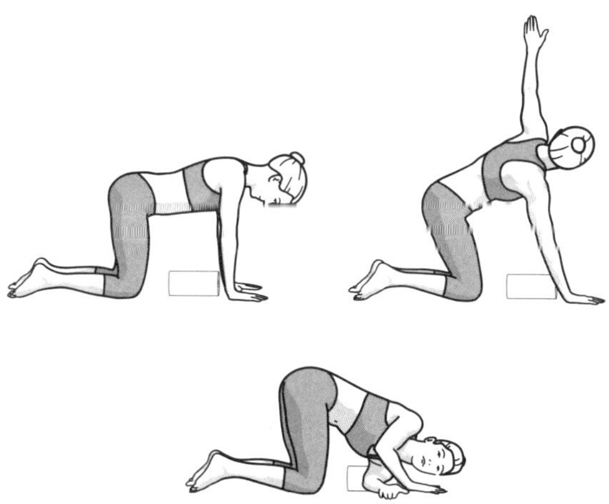

5 Brustwirbelsäule mobilisieren

31 Work (is) out – bewegte Pause für Bürohelden

1 **2** 3

Trainingsdauer: 28 Minuten
Equipment: Matte, Rolle, Ball (*Twister; **Minirolle; ***Duoball; **** zusätzlich: Block)

	Übungen	Ausführungshinweis	Dauer/Wdh.	Sätze	Pause	Seite
1	Unteren Rücken ausrollen	langsam, bewusst	2 Min.	1	–	132
2	Zwerchfell und Bauchmuskelursprünge lösen	beidseitig der Körpermitte, mit Gefühl*	1 Min. je Seite	1	–	131
3	Gesäß ausrollen	langsam, bewusst	2 Min. je Seite	1	–	133
4	Hüftbeuger dehnen und ISG mobilisieren	langsam loslassen	2 Min. je Seite	1	–	132
5	Längenkraft in Fingern und Unterarm	Dehnung mit Kraftaktivierung**	1 Min. je Seite	1	–	125
6	Äußere Unterarmmuskeln ausrollen	besonders der Computermaus-Arm, langsam, bewusst**	2 Min. je Seite	1	–	124
7	Nacken lockern	langsam, bewusst***	2 Min.	1	–	123
8	Brustmuskel ausrollen	langsam, bewusst****	2 Min. je Seite	1	–	126
9	Brustwirbelsäule mobilisieren	komplettes Bewegungsausmaß	10–15 Wdh. je Seite	1	–	130
10	Brust und Schulter dehnen	ruhig, bewusst atmen	2 Min.	1	–	128

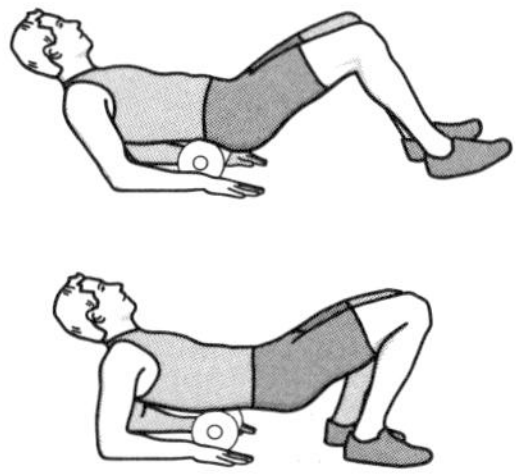

1 Unteren Rücken ausrollen

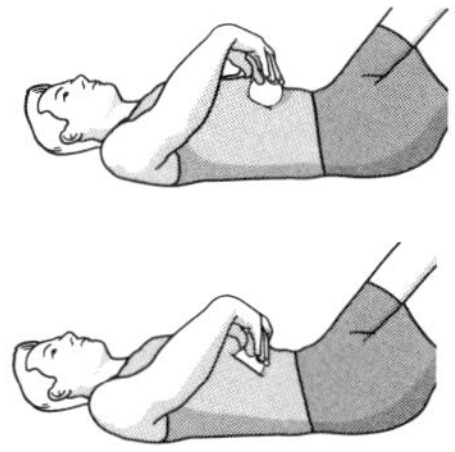

2 Zwerchfell und Bauchmuskelursprünge lösen

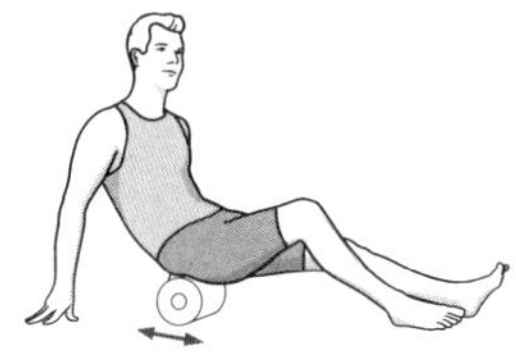

3 Gesäß ausrollen

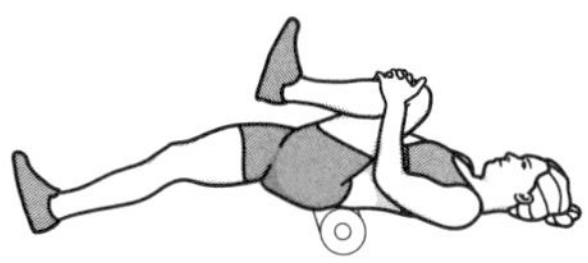

4 Hüftbeuger dehnen und ISG mobilisieren

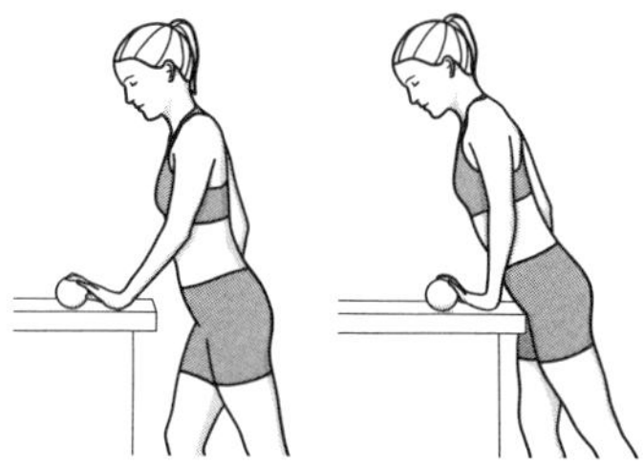

5 Längenkraft in Fingern und Unterarm

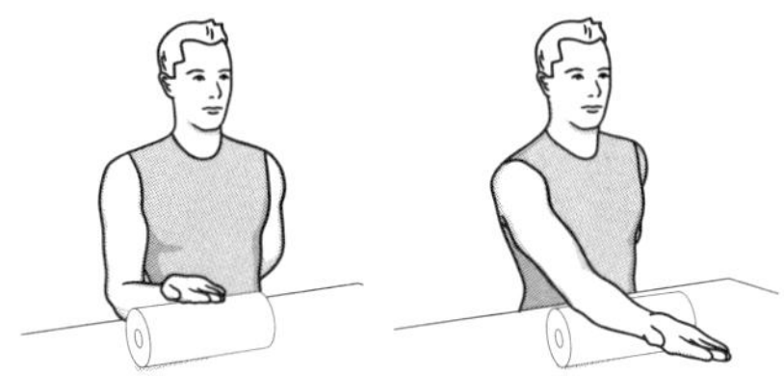

6 Äußere Unterarmmuskeln ausrollen

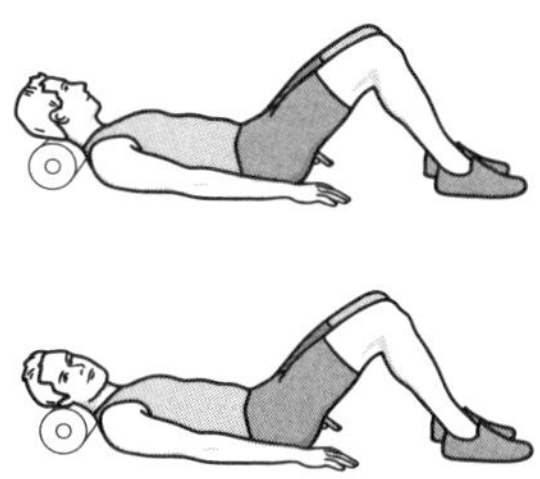

7 Nacken lockern

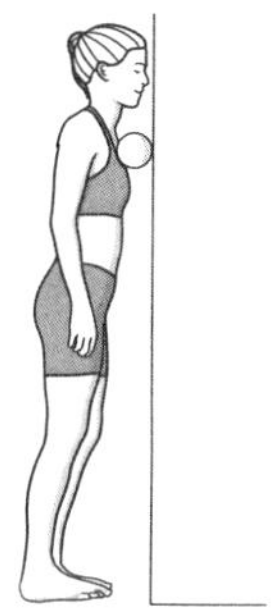

8 Brustmuskel ausrollen

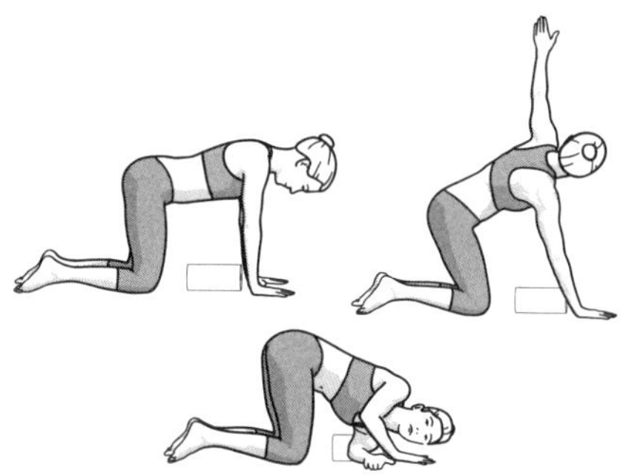

9 Brustwirbelsäule mobilisieren

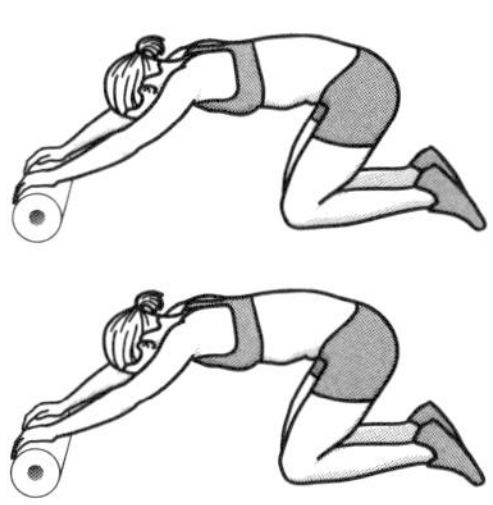

10 Brust und Schulter dehnen

32 Faszienregeneration für Läufer

Trainingsdauer: 34 Minuten
Equipment: Matte, Rolle, Ball (*zusätzlich: Block; **Minirolle; ***Duoball)

1 **2** 3

	Übungen	Ausführungshinweis	Dauer/Wdh.	Sätze	Seite
1	Fußsohle ausrollen	in der Tiefe, langsam, bewusst	2 Min. je Seite	1	136
2	Wade ausrollen (Variante; optional mit Block)	mit Fußkreisen, inklusive Kniekehle, langsam, bewusst*	2 Min. je Seite	1	136
3	Vorderen Schienbeinmuskel ausrollen	langsam, bewusst	2 Min. je Seite	1	135
4	Längenkraft Waden	Dehnung mit Kraftaktivierung**	1 Min. je Seite	1	136
5	Oberschenkelvorderseite ausrollen	langsam, bewusst	2 Min. je Seite	1	134
6	Oberschenkelaußenseite ausrollen	langsam, bewusst	2 Min. je Seite	1	135
7	Oberschenkelrückseite ausrollen	langsam, bewusst	2 Min. je Seite	1	134
8	Wirbelsäule entlasten	loslassen und genießen	2 Min.	1	132
9	Bizeps ausrollen	langsam, bewusst	2 Min. je Seite	1	125
10	Nacken lockern	langsam, bewusst***	2 Min.	1	123

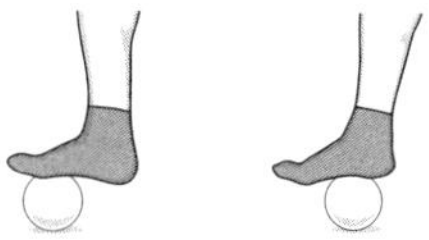

1 Fußsohle ausrollen

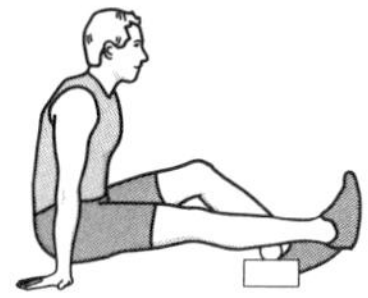

2 Wade ausrollen (Variante)

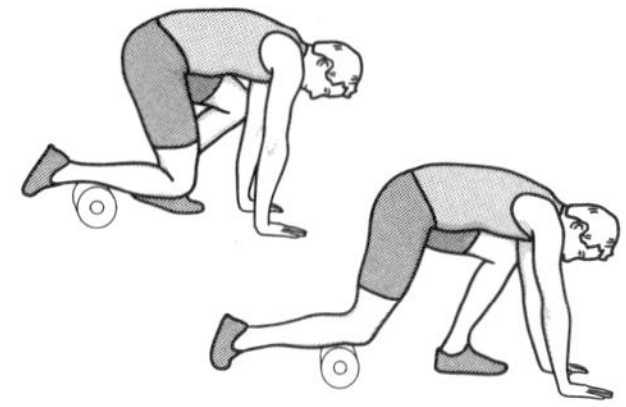

3 Vorderen Schienbeinmuskel ausrollen

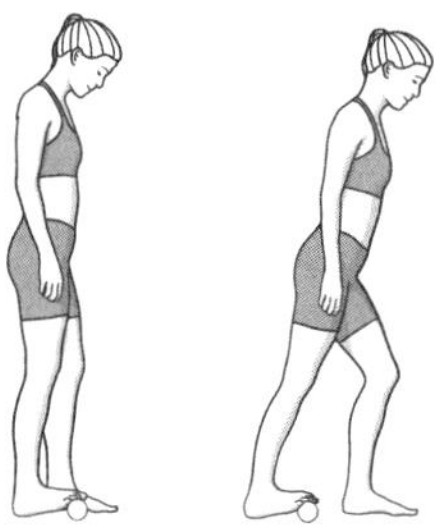

4 Längenkraft Waden

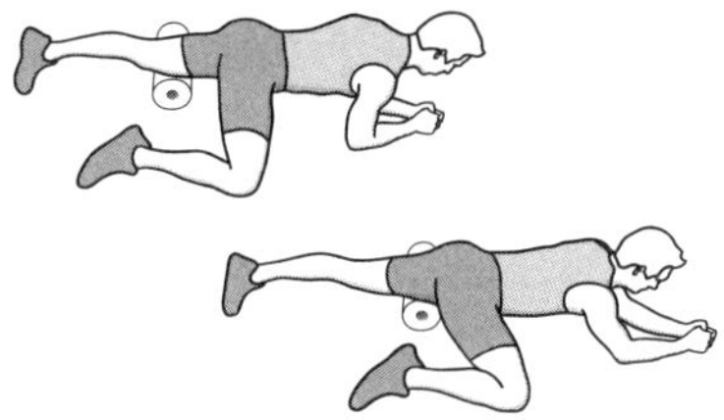

5 Oberschenkelvorderseite ausrollen

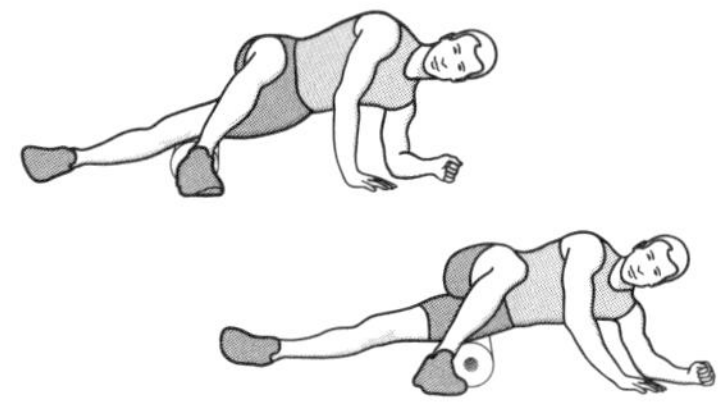

6 Oberschenkelaußenseite ausrollen

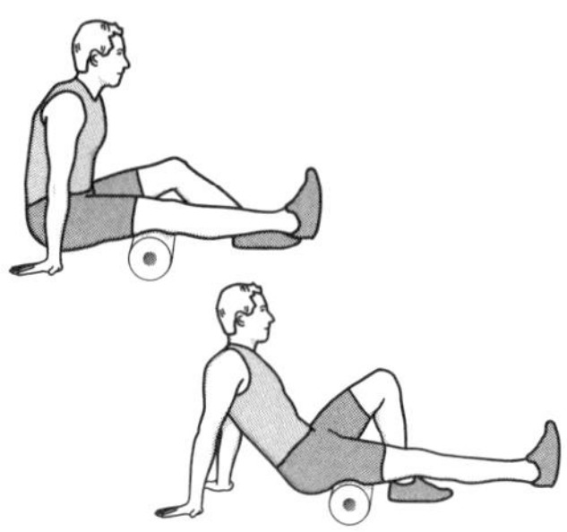

7 Oberschenkelrückseite ausrollen

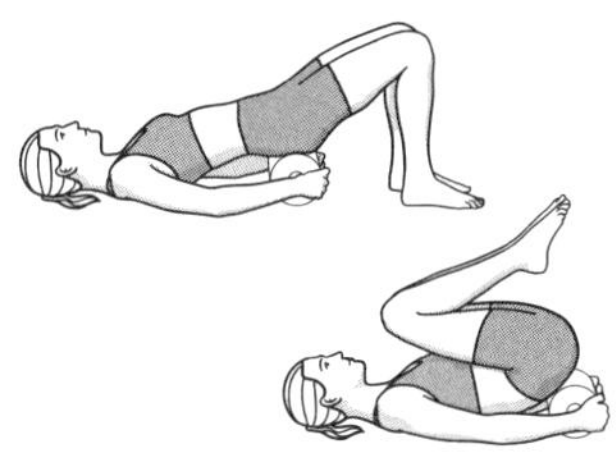

8 Wirbelsäule entlasten

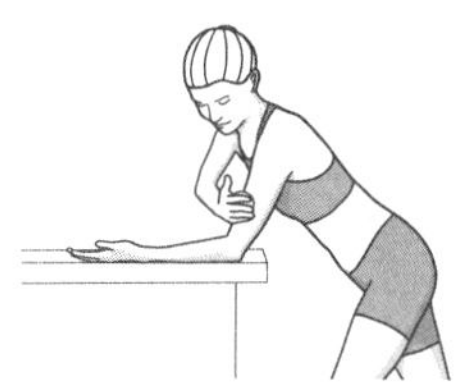

9 Bizeps ausrollen

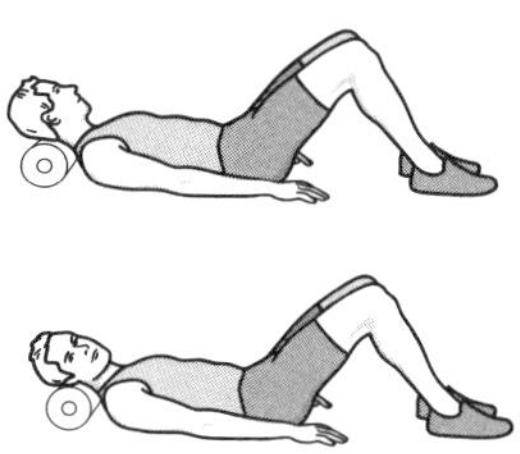

10 Nacken lockern

33 Faszienregeneration für Radfahrer

Trainingsdauer: 39 Minuten
Equipment: Matte, Rolle, Ball (*zusätzlich: Block; **Minirolle; ***Twister; ****Duoball)

1 2 3

	Übungen	Ausführungshinweis	Dauer/Wdh.	Sätze	Seite
1	Wade ausrollen (Variante; optional mit Block)	mit Fußkreisen, inklusive Kniekehle, langsam, bewusst*	2 Min. je Seite	1	136
2	Längenkraft Waden	Dehnung mit Kraftaktivierung**	1 Min. je Seite	1	136
3	Oberschenkelvorderseite ausrollen	langsam, bewusst	2 Min. je Seite	1	134
4	Oberschenkelinnenseite ausrollen	langsam, bewusst	2 Min. je Seite	1	134
5	Oberschenkelrückseite ausrollen	langsam, bewusst	2 Min. je Seite	1	134
6	Gesäß ausrollen (Variante)	langsam, bewusst	2 Min. je Seite	1	133
7	Hüftbeuger lösen	vorsichtig tiefer sinken	2 Min. je Seite	1	131
8	Bauchmuskelansätze lösen	beidseitig der Körpermitte, mit Gefühl***	1 Min. je Seite	1	131
9	Unteren Rücken ausrollen	langsam, bewusst	2 Min.	1	132
10	Brustkorb öffnen	ruhig, bewusst atmen	1 Min.	1	130
11	Brustmuskel ausrollen	langsam, bewusst*	2 Min. je Seite	1	126
12	Längenkraft in Fingern und Unterarm	Dehnung mit Kraftaktivierung**	1 Min. je Seite	1	125
13	Nacken lockern	langsam, bewusst****	2 Min.	1	123

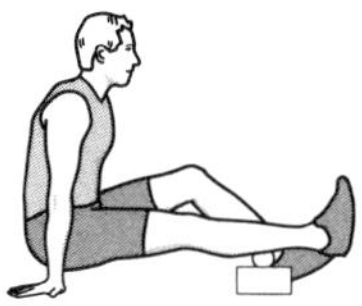

1 Wade ausrollen (Variante)

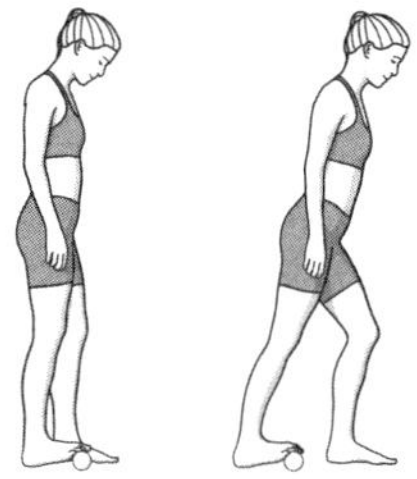

2 Längenkraft Waden

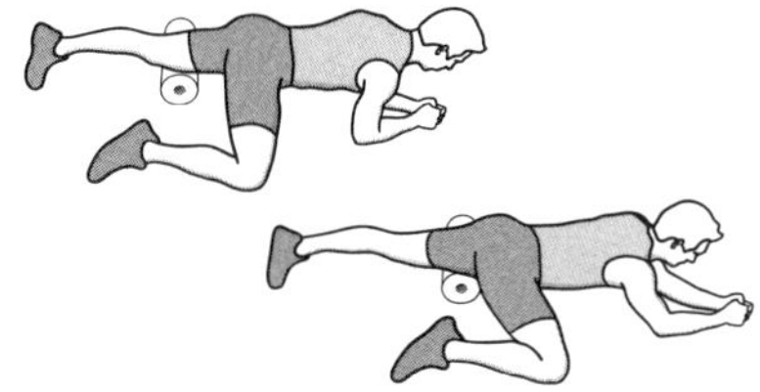

3 Oberschenkelvorderseite ausrollen

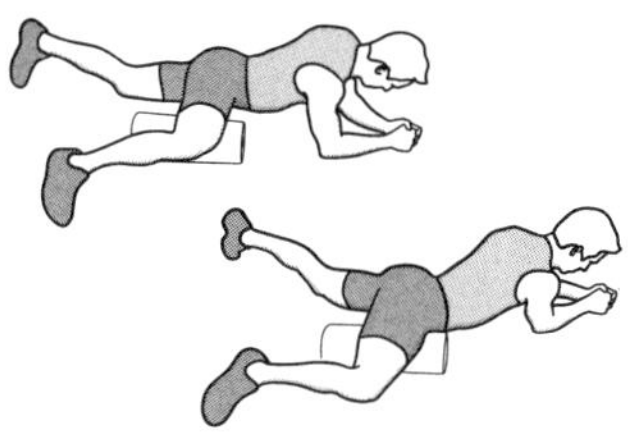

4 Oberschenkelinnenseite ausrollen

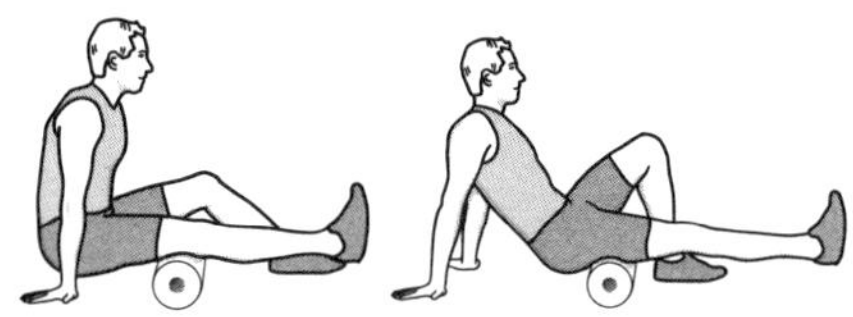

5 Oberschenkelrückseite ausrollen

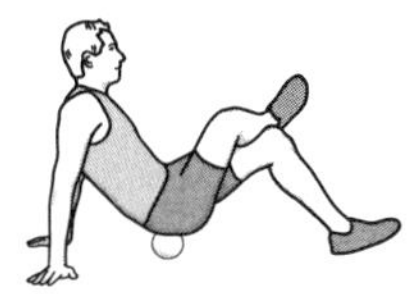

6 Gesäß ausrollen (Variante)

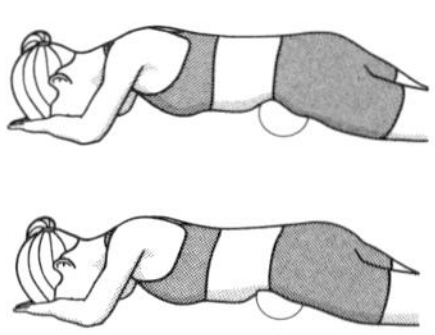

7 Hüftbeuger lösen

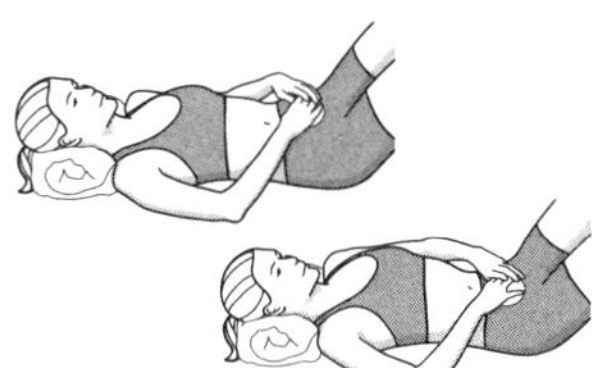

8 Bauchmuskelansätze lösen

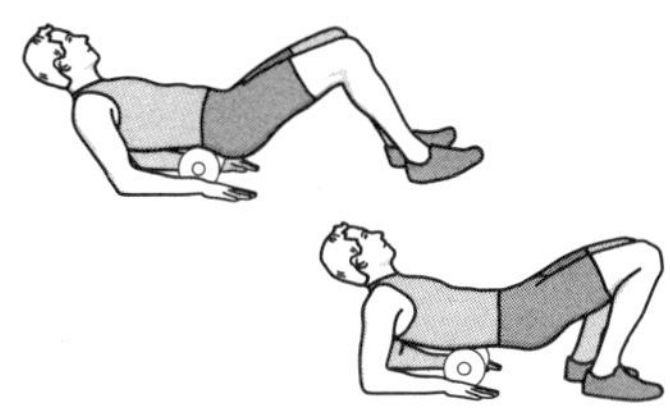

9 Unteren Rücken ausrollen

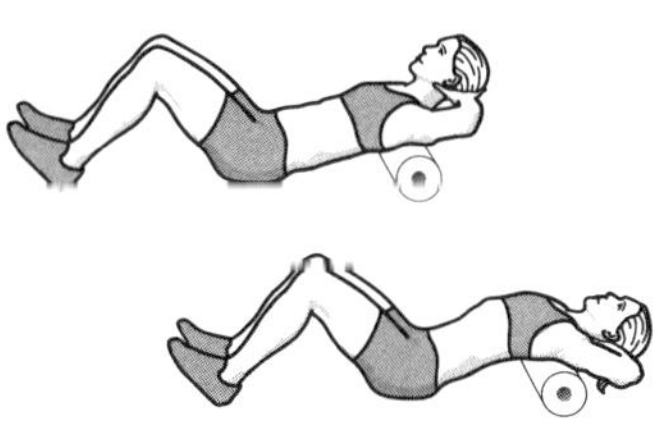

10 Brustkorb öffnen

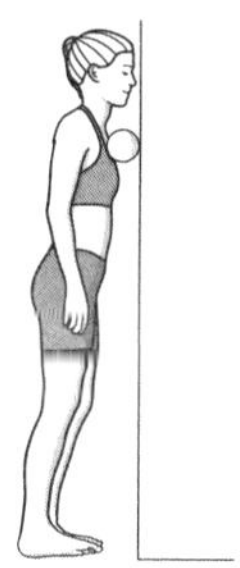

11 Brustmuskel ausrollen

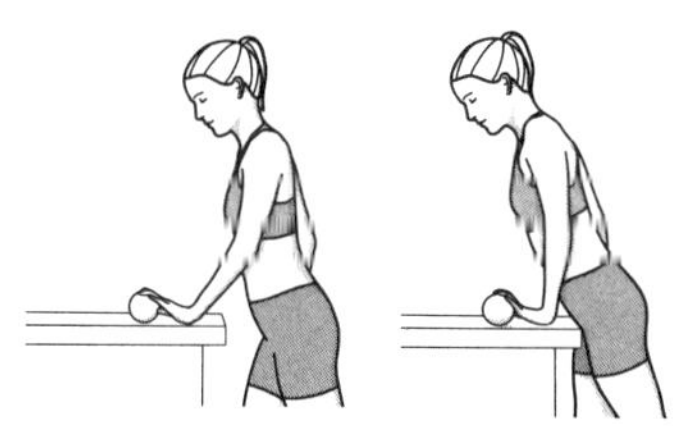

12 Längenkraft in Fingern und Unterarm

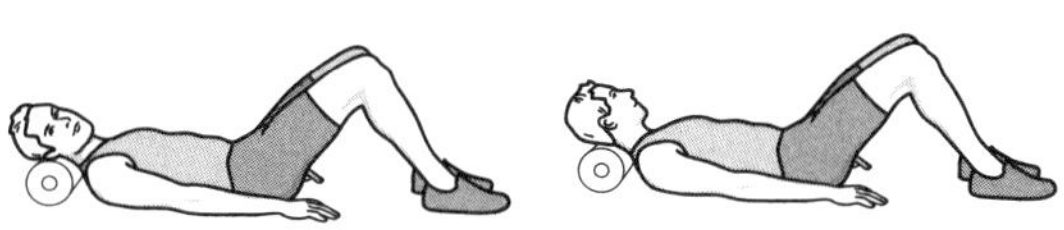

13 Nacken lockern

34 Faszienregeneration für Schwimmer

Trainingsdauer: 40 Minuten
Equipment: Matte, Rolle, Ball (*zusätzlich: Block; **Duoball)

1 **2** 3

	Übungen	Ausführungshinweis	Dauer/Wdh.	Sätze	Seite
1	Wade ausrollen (Variante; optional mit Block)	mit Fußkreisen, inklusive Kniekehle, langsam, bewusst*	2 Min. je Seite	1	136
2	Oberschenkelrückseite ausrollen	langsam, bewusst	2 Min. je Seite	1	134
3	Oberschenkelinnenseite ausrollen	besonders Brustschwimmer, langsam, bewusst	2 Min. je Seite	1	134
4	Gesäß ausrollen (Variante)	mit überkreuztem Bein, besonders Brustschwimmer, Fokus auf seitlichem Gesäß, langsam, bewusst	2 Min. je Seite	1	133
5	Oberen Rücken ausrollen	langsam, bewusst	2 Min.	1	129
6	Nacken lockern	langsam, bewusst**	2 Min.	1	123
7	Trapezmuskel von oben ausrollen	langsam, bewusst	1 Min. je Seite	1	123
8	Brustmuskel ausrollen	langsam, bewusst*	2 Min. je Seite	1	126
9	Kleinen Brustmuskel lösen	in Schmerzpunkt atmen	1 Min. je Seite	1	127
10	Inneren Schulterblattmuskel lösen	in Schmerzpunkt atmen	1 Min. je Seite	1	127
11	Seitliche Schulter ausrollen	langsam, bewusst	2 Min. je Seite	1	126
12	Schulterblätter mobilisieren	langsam, bewusst	1 Min. je Seite	1	127
13	Brust und Schulter dehnen	ruhig, bewusst atmen	2 Min.	1	128
14	Brustwirbelsäule mobilisieren	komplettes Bewegungsausmaß	10–15 Wdh. je Seite	1	130

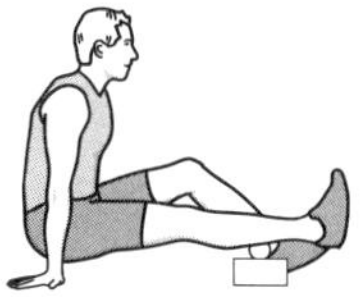

1 Wade ausrollen (Variante)

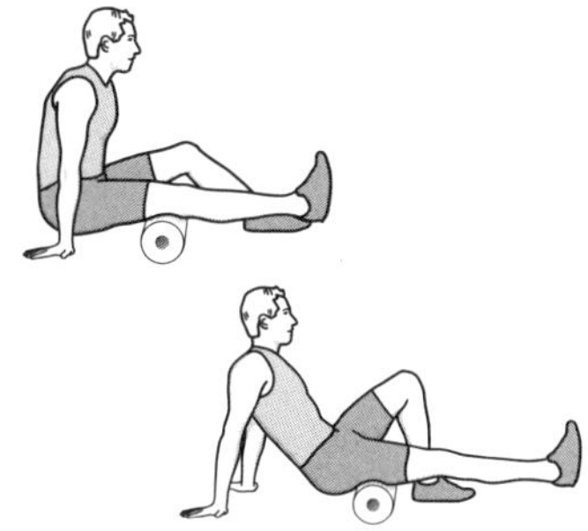

2 Oberschenkelrückseite ausrollen

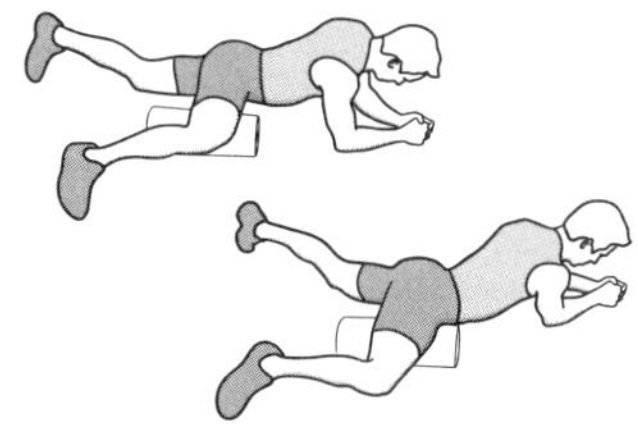

3 Oberschenkelinnenseite ausrollen

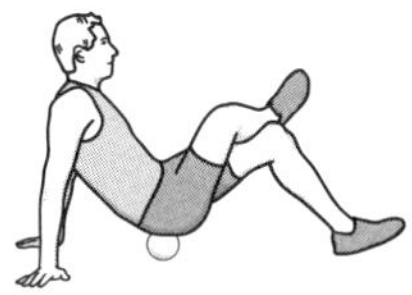

4 Gesäß ausrollen (Variante)

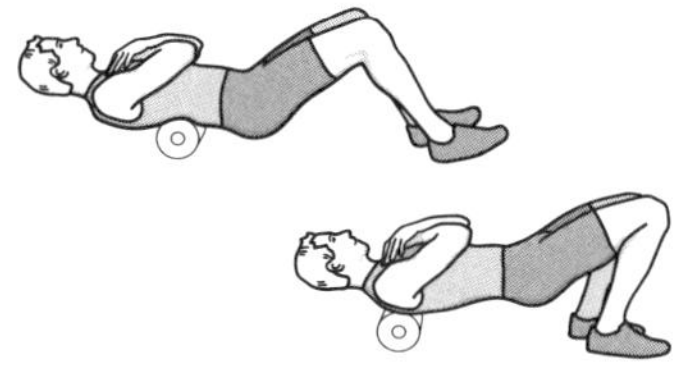

5 Oberen Rücken ausrollen

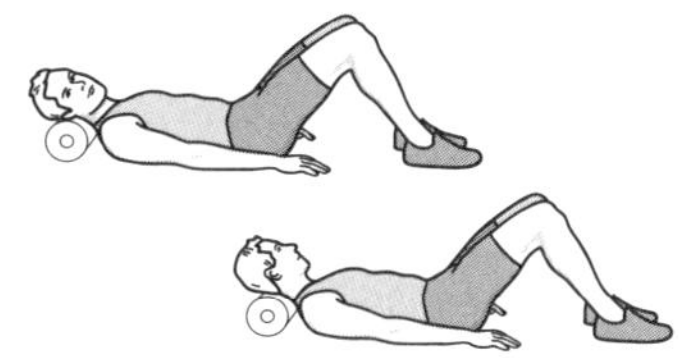

6 Nacken lockern

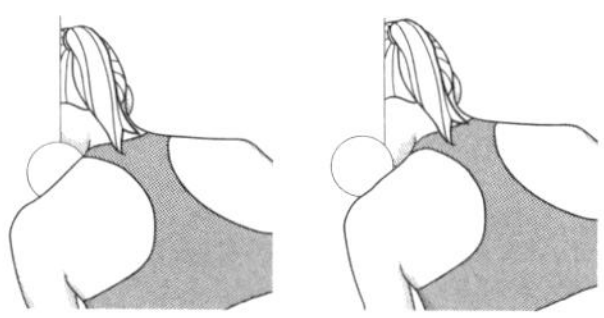

7 Trapezmuskel von oben ausrollen

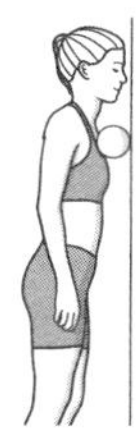

8 Brustmuskel ausrollen

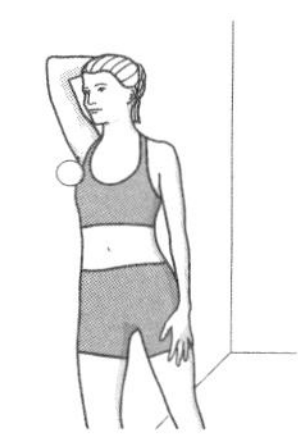

9 Kleinen Brustmuskel lösen

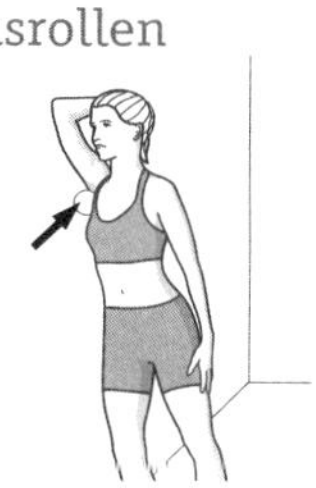

10 Inneren Schulterblattmuskel lösen

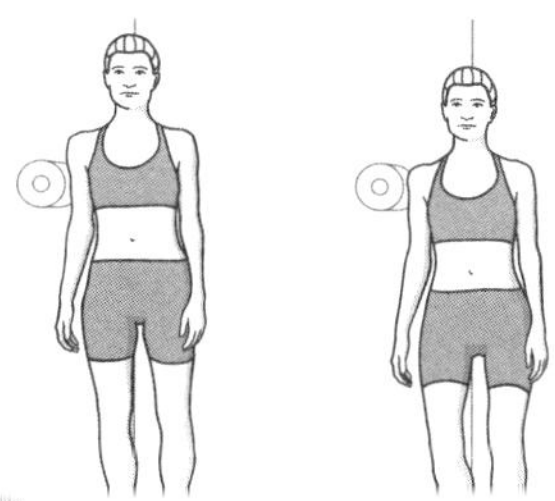

11 Seitliche Schulter ausrollen

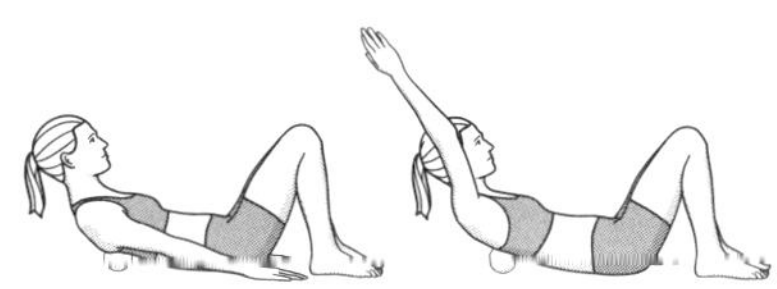

12 Schulterblätter mobilisieren

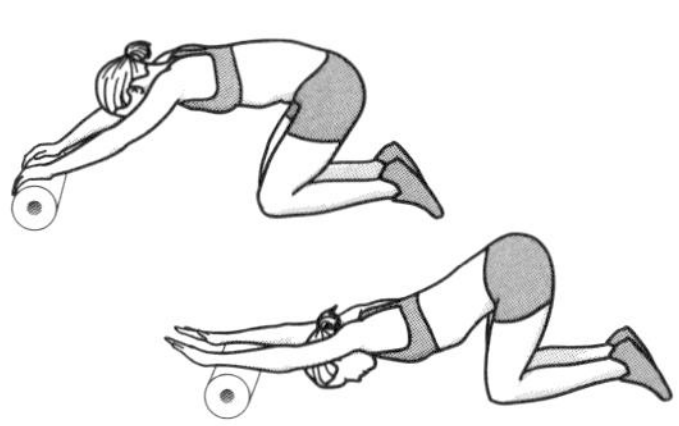

13 Brust und Schulter dehnen

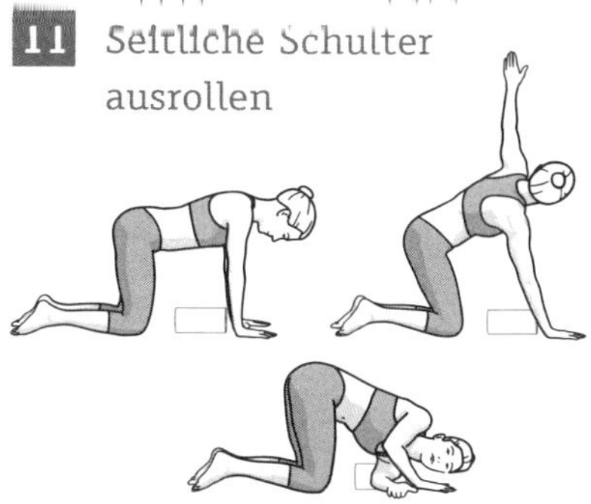

14 Brustwirbelsäule mobilisieren

35 Haltungsausgleich für Mütter mit Kleinkindern für Einsteiger

1 2 3

Trainingsdauer: 20 Minuten
Equipment: Matte, Ball, Rolle (*Duoball; **zusätzlich: Block)

	Übungen	Ausführungshinweis	Dauer/Wdh.	Sätze	Pause	Seite
1	Nacken lockern	langsam, bewusst*	2 Min.	1	–	123
2	Brustmuskel ausrollen	vor allem auf der Trageseite, langsam, bewusst**	2 Min. je Seite	1	–	126
3	Bizeps ausrollen	auf der Trageseite, langsam, bewusst	2 Min.	1	–	125
4	Schulterblätter mobilisieren	vor allem auf der Trageseite, langsam, bewusst	1 Min. je Seite	1	–	127
5	Brust und Schulter dehnen	ruhig, bewusst atmen	2 Min.	1	–	128
6	Flanke dehnen	bewusst in Flanke atmen	2 Min. je Seite	1	–	130
7	Unteren Rücken ausrollen	langsam, bewusst	2 Min.	1	–	132
8	Seitstütz auf der Rolle mit Beckenbewegung	Becken auf und ab	10–12 Wdh. je Seite	2	10 Sek.	141

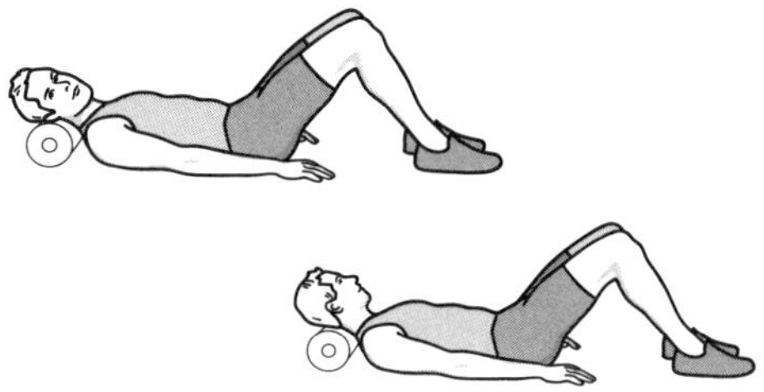

1 Nacken lockern

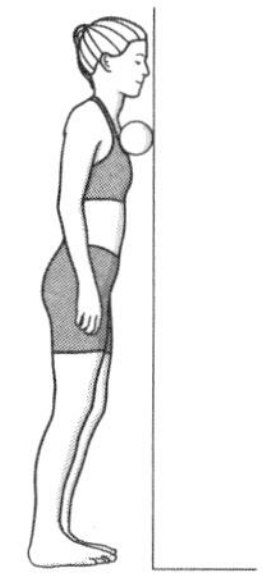

2 Brustmuskel ausrollen

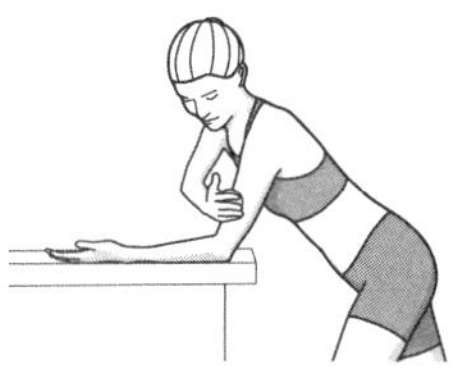

3 Bizeps ausrollen

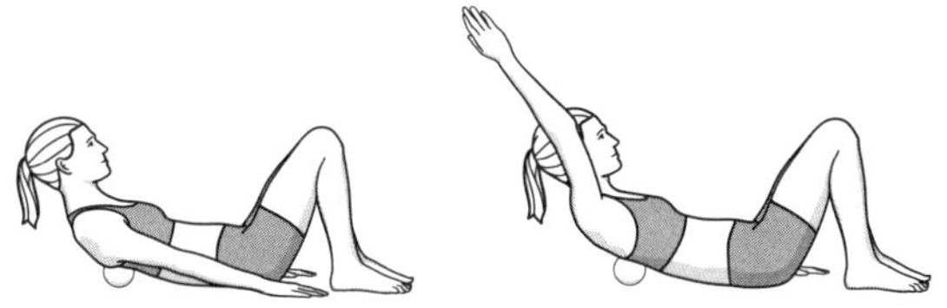

4 Schulterblätter mobilisieren

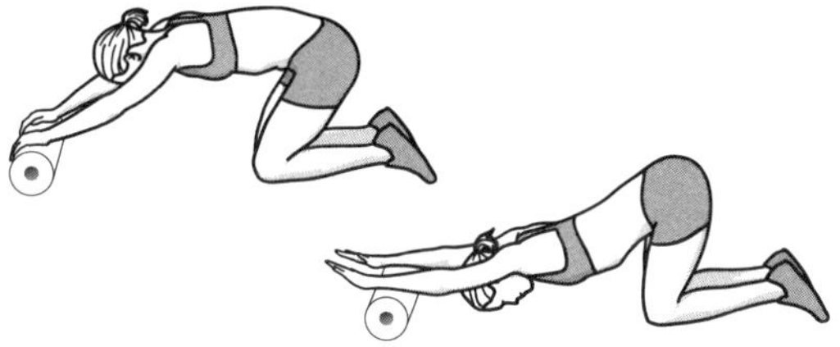

5 Brust und Schulter dehnen

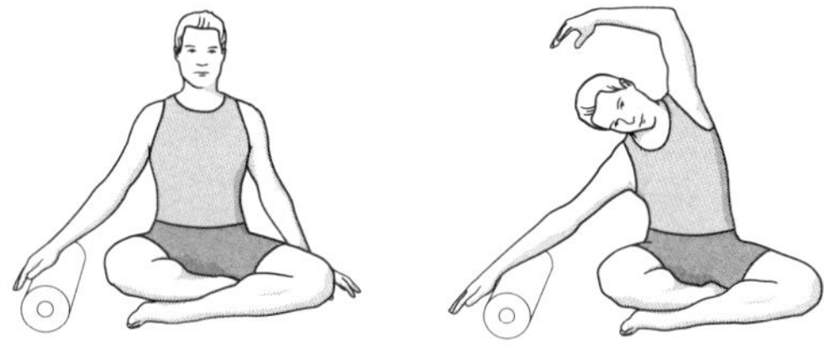

6 Flanke dehnen

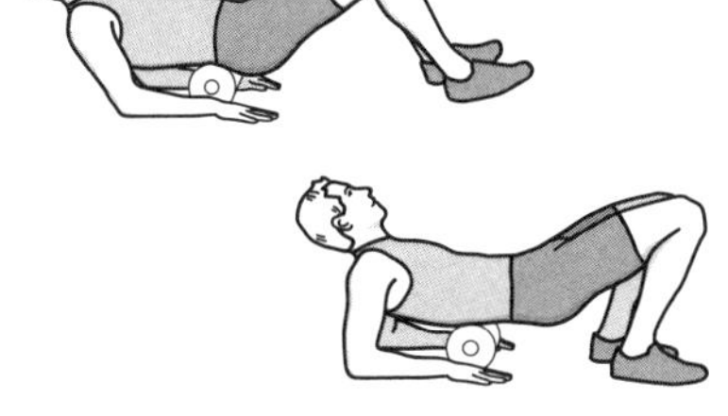

7 Unteren Rücken ausrollen

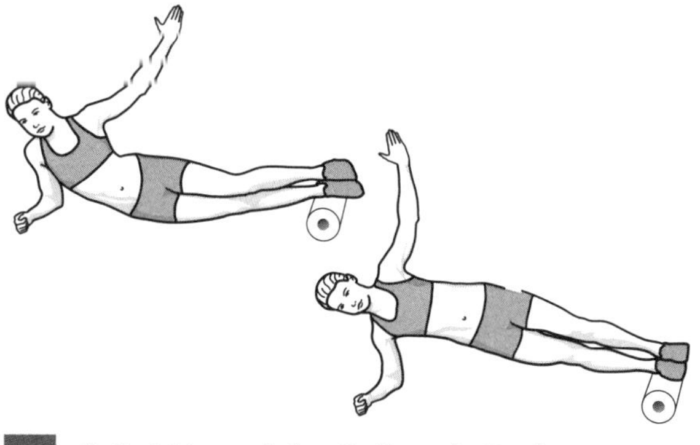

8 Seitstütz auf der Rolle mit Beckenbewegung

36 Haltungsausgleich für Mütter mit Kleinkindern für Geübte

1 2 3

Trainingsdauer: 33 Minuten
Equipment: Matte, Ball, Rolle (*Duoball; **zusätzlich: Block)

	Übungen	Ausführungshinweis	Dauer/Wdh.	Sätze	Pause	Seite
1	Nacken lockern	langsam, bewusst*	2 Min.	1	–	123
2	Trapezmuskel von oben ausrollen	vor allem auf der Trageseite, langsam, bewusst	1 Min. je Seite	1	–	123
3	Brustmuskel ausrollen	vor allem auf der Trageseite, langsam, bewusst**	2 Min. je Seite	1	–	126
4	Bizeps ausrollen	auf der Trageseite, langsam, bewusst	2 Min.	1	–	125
5	Schulterblätter mobilisieren	vor allem auf der Trageseite, langsam, bewusst	1 Min. je Seite	1	–	127
6	Brust und Schulter dehnen	ruhig, bewusst atmen	2 Min.	1	–	128
7	Flanke ausrollen (Variante)	am Boden, vor allem auf der Trageseite, langsam, bewusst	2 Min. je Seite	1	–	129
8	Flanke dehnen	vor allem auf der Trageseite, bewusst in Flanke atmen	2 Min. je Seite	1	–	130
9	Unteren Rücken ausrollen	langsam, bewusst	2 Min.	1	–	132
10	Beckenboden regulieren	langsam, bewusst	1 Min.	1	–	133
11	Gesäß ausrollen (Variante)	mit überkreuztem Bein, Fokus auf seitlichem Gesäß, vor allem auf der Trageseite, langsam, bewusst	2 Min. je Seite	1	–	133
12	Seitstütz auf der Rolle mit Beckenbewegung	Becken auf und ab	10–12 Wdh. je Seite	2	10 Sek.	141
13	Brustwirbelsäule mobilisieren	komplettes Bewegungsausmaß	10–15 Wdh. je Seite	1	–	130

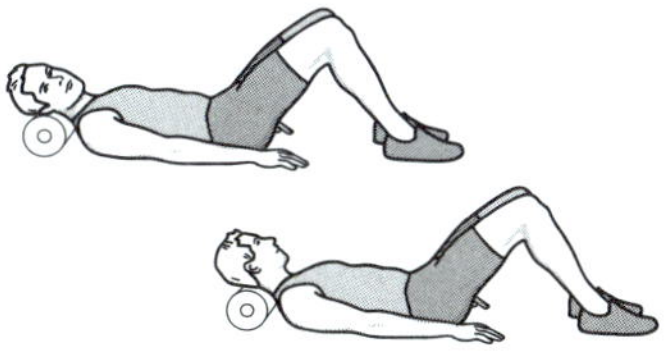

1 Nacken lockern

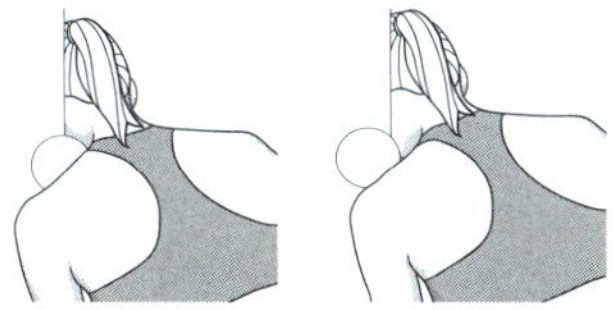

2 Trapezmuskel von oben ausrollen

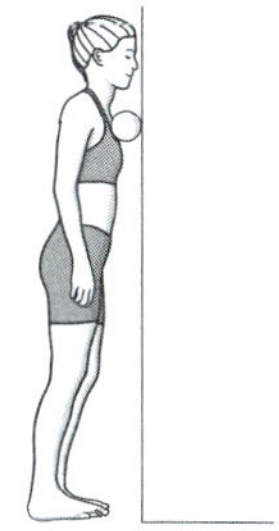

3 Brustmuskel ausrollen

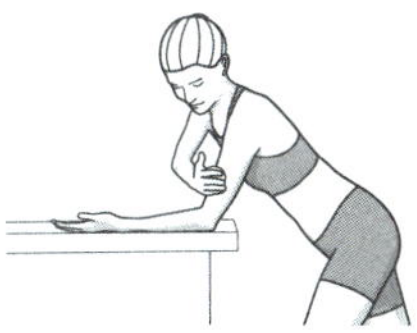

4 Bizeps ausrollen

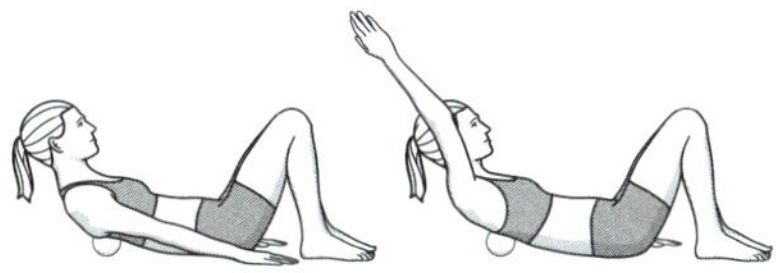

5 Schulterblätter mobilisieren

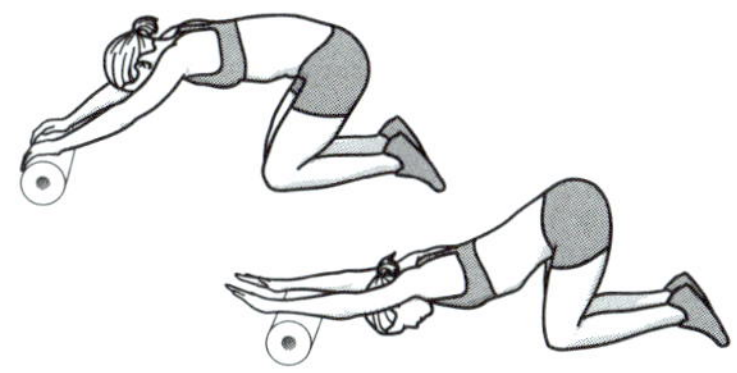

6 Brust und Schulter dehnen

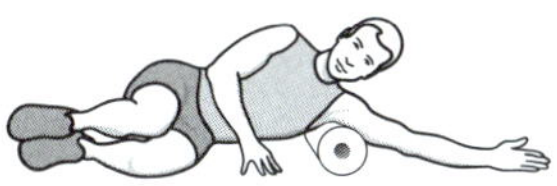

7 Flanke ausrollen (Variante)

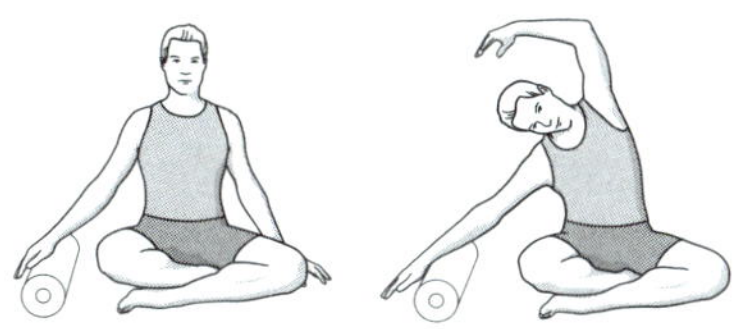

8 Flanke dehnen

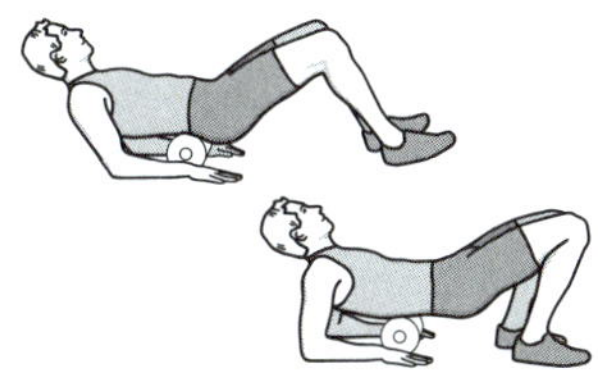

9 Unteren Rücken ausrollen

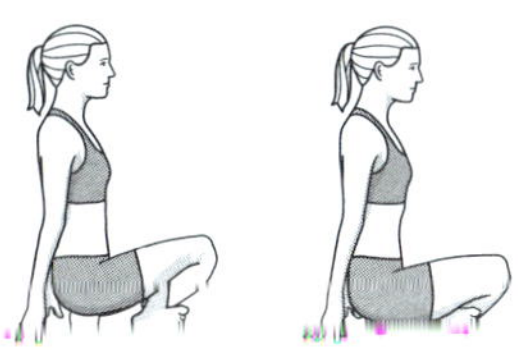

10 Beckenboden regulieren

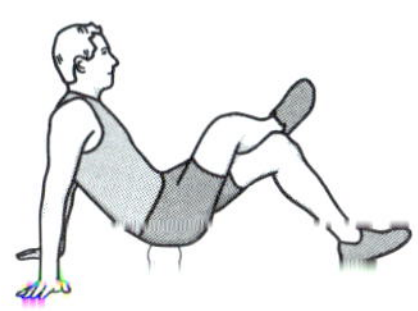

11 Gesäß ausrollen (Variante)

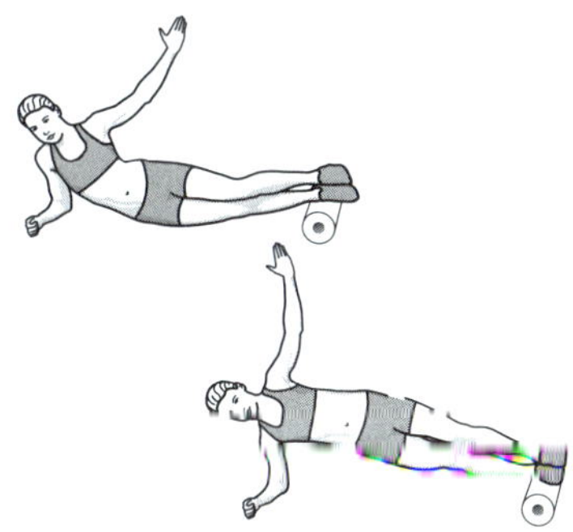

12 Seitstütz auf der Rolle mit Beckenbewegung

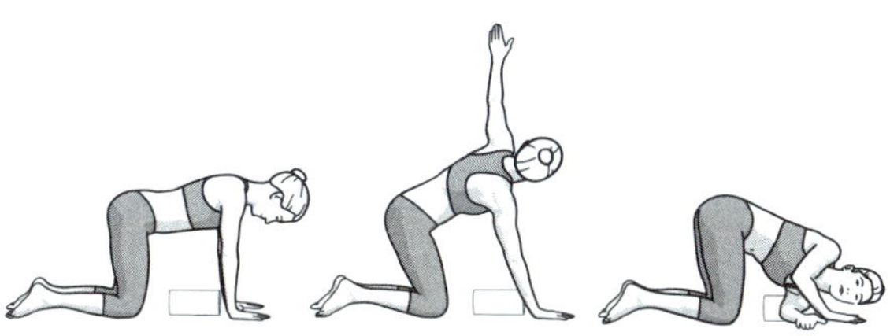

13 Brustwirbelsäule mobilisieren

37 Vordere myofasziale Kette lösen für Einsteiger

1 2 3

Trainingsdauer: 16 Minuten
Equipment: Matte, Rolle, Ball (*Minirolle; **Twister; ***Duoball)

	Übungen	Ausführungshinweis	Dauer/Wdh.	Sätze	Seite
1	Fußsohle ausrollen	Fokus auf innerem Fußgewölbe, langsam, bewusst*	2 Min. je Seite	1	136
2	Vorderen Schienbeinmuskel ausrollen	langsam, bewusst	2 Min. je Seite	1	135
3	Oberschenkelvorderseite ausrollen	langsam, bewusst	2 Min. je Seite	1	134
4	Bauchmuskelansätze lösen	beidseitig der Körpermitte, mit Gefühl**	1 Min. je Seite	1	131
5	Nacken lockern	Fokus auf seitlichem Nacken, langsam, bewusst***	1 Min. je Seite	1	123

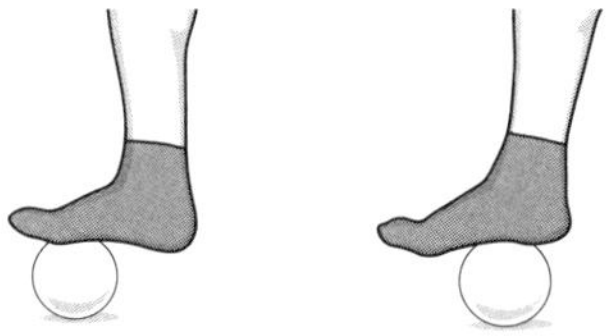

1 Fußsohle ausrollen

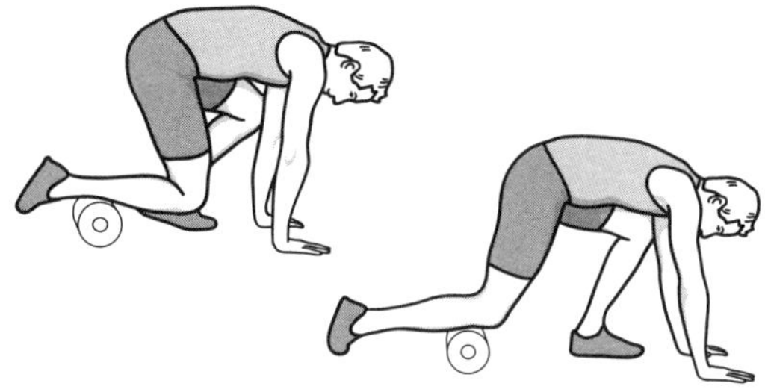

2 Vorderen Schienbeinmuskel ausrollen

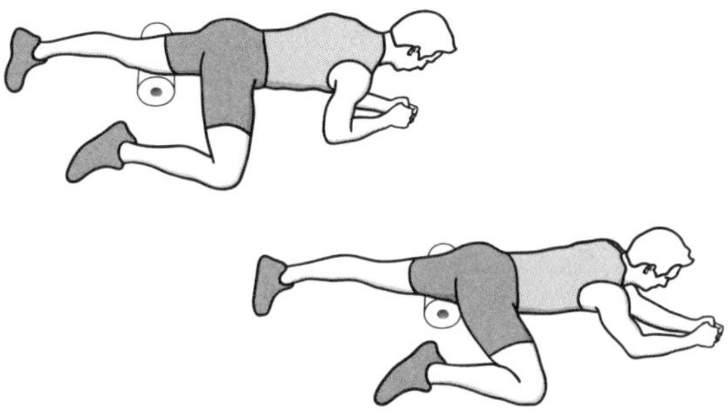

3 Oberschenkelvorderseite ausrollen

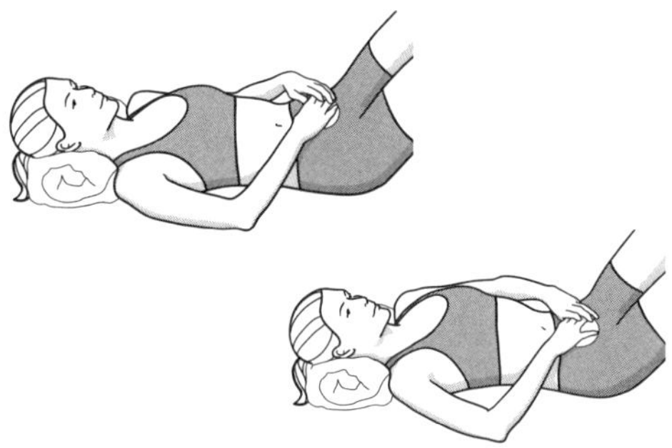

4 Bauchmuskelansätze lösen

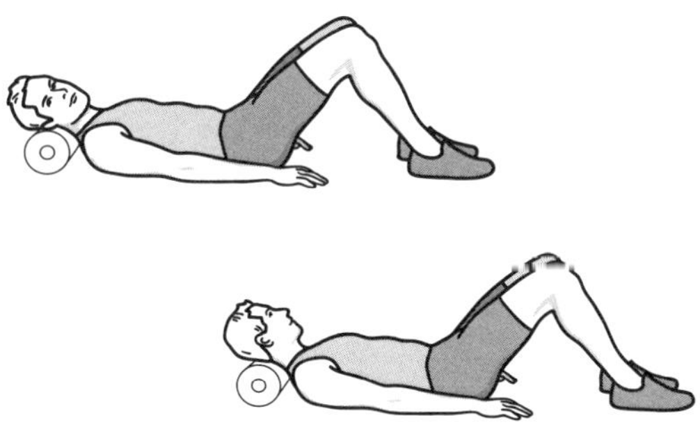

5 Nacken lockern

38 Vordere myofasziale Kette lösen für Geübte

1 **2** 3

Trainingsdauer: 20 Minuten
Equipment: Matte, Ball, Rolle (*Twister; **Duoball)

	Übungen	Ausführungshinweis	Dauer/Wdh.	Sätze	Seite
1	Fußsohle ausrollen	Fokus auf innerem Fußgewölbe, langsam, bewusst	2 Min. je Seite	1	136
2	Vorderen Schienbeinmuskel ausrollen (Variante)	mit aufgelegtem Bein, langsam, bewusst	2 Min. je Seite	1	135
3	Oberschenkelvorderseite ausrollen	Ferse zum Gesäß und zurück, langsam, bewusst	2 Min. je Seite	1	134
4	Bauchmuskelansätze lösen	beidseitig der Körpermitte, mit Gefühl*	1 Min. je Seite	1	131
5	Zwerchfell und Bauchmuskelursprünge lösen	beidseitig der Körpermitte, mit Gefühl*	1 Min. je Seite	1	131
6	Brustmuskel ausrollen	Fokus auf Brustbein (Brustmitte), langsam, bewusst	2 Min.	1	126
7	Nacken lockern	Fokus auf seitlichem Nacken, langsam, bewusst**	1 Min. je Seite	1	123

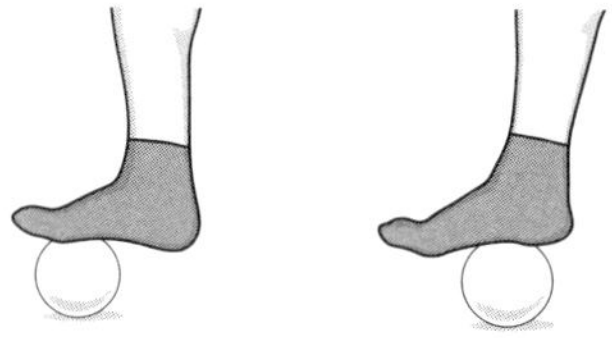

1 Fußsohle ausrollen

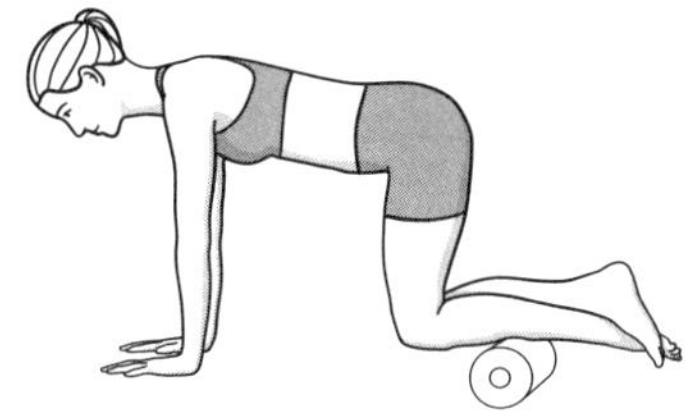

2 Vorderen Schienbeinmuskel ausrollen (Variante)

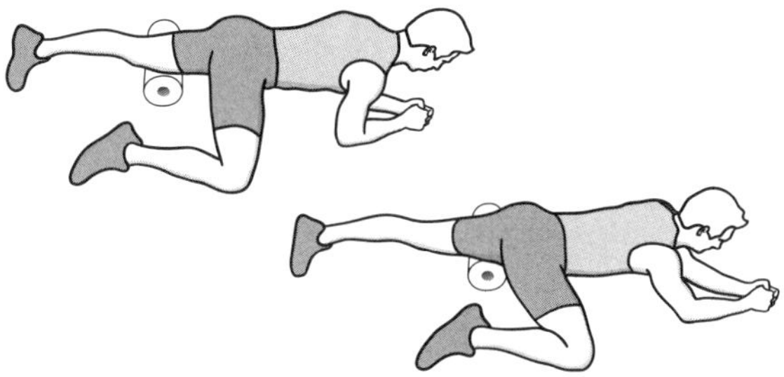

3 Oberschenkelvorderseite ausrollen

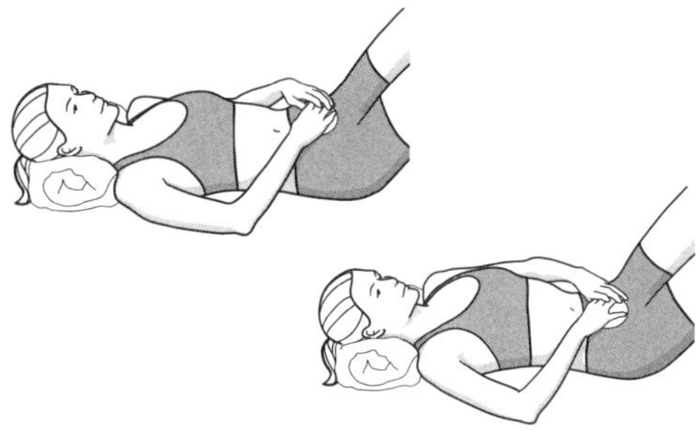

4 Bauchmuskelansätze lösen

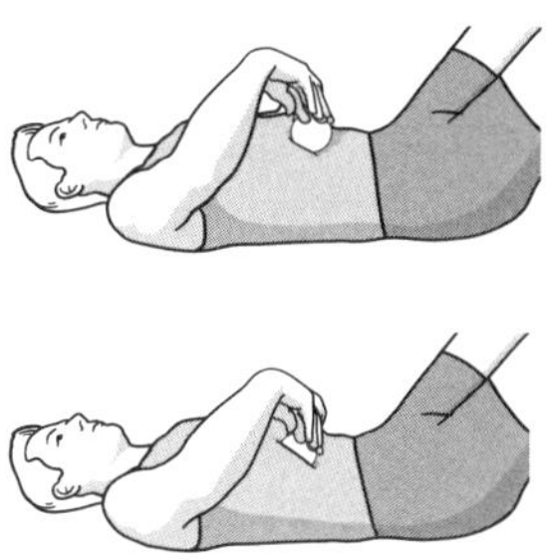

5 Zwerchfell und Bauchmuskelursprünge lösen

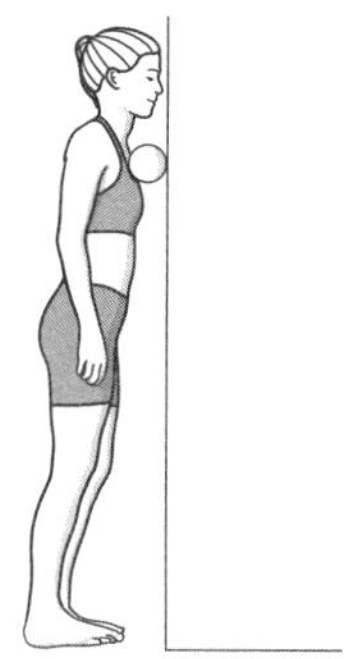

6 Brustmuskel ausrollen

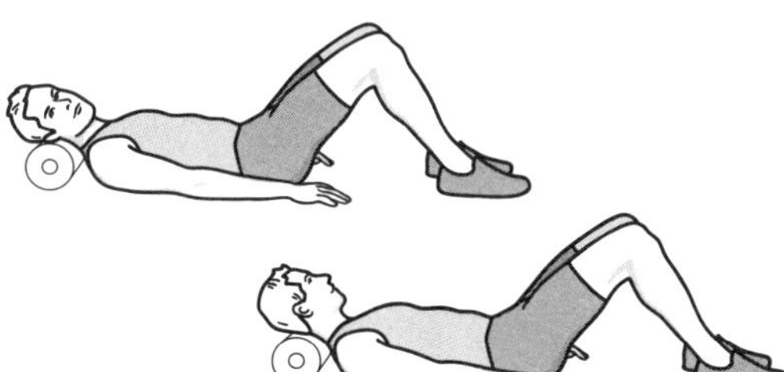

7 Nacken lockern

39 Hintere myofasziale Kette lösen für Einsteiger

1 2 3

Trainingsdauer: 23 Minuten
Equipment: Matte, Rolle, Ball (*Minirolle; **Duoball)

	Übungen	Ausführungshinweis	Dauer/Wdh.	Sätze	Seite
1	Fußsohle ausrollen	langsam, bewusst*	2 Min. je Seite	1	136
2	Wade ausrollen	Kniekehle mit einbeziehen, langsam, bewusst	2 Min. je Seite	1	136
3	Oberschenkelrückseite ausrollen	langsam, bewusst	2 Min. je Seite	1	134
4	Gesäß ausrollen	langsam, bewusst	2 Min. je Seite	1	133
5	Unteren Rücken ausrollen	langsam, bewusst	2 Min.	1	132
6	Oberen Rücken ausrollen	langsam, bewusst	2 Min.	1	129
7	Nacken lockern	langsam, bewusst**	2 Min.	1	123
8	Kopfhaut lösen	langsam, bewusst**	1 Min.	1	122

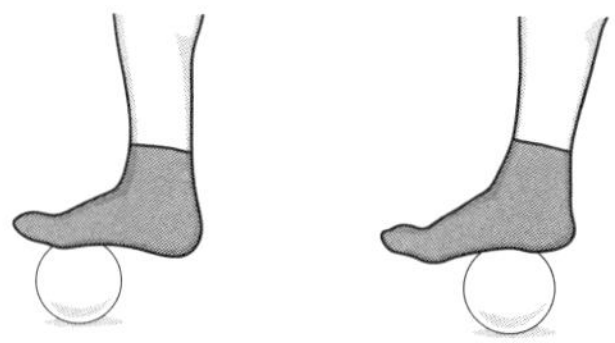

1 Fußsohle ausrollen

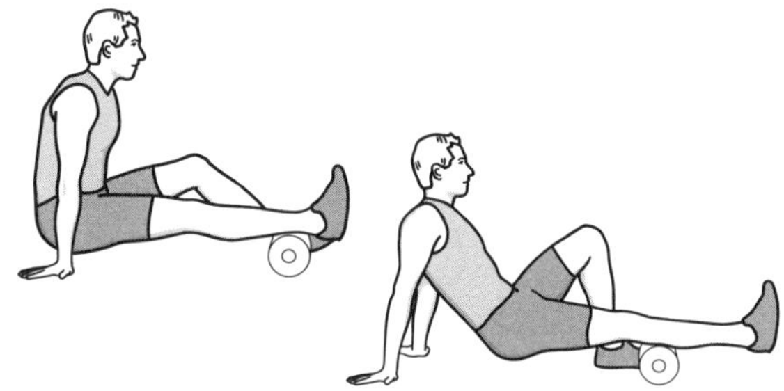

2 Wade ausrollen

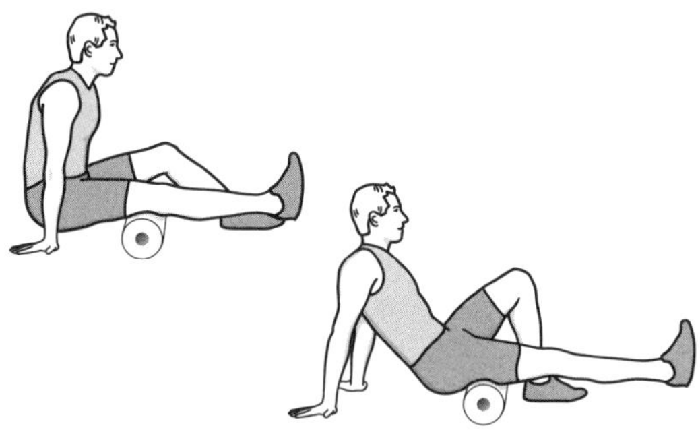

3 Oberschenkelrückseite ausrollen

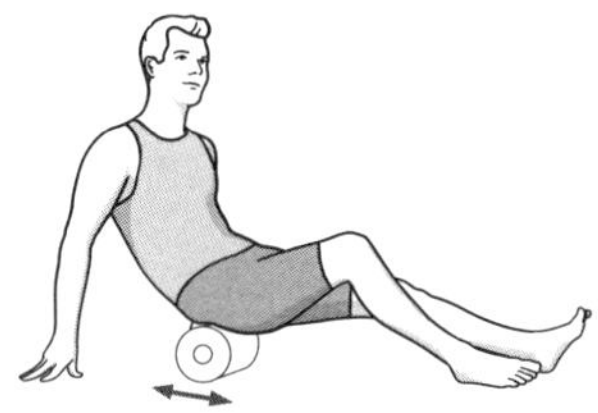

4 Gesäß ausrollen

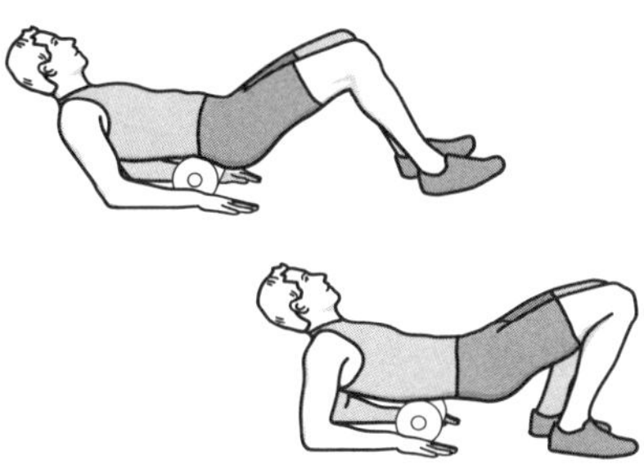

5 Unteren Rücken ausrollen

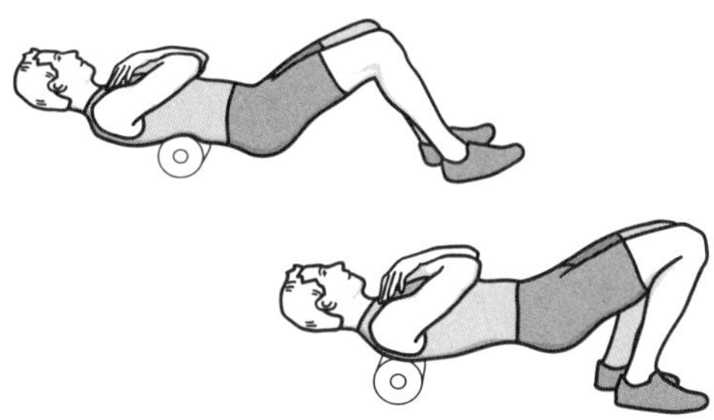

6 Oberen Rücken ausrollen

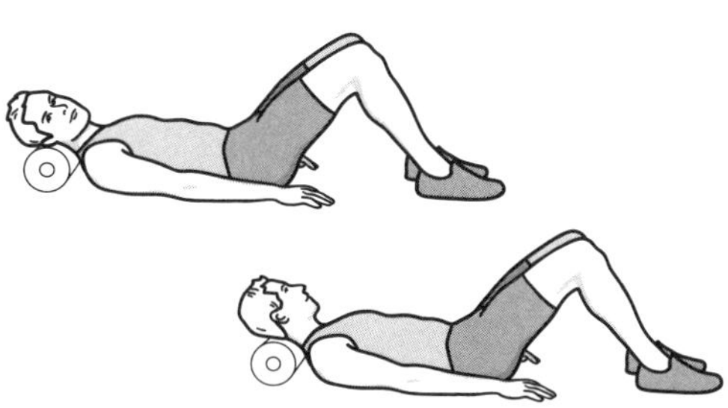

7 Nacken lockern

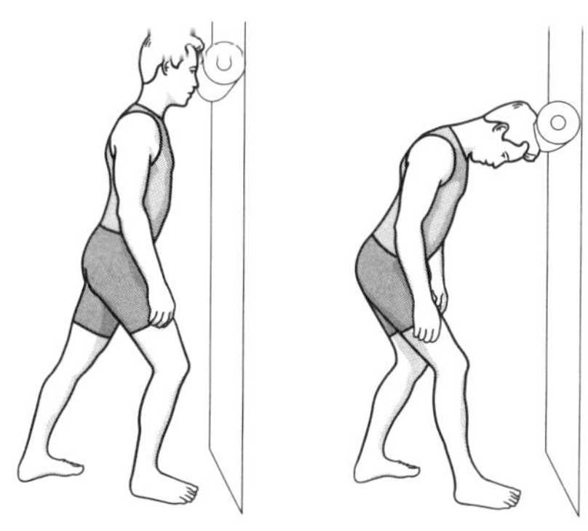

8 Kopfhaut lösen

40 Hintere myofasziale Kette lösen für Geübte

1 **2** 3

Trainingsdauer: 25 Minuten
Equipment: Matte, Ball, Rolle (*zusätzlich: Block; **Duoball)

	Übungen	Ausführungshinweis	Dauer/Wdh.	Sätze	Seite
1	Fußsohle ausrollen	langsam, bewusst	2 Min. je Seite	1	136
2	Wade ausrollen (Variante; optional mit Block)	mit Fußkreisen, inklusive Kniekehle, langsam, bewusst*	2 Min. je Seite	1	136
3	Oberschenkelrückseite ausrollen (Variante)	langsam, bewusst	2 Min. je Seite	1	134
4	Gesäß ausrollen (Variante)	langsam, bewusst	2 Min. je Seite	1	133
5	Unteren Rücken an der Wand ausrollen	in der Tiefe, langsam, bewusst	2 Min.	1	132
6	Oberen Rücken an der Wand ausrollen	langsam, bewusst	2 Min. je Seite	1	129
7	Nacken lockern	langsam, bewusst**	2 Min.	1	123
8	Kopfhaut lösen	langsam, bewusst**	1 Min.	1	122

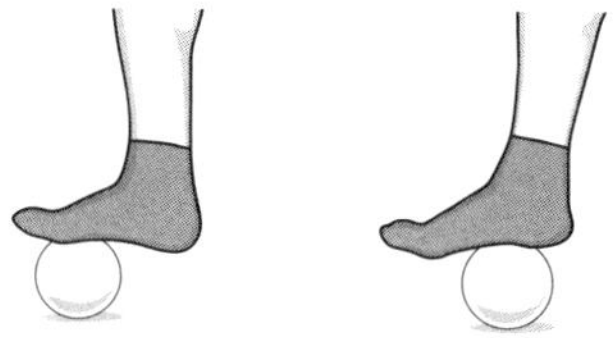

1 Fußsohle ausrollen

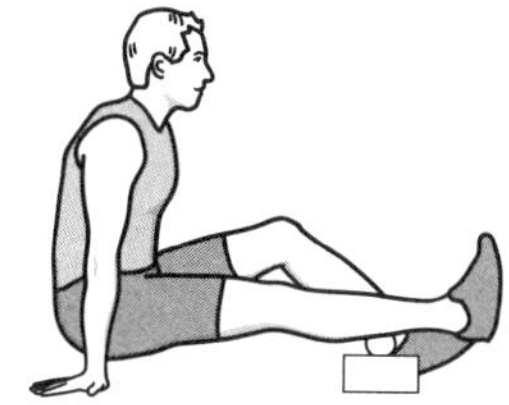

2 Wade ausrollen (Variante)

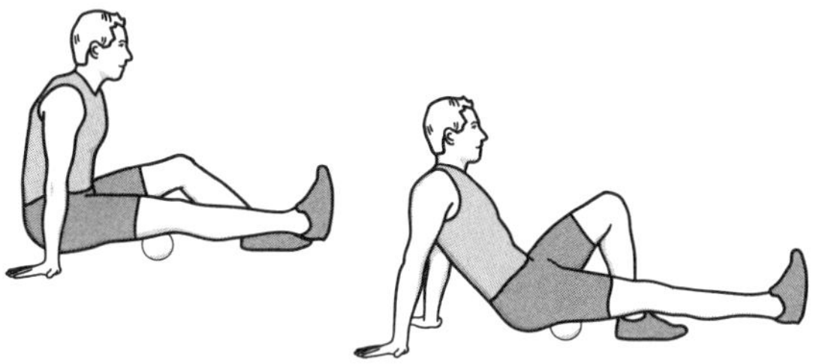

3 Oberschenkelrückseite ausrollen (Variante)

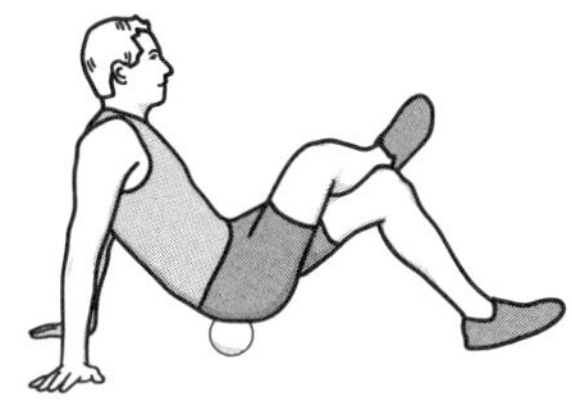

4 Gesäß ausrollen (Variante)

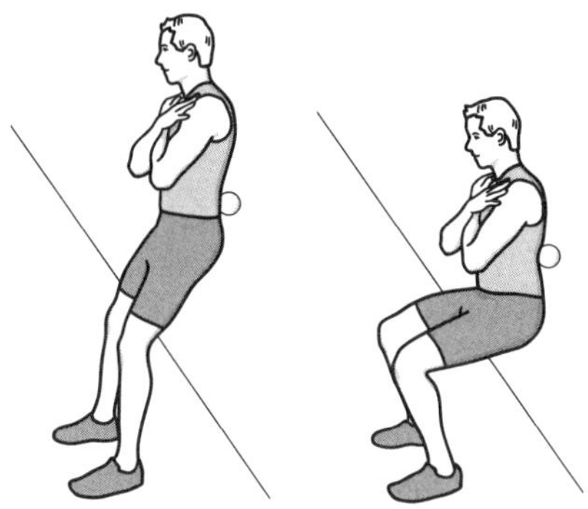

5 Unteren Rücken an der Wand ausrollen

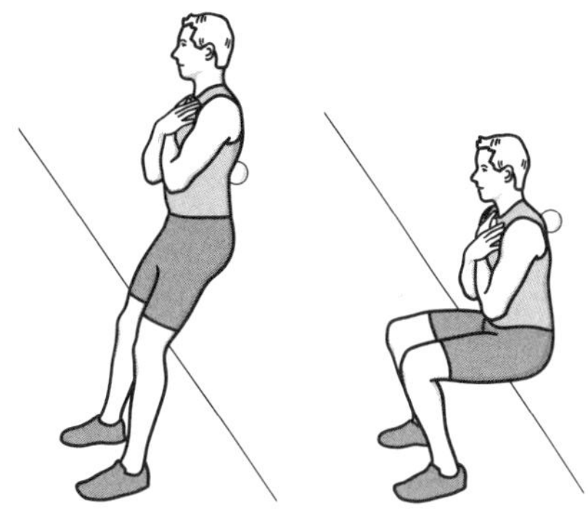

6 Oberen Rücken an der Wand ausrollen

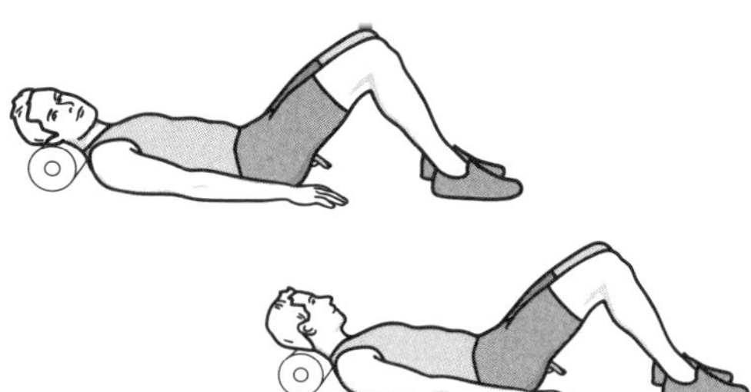

7 Nacken lockern

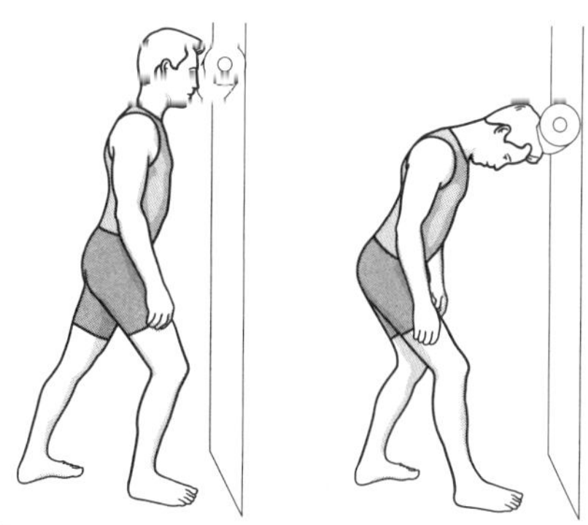

8 Kopfhaut lösen

41 Seitliche myofasziale Kette lösen für Einsteiger

1 2 3

Trainingsdauer: 24 Minuten
Equipment: Matte, Rolle, Ball (*Minirolle; **Duoball)

	Übungen	Ausführungshinweis	Dauer/Wdh.	Sätze	Seite
1	Fußsohle ausrollen	Fokus auf der Außenkante, langsam, bewusst*	2 Min. je Seite	1	136
2	Unterschenkelaußenseite ausrollen	langsam, bewusst	2 Min. je Seite	1	135
3	Oberschenkelaußenseite ausrollen (Variante)	langsam, bewusst	2 Min. je Seite	1	135
4	Gesäß ausrollen	Fokus auf seitlichem Gesäß, langsam, bewusst	2 Min. je Seite	1	133
5	Flanke ausrollen	langsam, bewusst	2 Min. je Seite	1	129
6	Nacken lockern	Fokus auf seitlichem Nacken, langsam, bewusst**	2 Min. je Seite	1	123

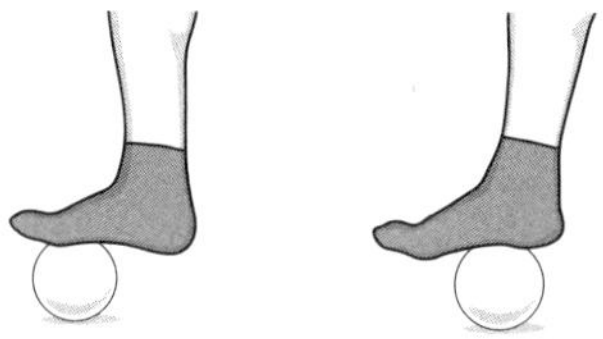

1 Fußsohle ausrollen

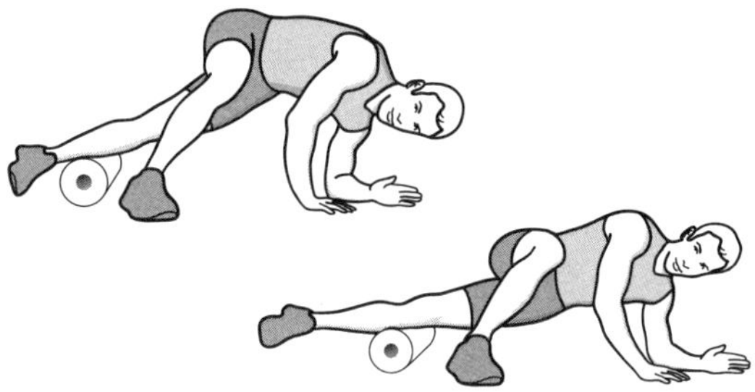

2 Unterschenkelaußenseite ausrollen

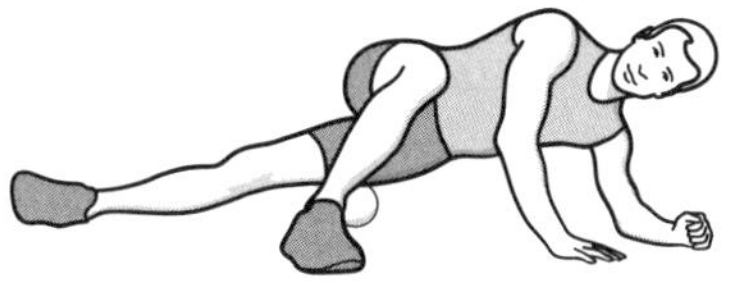

3 Oberschenkelaußenseite ausrollen (Variante)

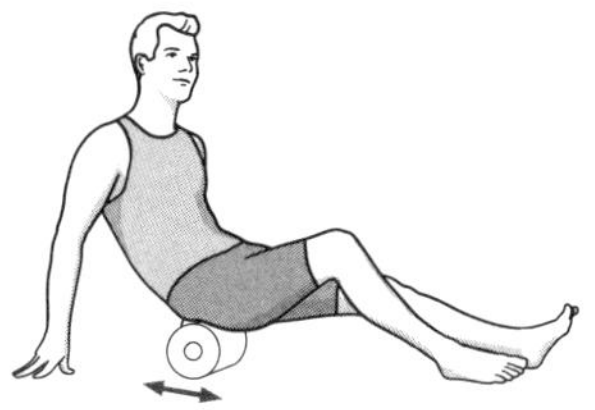

4 Gesäß ausrollen

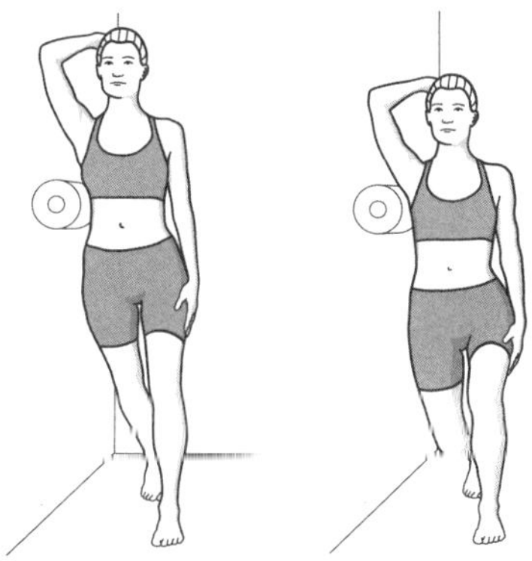

5 Flanke ausrollen

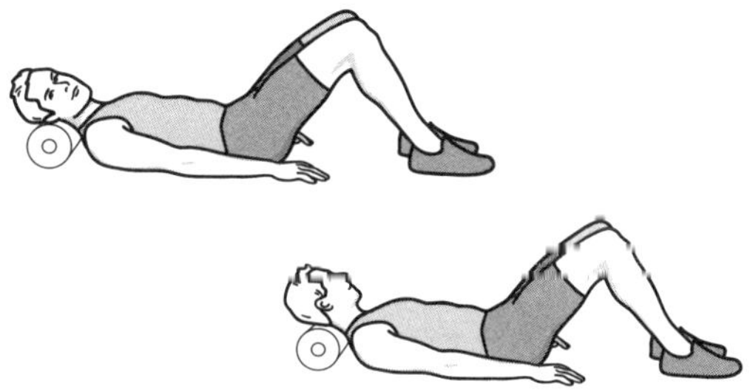

6 Nacken lockern

42 Seitliche myofasziale Kette lösen für Geübte

1 **2** 3

Trainingsdauer: 26 Minuten
Equipment: Matte, Ball, Rolle (*Duoball)

	Übungen	Ausführungshinweis	Dauer/Wdh.	Sätze	Seite
1	Fußsohle ausrollen	Fokus auf der Außenkante, langsam, bewusst	2 Min. je Seite	1	136
2	Unterschenkelaußenseite ausrollen	langsam, bewusst	2 Min. je Seite	1	135
3	Oberschenkelaußenseite ausrollen	Ferse zum Gesäß und zurück, langsam, bewusst	2 Min. je Seite	1	135
4	Gesäß ausrollen (Variante)	Fokus auf seitlichem Gesäß, langsam, bewusst	2 Min. je Seite	1	133
5	Flanke ausrollen (Variante)	am Boden, langsam, bewusst	2 Min. je Seite	1	129
6	Flanke dehnen	bewusst in Flanke atmen	2 Min. je Seite	1	130
7	Nacken lockern	Fokus auf seitlichem Nacken, langsam, bewusst*	2 Min.	1	123

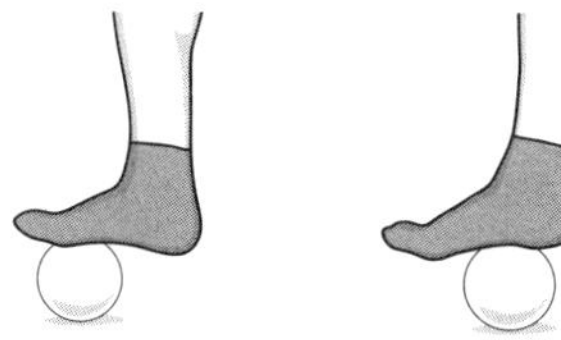

1 Fußsohle ausrollen

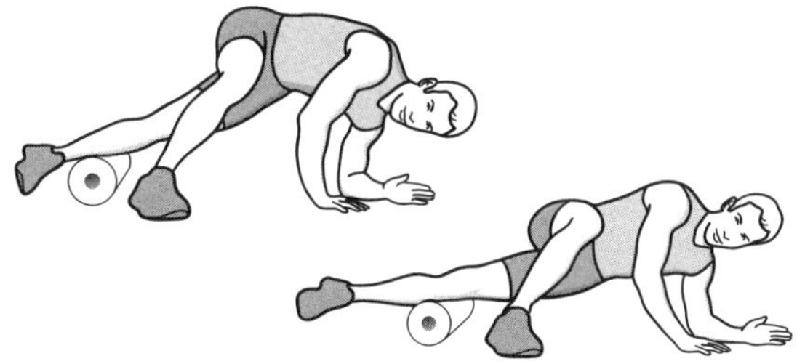

2 Unterschenkelaußenseite ausrollen

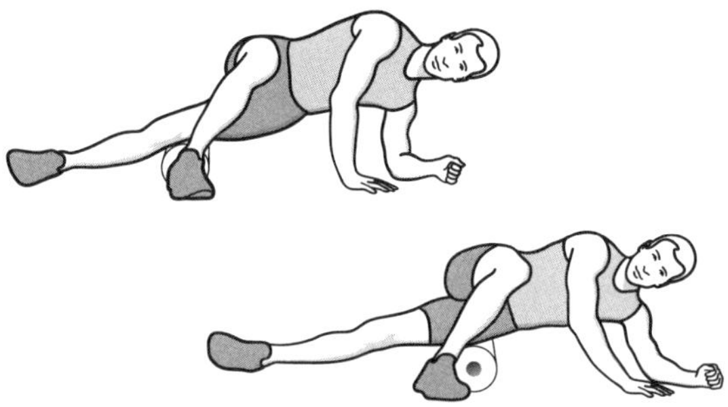

3 Oberschenkelaußenseite ausrollen

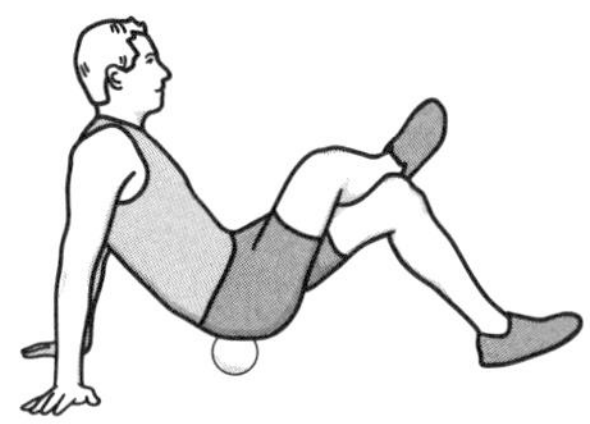

4 Gesäß ausrollen (Variante)

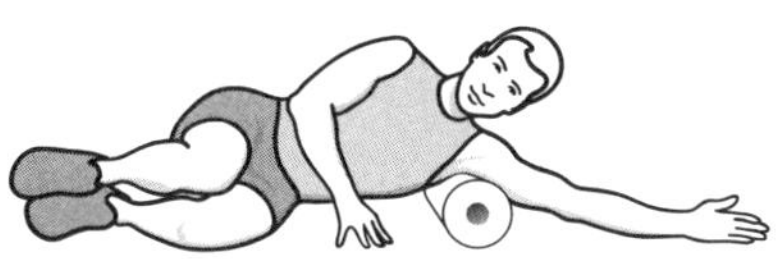

5 Flanke ausrollen (Variante)

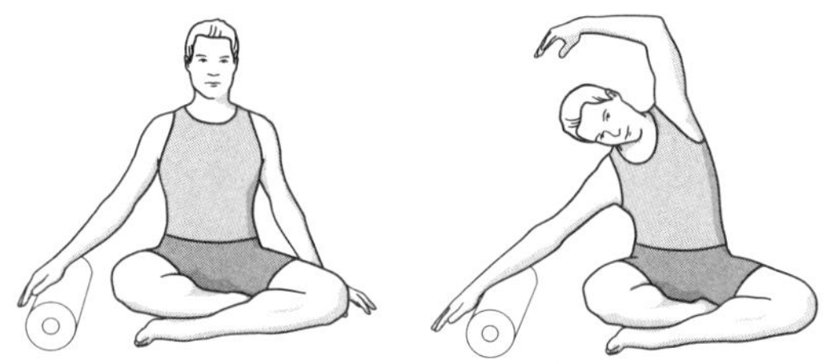

6 Flanke dehnen

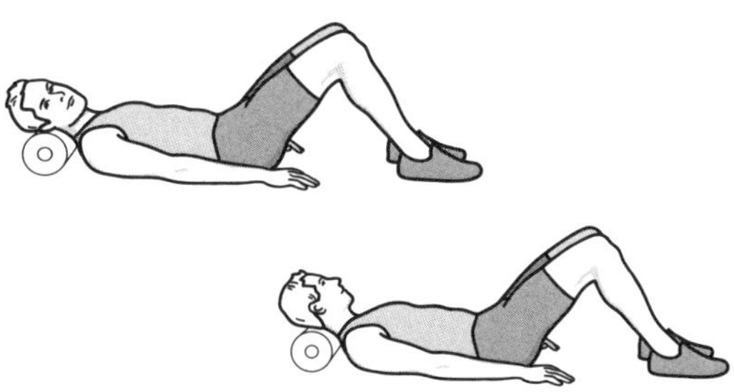

7 Nacken lockern

43 Tiefe myofasziale Kette lösen für Geübte

1 **2** 3

Trainingsdauer: 28 Minuten
Equipment: Matte, Ball, Rolle (*zusätzlich: Block; **Duoball)

	Übungen	Ausführungshinweis	Dauer/Wdh.	Sätze	Seite
1	Fußsohle ausrollen	in der Tiefe, langsam, bewusst	2 Min. je Seite	1	136
2	Wade ausrollen (Variante; optional mit Block)	in der Tiefe, langsam, bewusst*	2 Min. je Seite	1	136
3	Oberschenkelinnenseite ausrollen	langsam, bewusst	2 Min. je Seite	1	134
4	Hüftbeuger lösen	mit Rolle, vorsichtig tiefer sinken	2 Min. je Seite	1	131
5	Gesäß ausrollen	langsam, bewusst	2 Min. je Seite	1	133
6	Unteren Rücken ausrollen	langsam, bewusst	2 Min. je Seite	1	132
7	Brustkorb öffnen	ruhig, bewusst atmen	1 Min.	1	130
8	Nacken lockern	Fokus auf seitlichem Nacken, langsam, bewusst**	1 Min.	1	123
9	Kiefermuskel lösen	langsam, bewusst	1 Min. je Seite	1	122

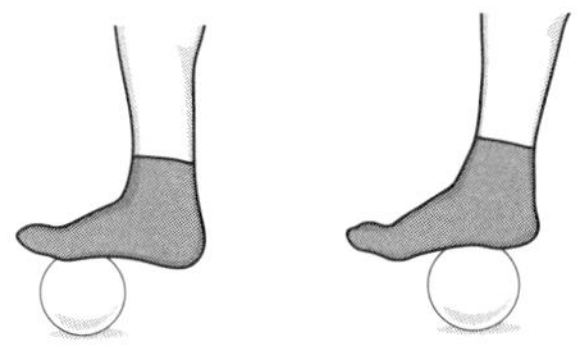

1 Fußsohle ausrollen

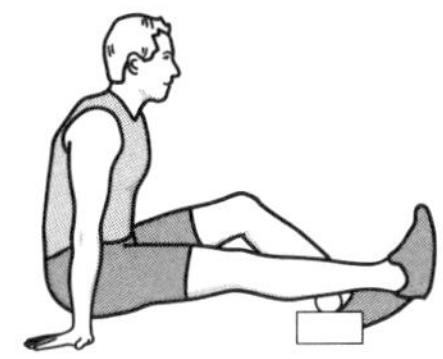

2 Wade ausrollen (Variante)

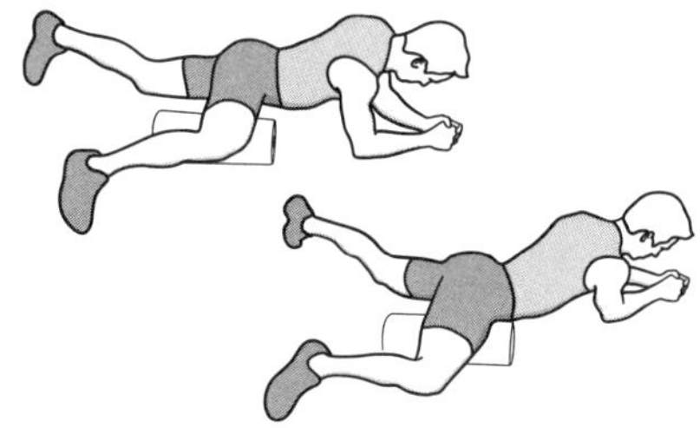

3 Oberschenkelinnenseite ausrollen

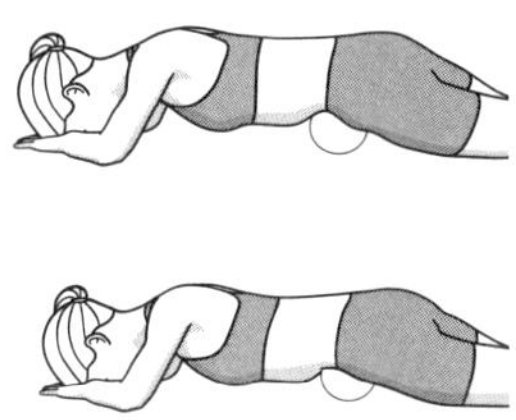

4 Hüftbeuger lösen (mit Rolle)

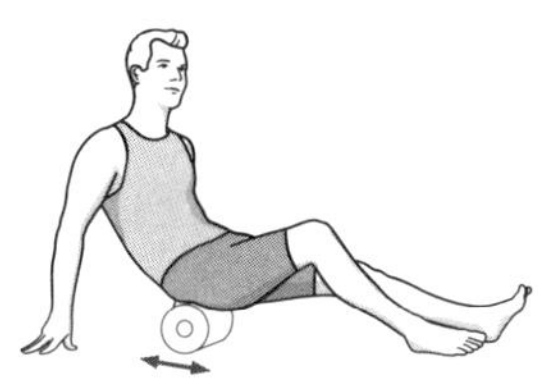

5 Gesäß ausrollen

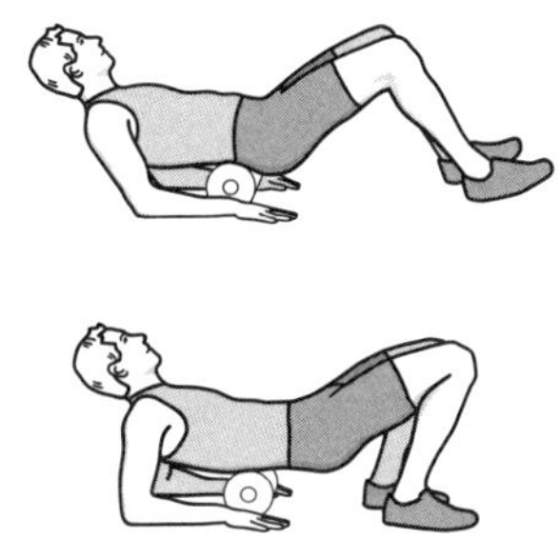

6 Unteren Rücken ausrollen

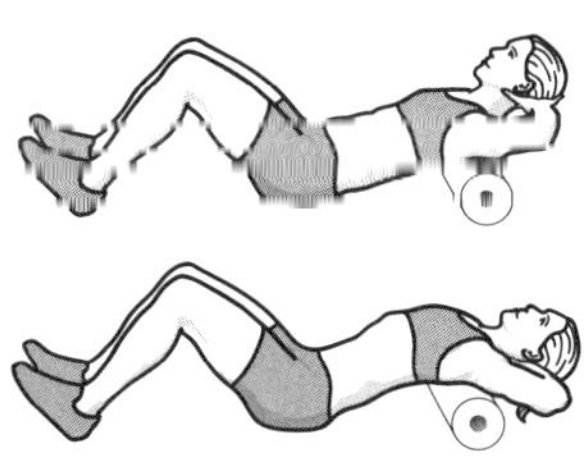

7 Brustkorb öffnen

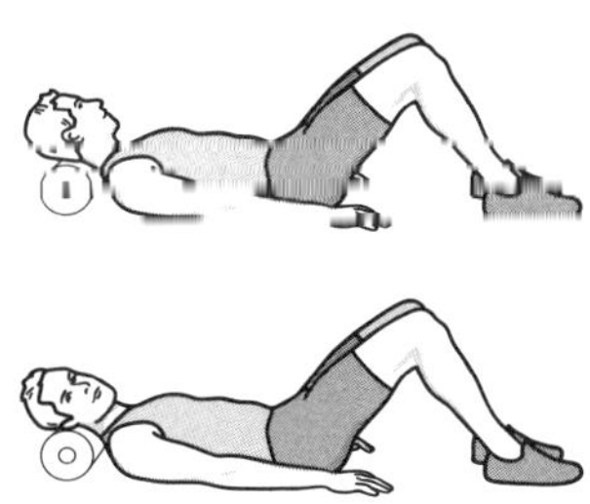

8 Nacken lockern

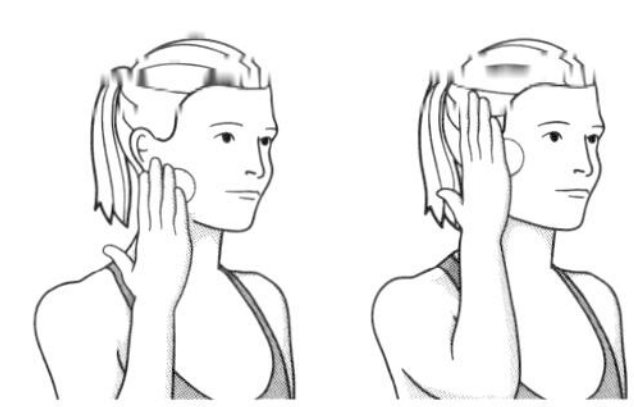

9 Kiefermuskel lösen

44 Tiefe myofasziale Kette lösen für Experten

❶ ❷ ❸

Trainingsdauer: 30 Minuten
Equipment: Matte, Ball, Rolle (*zusätzlich: Block; **Twister; ***Duoball)

	Übungen	Ausführungshinweis	Dauer/Wdh.	Sätze	Seite
1	Fußsohle ausrollen	in der Tiefe, langsam, bewusst	2 Min. je Seite	1	136
2	Wade ausrollen (Variante; optional mit Block)	in der Tiefe, mit Fußkreisen, langsam, bewusst*	2 Min. je Seite	1	136
3	Oberschenkelinnenseite ausrollen	mit Ball, Ferse Richtung Gesäß und zurück, langsam, bewusst	2 Min. je Seite	1	134
4	Hüftbeuger lösen	vorsichtig tiefer sinken	2 Min. je Seite	1	131
5	Beckenboden regulieren	langsam, bewusst	1 Min.	1	133
6	Gesäß ausrollen (Variante)	langsam, bewusst	2 Min. je Seite	1	133
7	Unteren Rücken an der Wand ausrollen	langsam, bewusst	2 Min. je Seite	1	132
8	Zwerchfell und Bauchmuskelursprünge lösen	beidseitig der Körpermitte, mit Gefühl**	1 Min. je Seite	1	131
9	Nacken lockern	Fokus auf seitlichem Nacken, langsam, bewusst***	1 Min.	1	123
10	Kiefermuskel lösen	langsam, bewusst	1 Min. je Seite	1	122

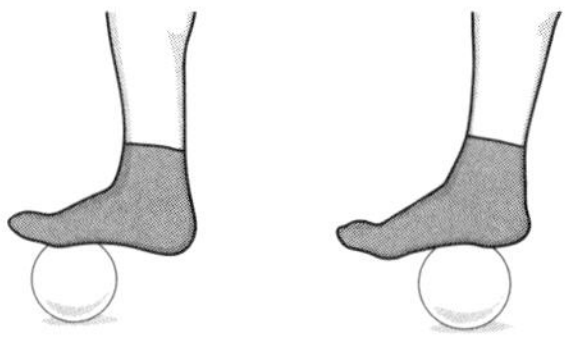

1 Fußsohle ausrollen

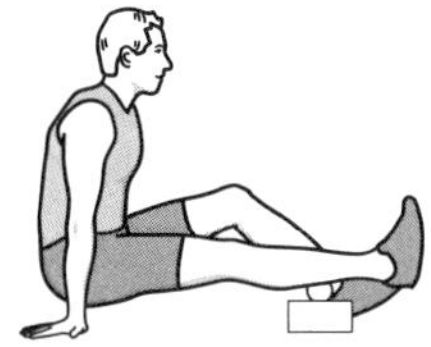

2 Wade ausrollen (Variante)

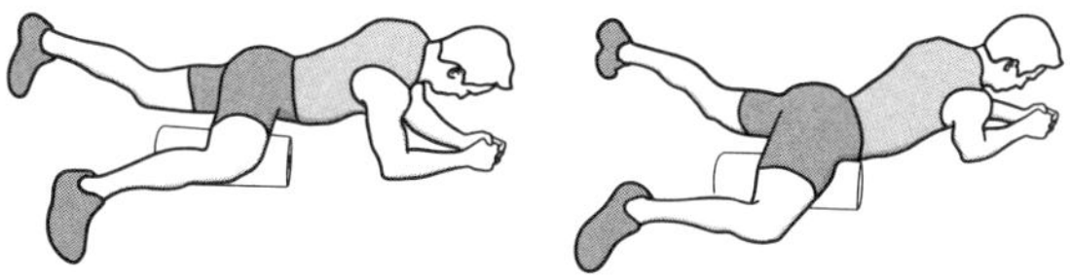

3 Oberschenkelinnenseite ausrollen (mit Ball)

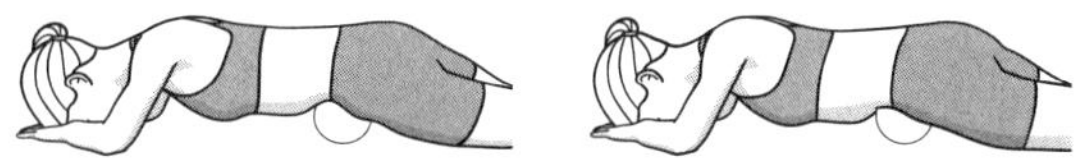

4 Hüftbeuger lösen

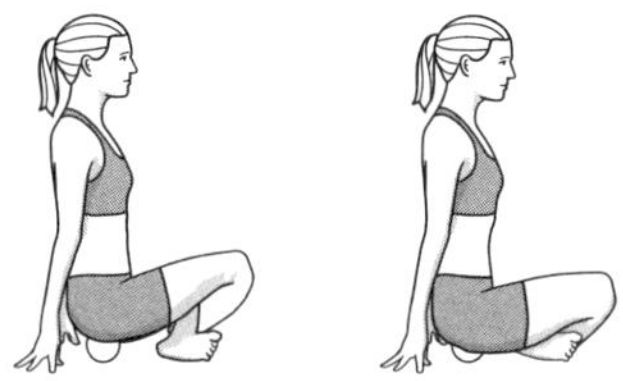

5 Beckenboden regulieren

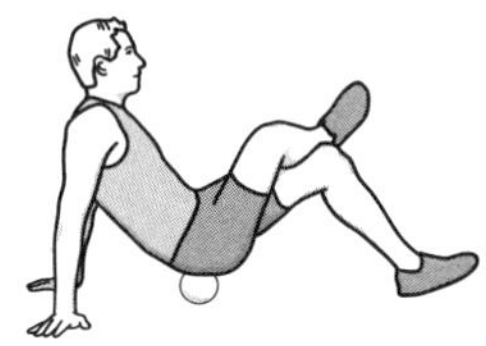

6 Gesäß ausrollen (Variante)

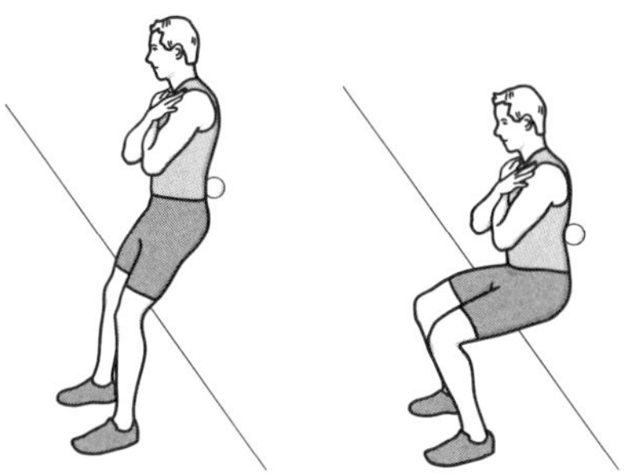

7 Unteren Rücken an der Wand ausrollen

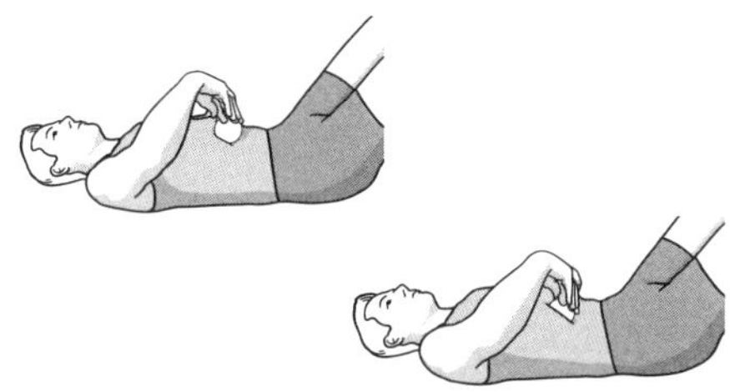

8 Zwerchfell und Bauchmuskelursprünge lösen

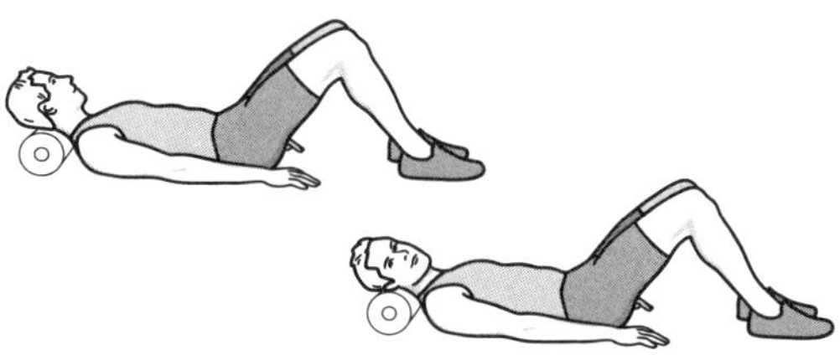

9 Nacken lockern

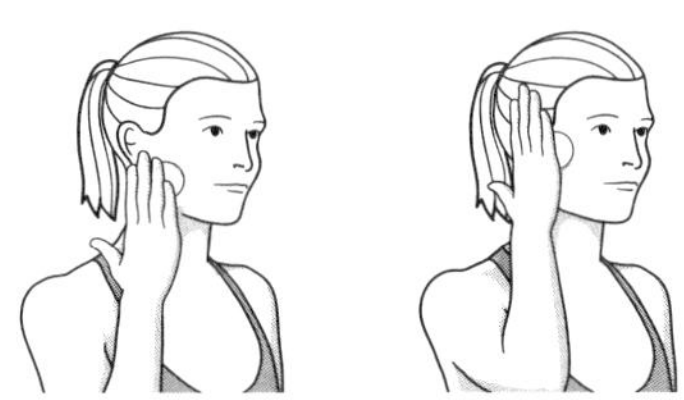

10 Kiefermuskel lösen

45 Myofasziale Brust-Arm-Kette lösen für Einsteiger

1 2 3

Trainingsdauer: 22 Minuten
Equipment: Matte, Ball, Rolle (*zusätzlich: Block; **Minirolle)

	Übungen	Ausführungshinweis	Dauer/Wdh.	Sätze	Seite
1	Brustmuskel ausrollen	langsam, bewusst*	2 Min. je Seite	1	126
2	Handfläche ausrollen	langsam, bewusst	2 Min. je Seite	1	123
3	Längenkraft in Fingern und Unterarm	Dehnung mit Kraftaktivierung**	1 Min. je Seite	1	125
4	Innere Unterarmmuskeln ausrollen	langsam, bewusst**	2 Min. je Seite	1	124
5	Bizeps ausrollen	langsam, bewusst	2 Min. je Seite	1	125
6	Brust und Schulter dehnen	ruhig, bewusst atmen	2 Min.	1	128
7	Unteren Rücken ausrollen	langsam, bewusst	2 Min.	1	132

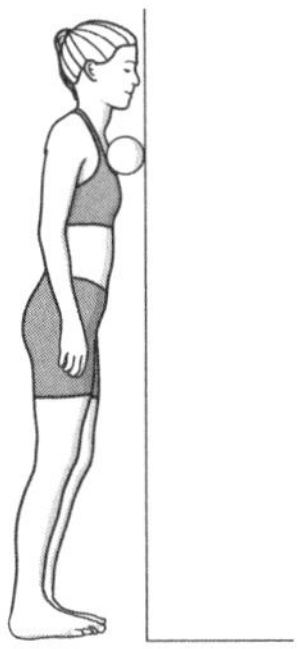

1 Brustmuskel ausrollen

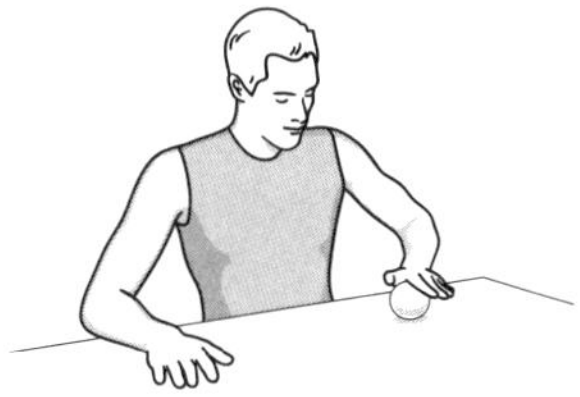

2 Handfläche ausrollen

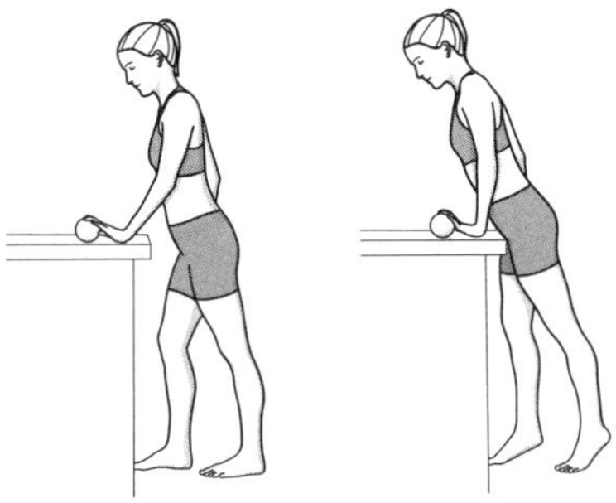

3 Längenkraft in Fingern und Unterarm

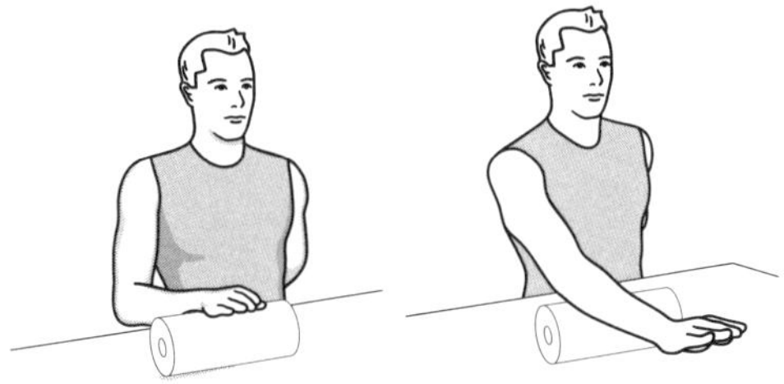

4 Innere Unterarmmuskeln ausrollen

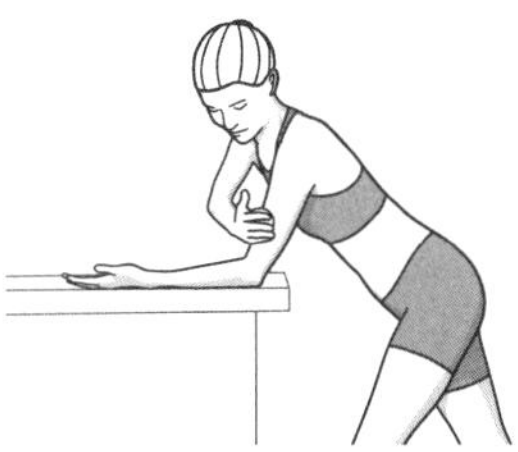

5 Bizeps ausrollen

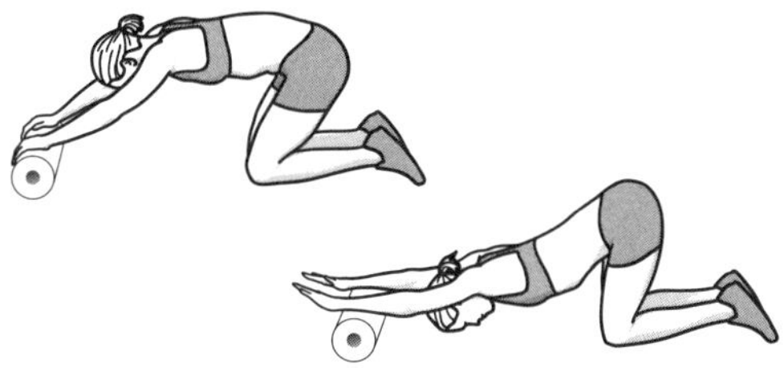

6 Brust und Schulter dehnen

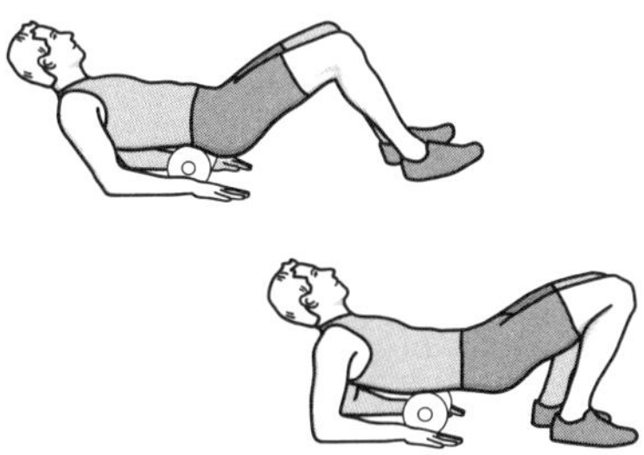

7 Unteren Rücken ausrollen

46 Myofasziale Brust-Arm-Kette lösen für Geübte

1 **2** 3

Trainingsdauer: 31 Minuten
Equipment: Matte, Ball, Rolle (*zusätzlich: Block; **Minirolle; ***Twister)

	Übungen	Ausführungshinweis	Dauer/Wdh.	Sätze	Seite
1	Brustmuskel ausrollen	langsam, bewusst*	2 Min. je Seite	1	126
2	Kleinen Brustmuskel lösen	in Schmerzpunkt atmen	1 Min. je Seite	1	127
3	Handfläche ausrollen	langsam, bewusst	2 Min. je Seite	1	123
4	Längenkraft in Fingern und Unterarm	Dehnung mit Kraftaktivierung**	1 Min. je Seite	1	125
5	Innere Unterarmmuskeln ausrollen	langsam, bewusst**	2 Min. je Seite	1	124
6	Innere Unterarmmuskeln verdrehen	langsam, bewusst***	1 Min. je Seite	1	124
7	Bizeps ausrollen	langsam, bewusst	2 Min. je Seite	1	125
8	Brust und Schulter dehnen	ruhig, bewusst atmen	2 Min.	1	128
9	Brustwirbelsäule mobilisieren	komplettes Bewegungsausmaß	10–15 Wdh. je Seite	1	130
10	Flanke ausrollen (Variante)	vor allem obere Flanke, langsam, bewusst	2 Min. je Seite	1	129
11	Unteren Rücken an der Wand ausrollen	langsam, bewusst	2 Min.	1	132

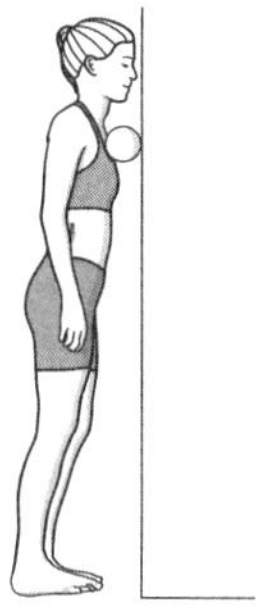

1 Brustmuskel ausrollen

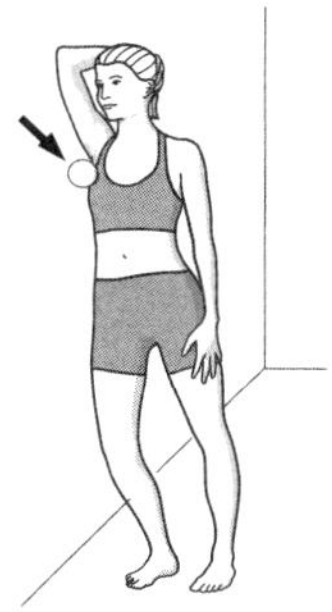

2 Kleinen Brustmuskel lösen

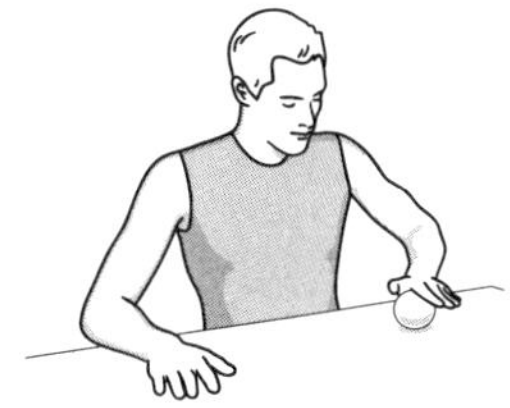

3 Handfläche ausrollen

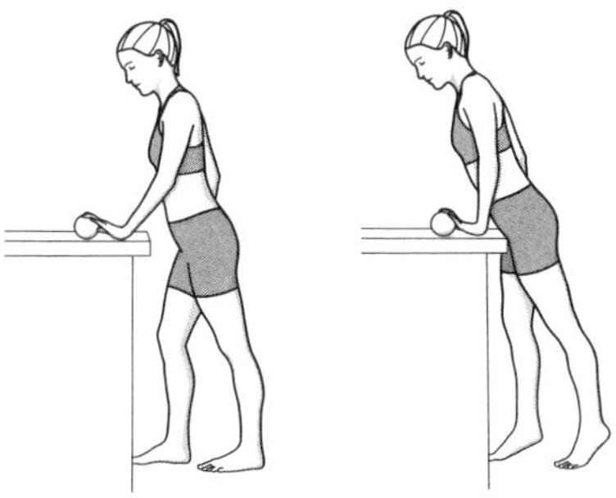

4 Längenkraft in Fingern und Unterarm

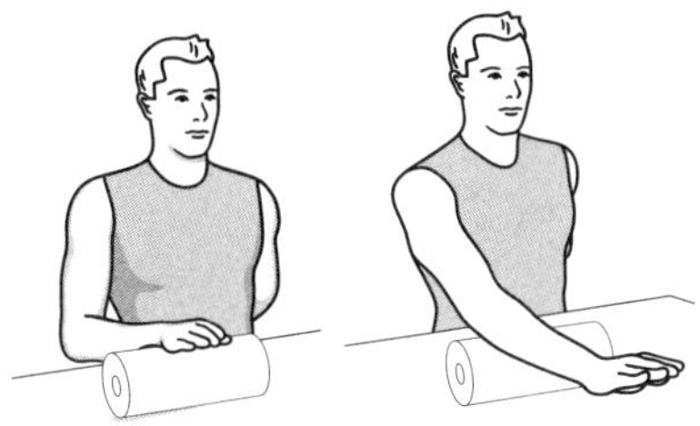

5 Innere Unterarmmuskeln ausrollen

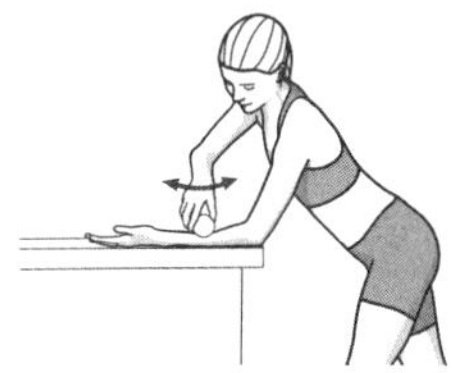

6 Innere Unterarmmuskeln verdrehen

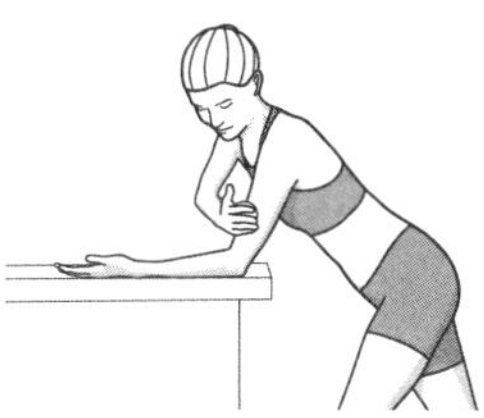

7 Bizeps ausrollen

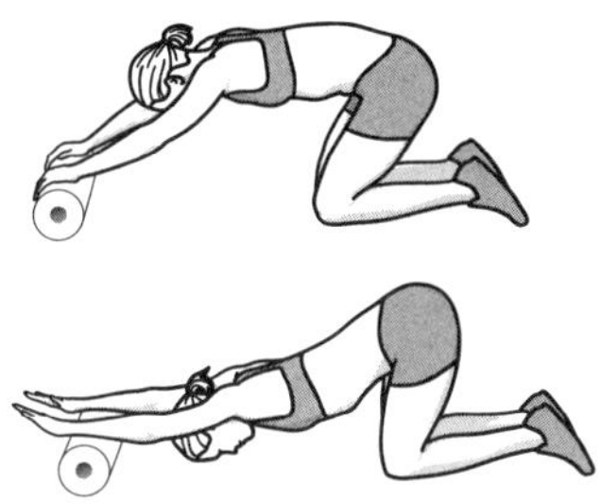

8 Brust und Schulter dehnen

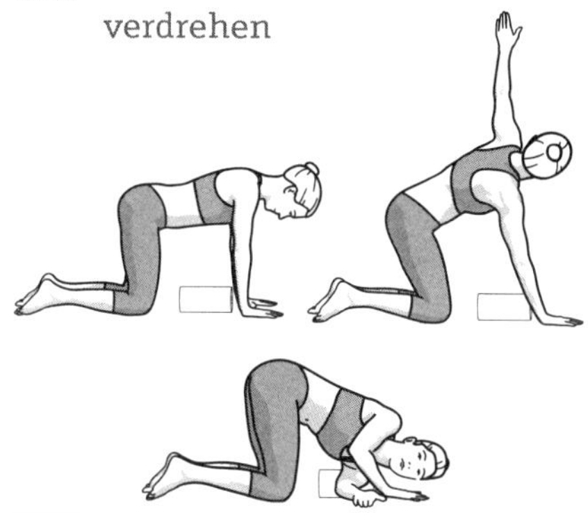

9 Brustwirbelsäule mobilisieren

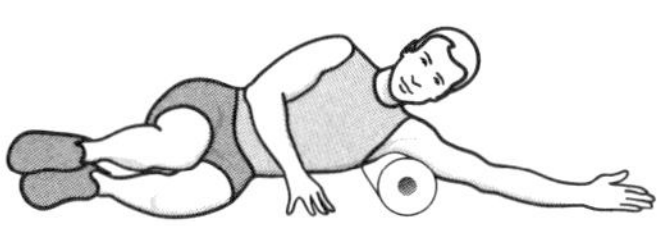

10 Flanke ausrollen (Variante)

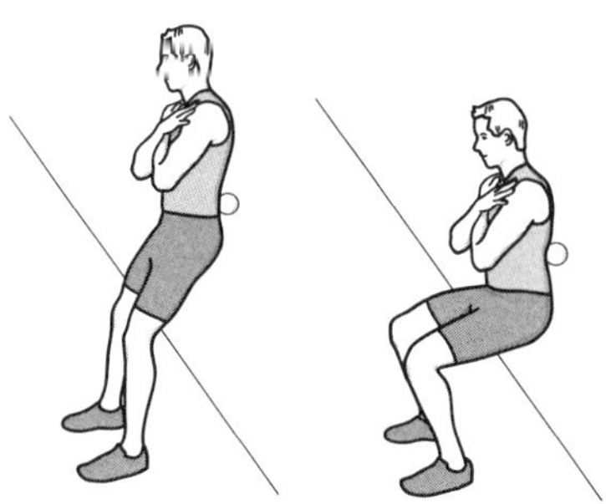

11 Unteren Rücken an der Wand ausrollen

47 Myofasziale Schulter-Arm-Kette lösen für Einsteiger

1 2 3

Trainingsdauer: 23 Minuten
Equipment: Matte, Ball, Rolle (*Duoball; **Minirolle)

	Übungen	Ausführungshinweis	Dauer/Wdh.	Sätze	Seite
1	Kopf-Nacken-Übergang ausrollen	langsam, bewusst	1 Min. je Seite	1	122
2	Nacken lockern	langsam, bewusst*	2 Min.	1	123
3	Seitliche Schulter ausrollen	langsam, bewusst	2 Min. je Seite	1	126
4	Flanke ausrollen	vor allem obere Flanke, langsam, bewusst	2 Min. je Seite	1	129
5	Oberen Rücken ausrollen	langsam, bewusst	2 Min.	1	129
6	Brustwirbelsäule mobilisieren	komplettes Bewegungsausmaß	10–15 Wdh. je Seite	1	130
7	Äußere Unterarmmuskeln ausrollen	langsam, bewusst**	2 Min. je Seite	1	124
8	Hinteren Oberarm ausrollen	langsam, bewusst	2 Min. je Seite	1	125

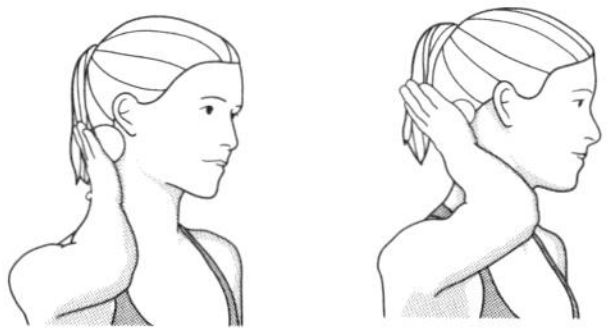

1 Kopf-Nacken-Übergang ausrollen

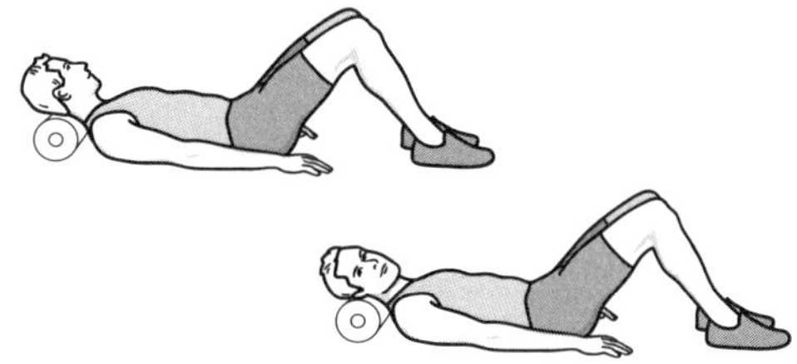

2 Nacken lockern

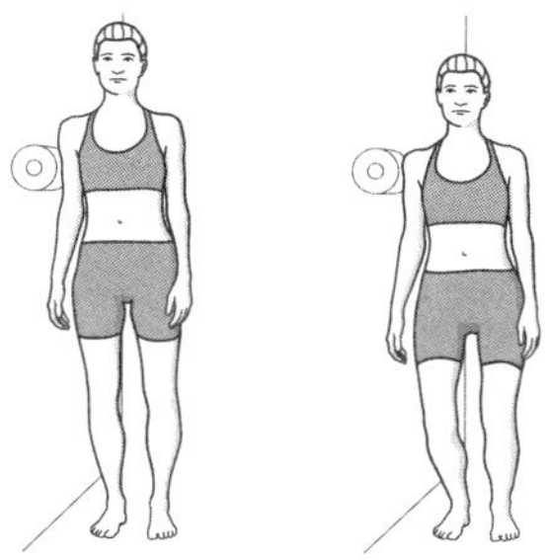

3 Seitliche Schulter ausrollen

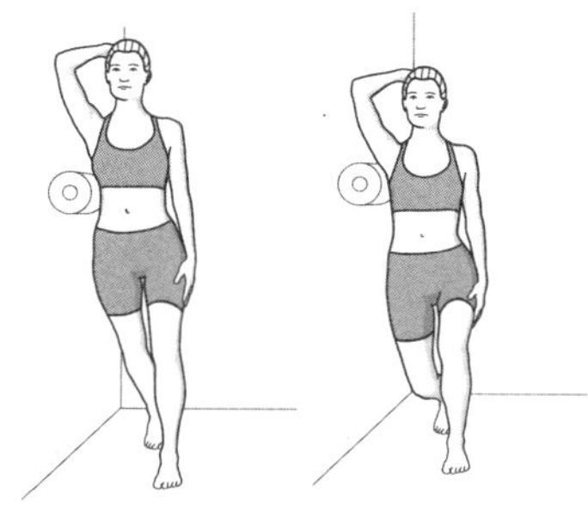

4 Flanke ausrollen

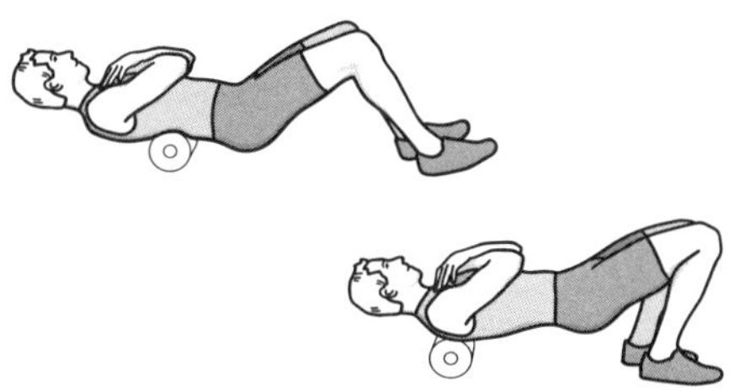

5 Oberen Rücken ausrollen

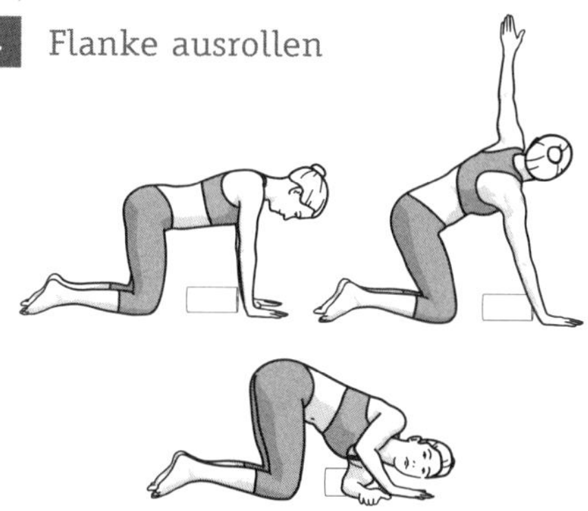

6 Brustwirbelsäule mobilisieren

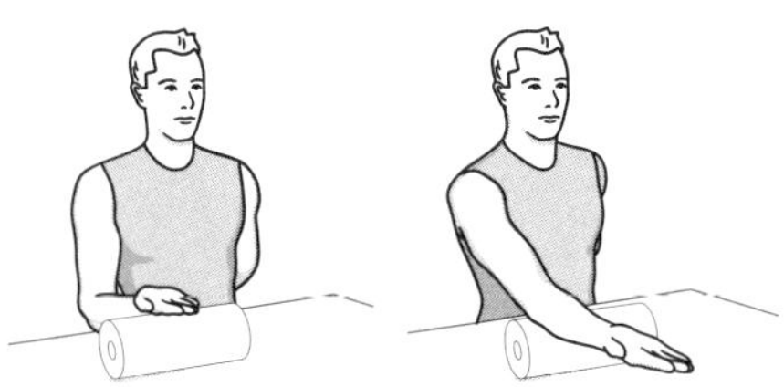

7 Äußere Unterarmmuskeln ausrollen

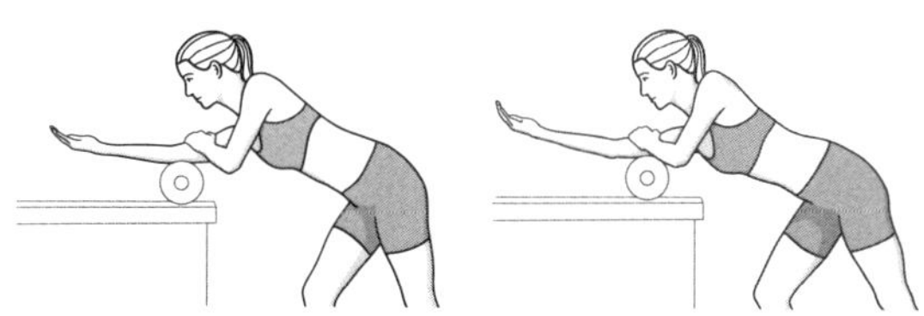

8 Hinteren Oberarm ausrollen

48 Myofasziale Schulter-Arm-Kette lösen für Geübte

1 **2** 3

Trainingsdauer: 38 Minuten
Equipment: Matte, Ball, Rolle (*Duoball; **Twister; ***Minirolle)

	Übungen	Ausführungshinweis	Dauer/Wdh.	Sätze	Seite
1	Kopf-Nacken-Übergang ausrollen	langsam, bewusst	1 Min. je Seite	1	122
2	Nacken lockern	langsam, bewusst*	2 Min.	1	123
3	Nackenmuskeln verdrehen	langsam, bewusst**	1 Min. je Seite	1	122
4	Seitliche Schulter ausrollen	langsam, bewusst	2 Min. je Seite	1	126
5	Flanke ausrollen (Variante)	vor allem obere Flanke, langsam, bewusst	2 Min. je Seite	1	129
6	Inneren Schulterblattmuskel lösen	in Schmerzpunkt atmen	1 Min. je Seite	1	127
7	Oberen Rücken an der Wand ausrollen	beidseitig der Wirbelsäule, langsam, bewusst	2 Min. je Seite	1	129
8	Schulterblätter mobilisieren	langsam, bewusst	1 Min. je Seite	1	127
9	Brustwirbelsäule mobilisieren	komplettes Bewegungsausmaß	10–15 Wdh. je Seite	1	130
10	Äußere Unterarmmuskeln ausrollen	langsam, bewusst***	2 Min. je Seite	1	124
11	Äußere Unterarmmuskeln verdrehen	langsam, bewusst**	1 Min. je Seite	1	124
12	Seitlichen Oberarm ausrollen	Ellenbogen beugen und strecken, langsam, bewusst	2 Min. je Seite	1	125
13	Hinteren Oberarm ausrollen	langsam, bewusst	2 Min. je Seite	1	125

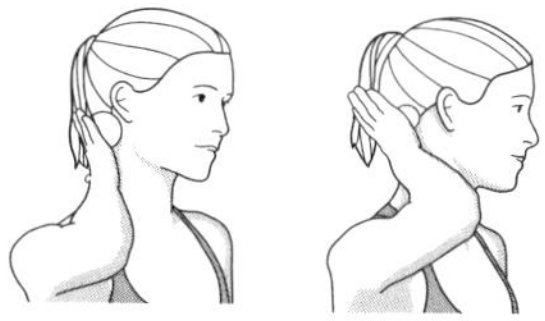

1 Kopf-Nacken-Übergang ausrollen

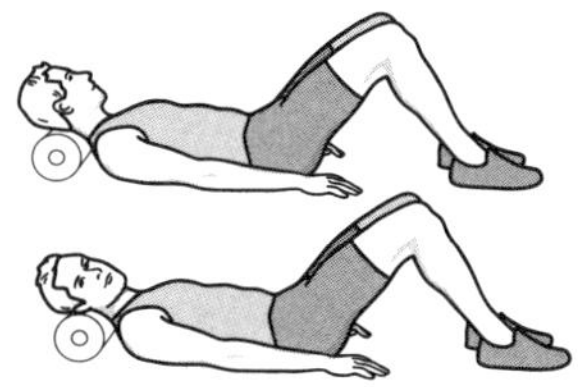

2 Nacken lockern

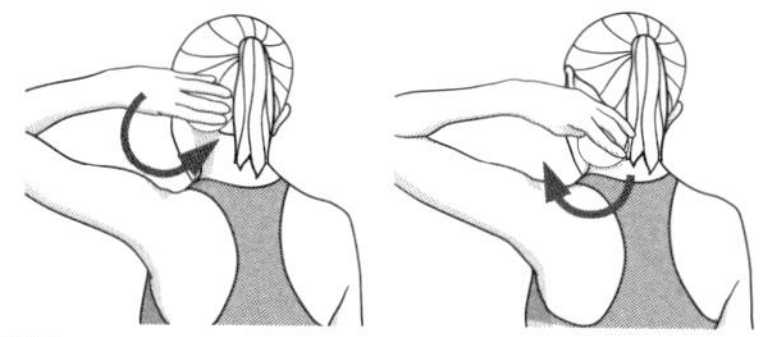

3 Nackenmuskeln verdrehen

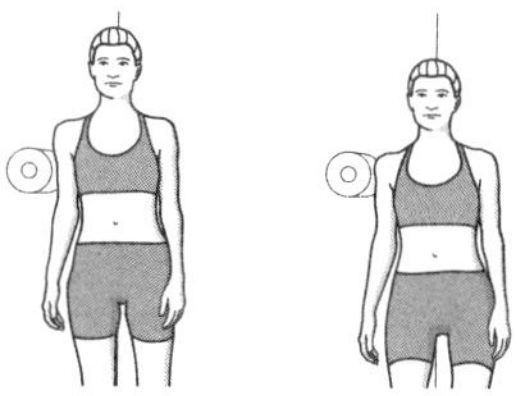

4 Seitliche Schulter ausrollen

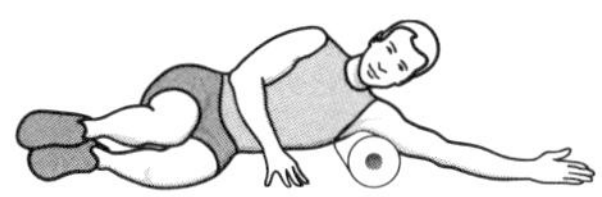

5 Flanke ausrollen (Variante)

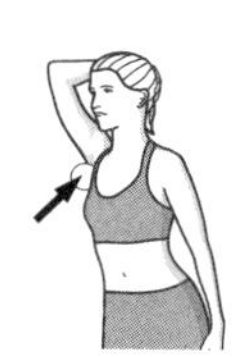

6 Inneren Schulterblattmuskel lösen

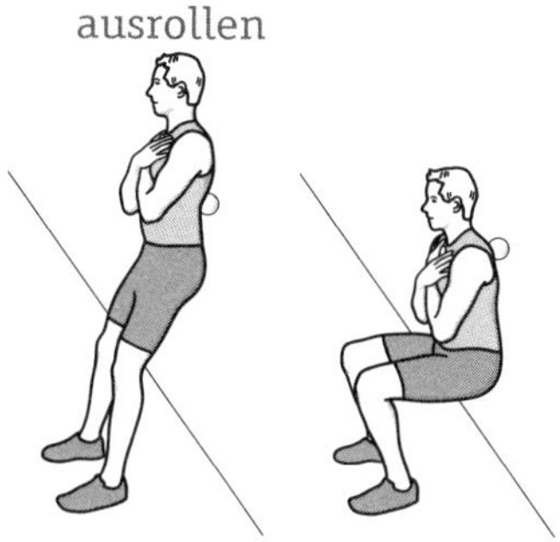

7 Oberen Rücken an der Wand ausrollen

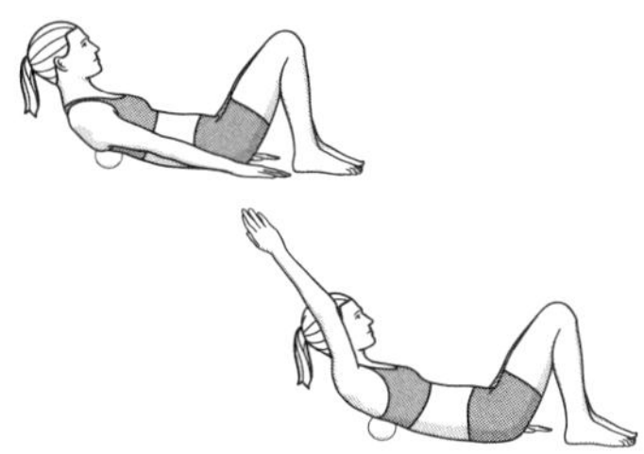

8 Schulterblätter mobilisieren

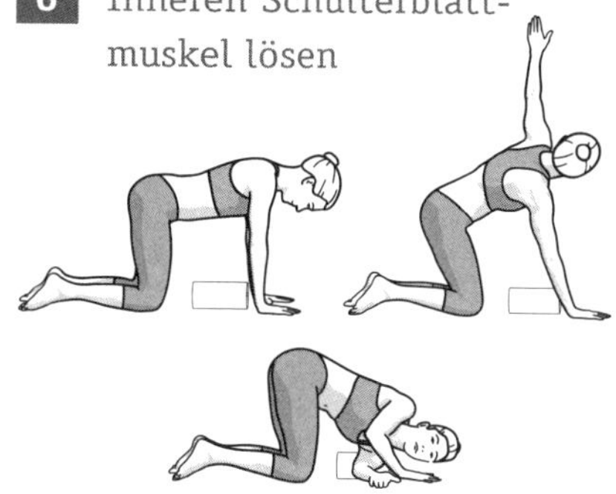

9 Brustwirbelsäule mobilisieren

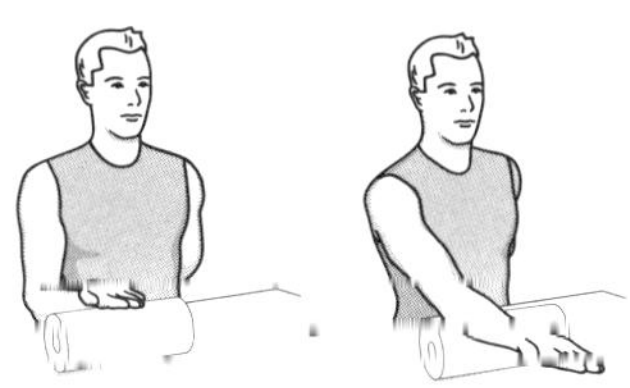

10 Äußere Unterarmmuskeln ausrollen

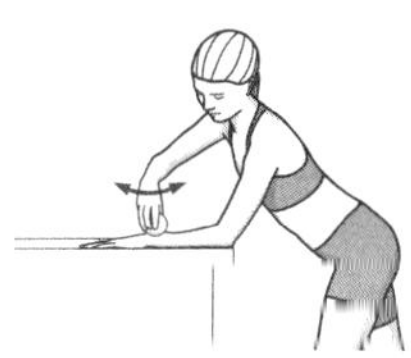

11 Äußere Unterarmmuskeln verdrehen

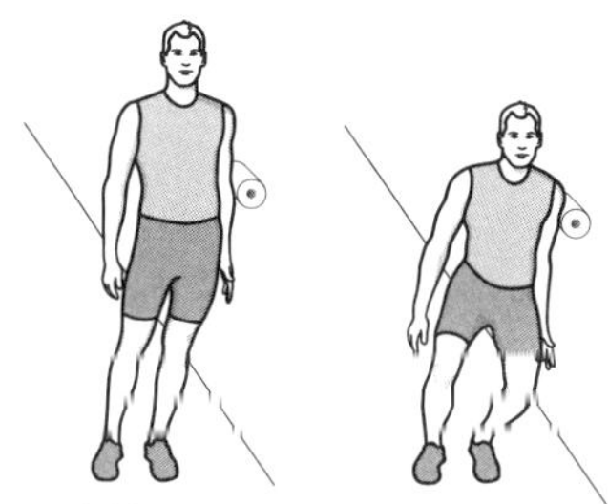

12 Seitlichen Oberarm ausrollen

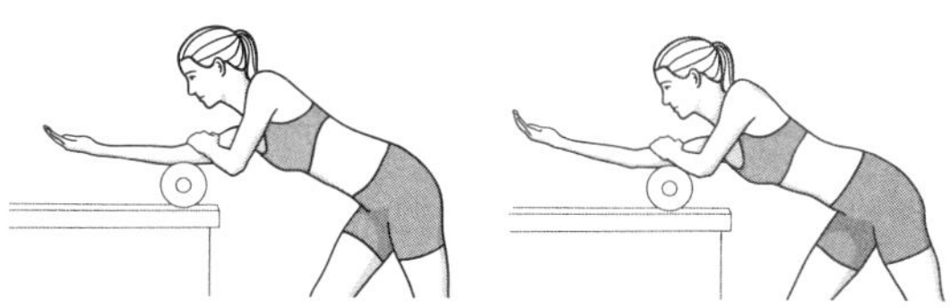

13 Hinteren Oberarm ausrollen

49 Entspannt in die Nacht – Kurzprogramm

Trainingsdauer: 16 Minuten
Equipment: Matte, Rolle, Ball (*Minirolle; **Duoball)

❶ ② ③

	Übungen	Ausführungshinweis	Dauer/Wdh.	Sätze	Seite
1	Fußsohle ausrollen	langsam, bewusst*	2 Min. je Seite	1	136
2	Hüftbeuger dehnen und ISG mobilisieren	langsam loslassen	2 Min. je Seite	1	132
3	Unteren Rücken ausrollen	langsam, bewusst	2 Min.	1	132
4	Wirbelsäule entlasten	loslassen und genießen	2 Min.	1	132
5	Brustwirbelsäule mobilisieren	komplettes Bewegungsausmaß	10–15 Wdh. je Seite	1	130
6	Nacken lockern	langsam, bewusst**	2 Min.	1	123

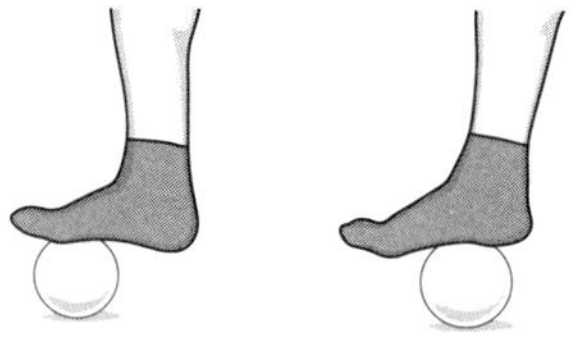

1 Fußsohle ausrollen

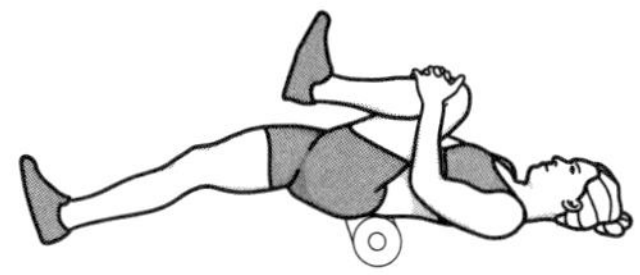

2 Hüftbeuger dehnen und ISG mobilisieren

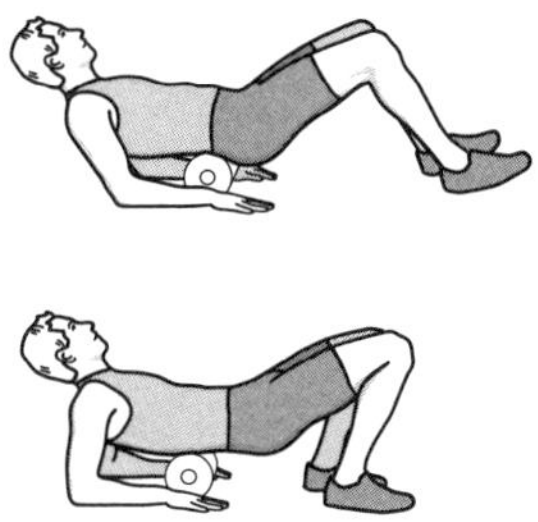

3 Unteren Rücken ausrollen

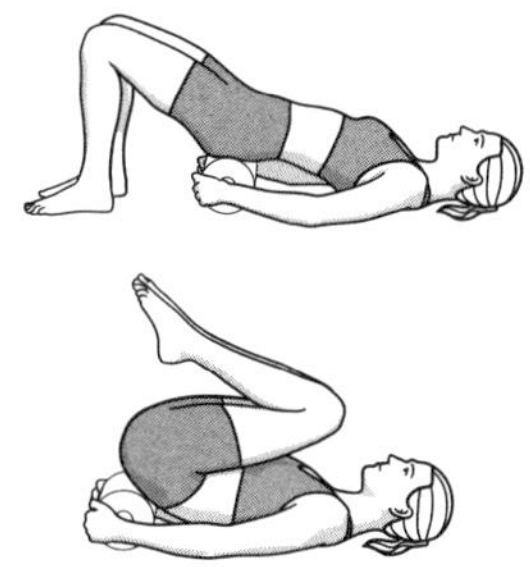

4 Wirbelsäule entlasten

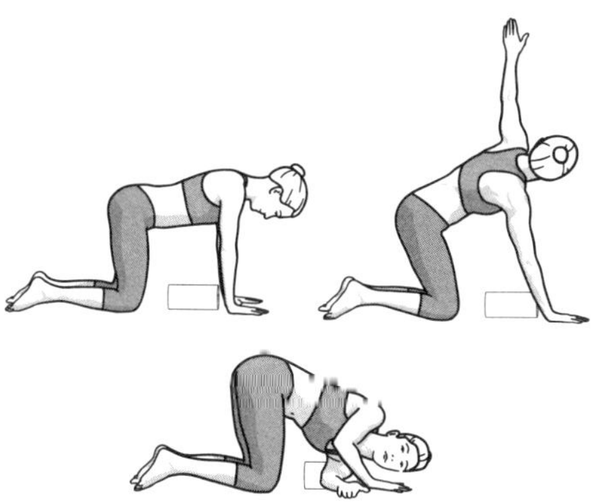

5 Brustwirbelsäule mobilisieren

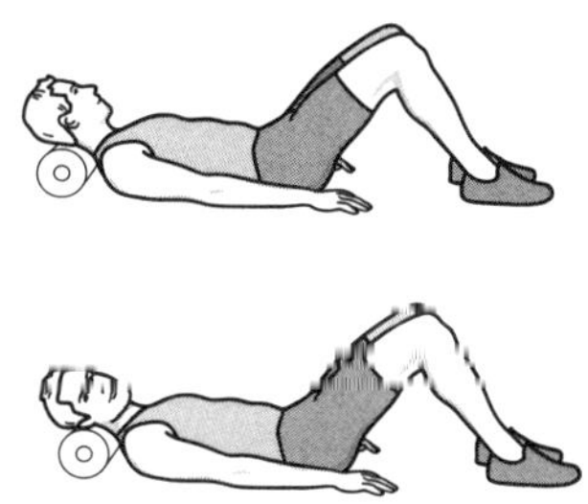

6 Nacken lockern

50 Entspannt in die Nacht

Trainingsdauer: 27 Minuten
Equipment: Matte, Rolle, Ball (*Minirolle; **Duoball)

1 2 3

	Übungen	Ausführungshinweis	Dauer/Wdh.	Sätze	Seite
1	Fußsohle ausrollen	langsam, bewusst*	2 Min. je Seite	1	136
2	Hüftbeuger lösen	vorsichtig tiefer sinken	2 Min. je Seite	1	131
3	Hüftbeuger dehnen und ISG mobilisieren	langsam loslassen	2 Min. je Seite	1	132
4	Gesäß ausrollen	langsam, bewusst	2 Min. je Seite	1	133
5	Unteren Rücken ausrollen	langsam, bewusst	2 Min.	1	132
6	Wirbelsäule entlasten	loslassen und genießen	2 Min.	1	132
7	Brustkorb öffnen	ruhig, bewusst atmen	1 Min.	1	130
8	Brust und Schulter dehnen	ruhig, bewusst atmen	2 Min.	1	128
9	Nacken lockern	langsam, bewusst**	2 Min.	1	123
10	Kiefermuskel lösen	langsam, bewusst	1 Min. je Seite	1	122

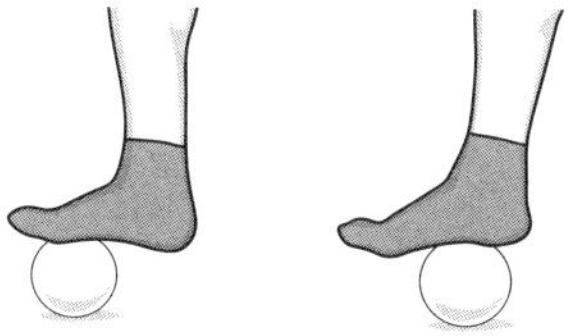

1 Fußsohle ausrollen

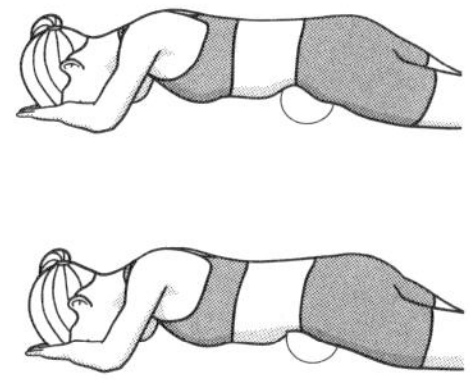

2 Hüftbeuger lösen

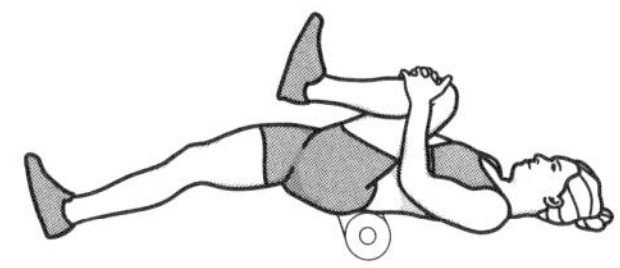

3 Hüftbeuger dehnen und ISG mobilisieren

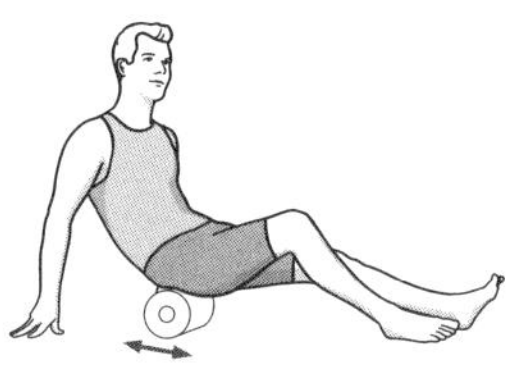

4 Gesäß ausrollen

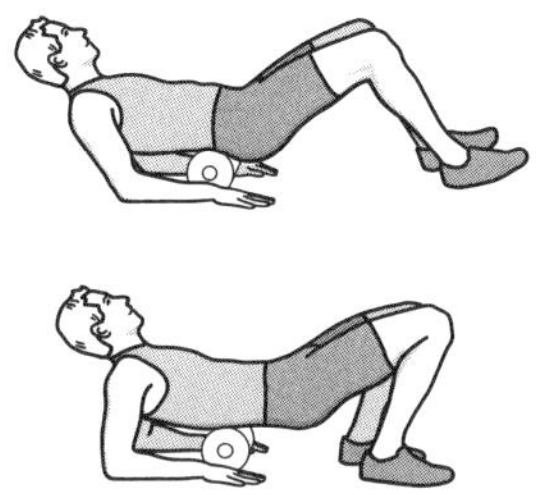

5 Unteren Rücken ausrollen

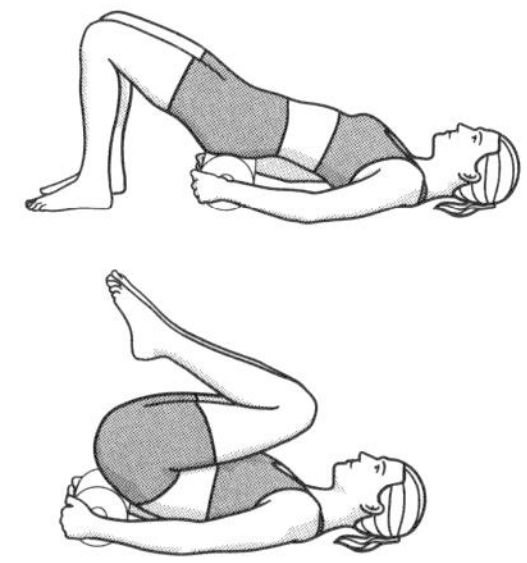

6 Wirbelsäule entlasten

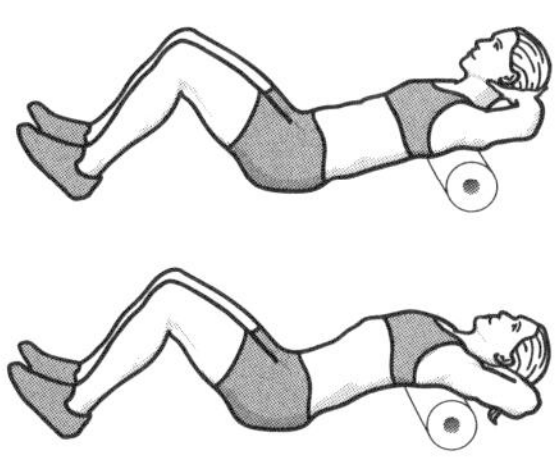

7 Brustkorb öffnen

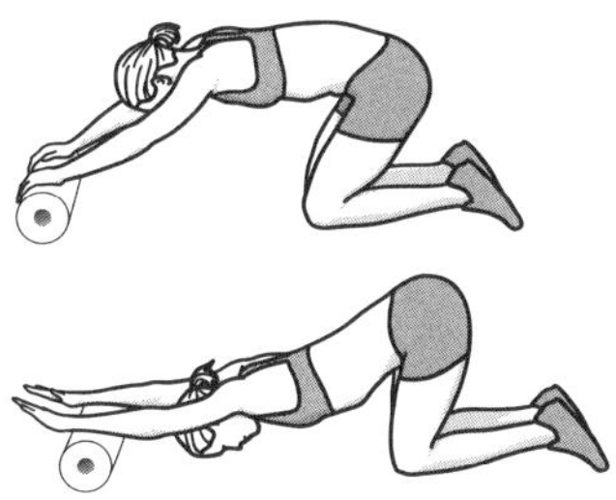

8 Brust und Schulter dehnen

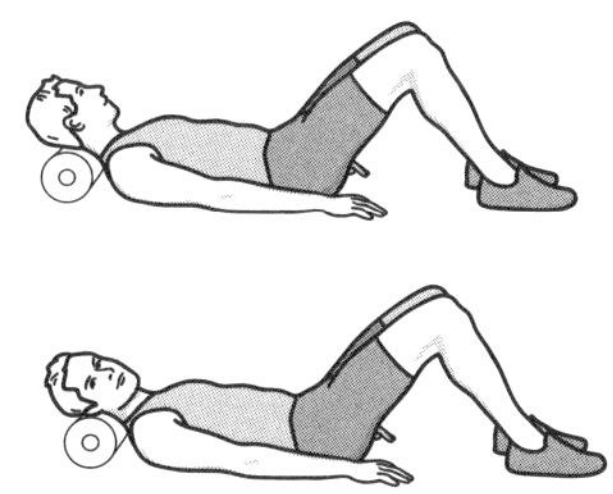

9 Nacken lockern

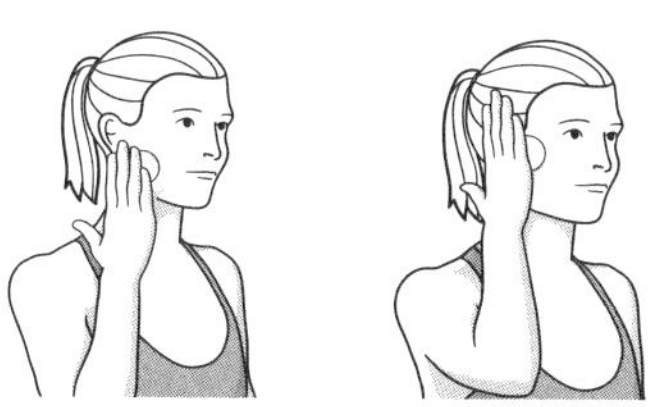

10 Kiefermuskel lösen

Die Übungen

3

Übungen für Kopf und Nacken

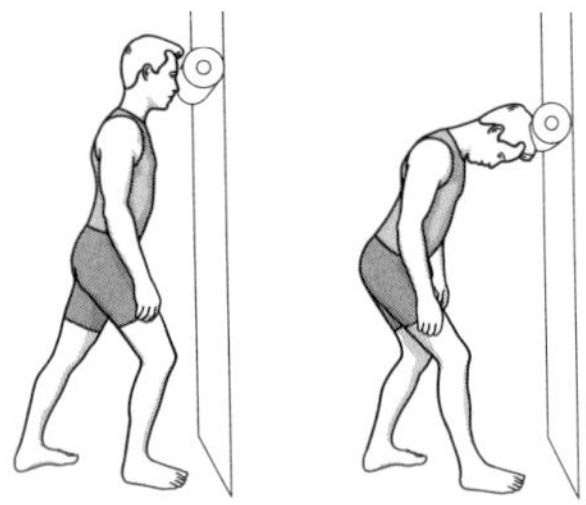

1 2

Kopfhaut lösen

1. Im Abstand von circa 30 Zentimetern in Schrittposition mit dem Gesicht zur Wand stehen. Die Rolle oberhalb der Augenbrauen ansetzen. Den Nacken dabei durch etwas Muskelanspannung stabilisieren.
2. Das Kinn langsam Richtung Brust bewegen und dabei die Stirn nach oben bis über den Kopf zum hinteren Haarwirbel ausrollen.

Hinweis: Wenn vorhanden, einen Duoball statt der Rolle benutzen.

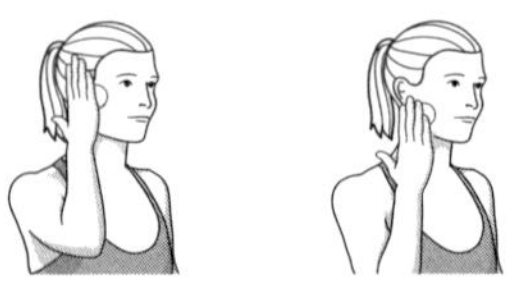

1 2

Kiefermuskel lösen

1. Aufrecht und entspannt sitzen oder stehen. Den Kiefer locker geschlossen halten. Den Ball mit der flachen Hand unterhalb des Kiefergelenks ansetzen.
2. Mit etwas Druck und kleinen kreisenden Bewegungen den starken Kaumuskel von oben nach unten bis zum Kieferwinkel des Unterkieferknochens ausrollen.

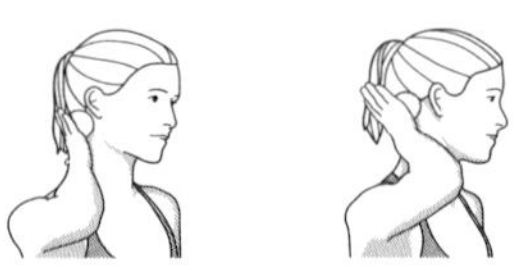

1 2

Kopf-Nacken-Übergang ausrollen

1. Aufrecht und entspannt sitzen oder stehen. Den Ball mit der rechten, flachen Hand hinter dem Ohr direkt unterhalb des Hinterkopfknochens am Nacken ansetzen.
2. Langsam mit etwas Druck direkt den Ansatz der Nackenmuskeln am Hinterkopfknochen mit kleinen kreisenden Bewegungen ausrollen.

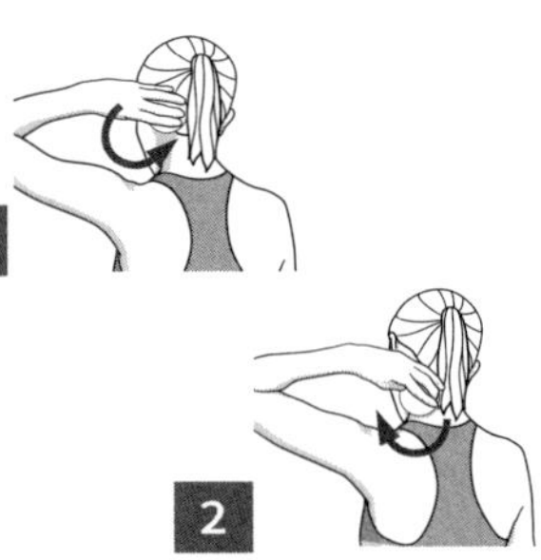

1 2

Nackenmuskeln verdrehen

1. Aufrecht und entspannt sitzen oder stehen. Den Kopf leicht nach rechts und hinten kippen. Den Ball am Nacken ins Gewebe drücken.
2. Mit konstantem Druck abwechselnd in beide Richtungen sehr langsame Drehbewegungen ausführen, sodass das Bindegewebe mitverdreht wird. An der Endposition der Verdrehung den Kopf immer wieder schräg nach vorn bewegen, um das Gewebe unter dem Ball zusätzlich zu dehnen. So mehrere Punkte am Nacken durcharbeiten.

Nacken lockern

1. In die Rückenlage gehen und die Beine angewinkelt aufstellen. Die Arme liegen seitlich am Körper. Die Rolle unter dem Nacken platzieren.
2. Den Kopf ganz langsam von einer Seite zur anderen drehen. Die Nasenspitze beschreibt stetig einen Halbkreis. Den Kopf während der Bewegung nicht aktiv auf die Rolle drücken, damit sich der Nacken muskulär vollkommen entspannt.

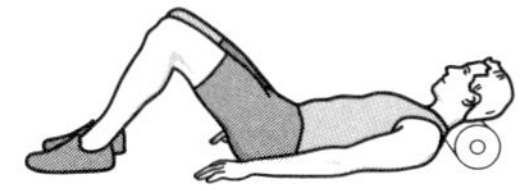

1

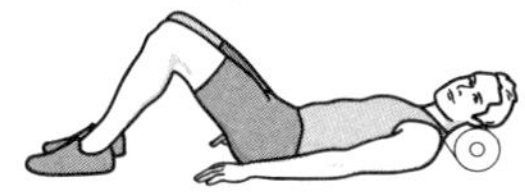

2

Hinweis: Wenn vorhanden, einen Duoball benutzen.

Trapezmuskel von oben ausrollen

1. Neben einem Türrahmen oder Wandvorsprung in Schrittstellung mit dem hinteren Bein circa einen Meter entfernt zur Wand stehen. Den Ball seitlich des Türrahmens an der Wand, ungefähr auf Oberbauchhöhe, platzieren. Den Oberkörper nach vorn gegen den Ball beugen, sodass dieser am Übergang vom Nacken zur Schulter aufliegt. Den Kopf gerade und entspannt halten, den Arm auf Ballseite locker hängen lassen.
2. Langsam und konzentriert den Trapezmuskel nach außen Richtung Schulter ausrollen. Geübte bewegen an Schmerzpunkten den Kopf wiederholt langsam zur Gegenseite und zurück.

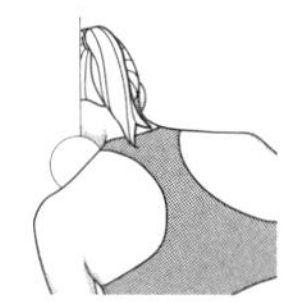

1

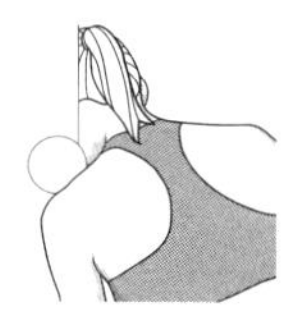

2

Übungen für Hände und Arme

Handfläche ausrollen

An einen Tisch stellen oder setzen und den Ball vor sich hinlegen. Die rechte Handfläche mit den Fingerspitzen auf den Ball legen. Die andere Hand liegt daneben oder zur Druckerhöhung und Führung auf der rechten Hand. Langsam die gesamte Handfläche bis zum Handgelenk hin mit kleinen Kreisbewegungen ausrollen. Sowohl den Daumenballen als auch die äußere Handkante einbeziehen.

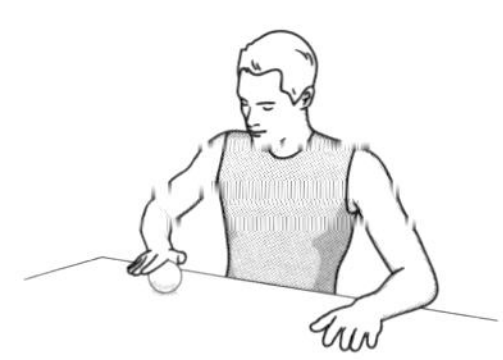

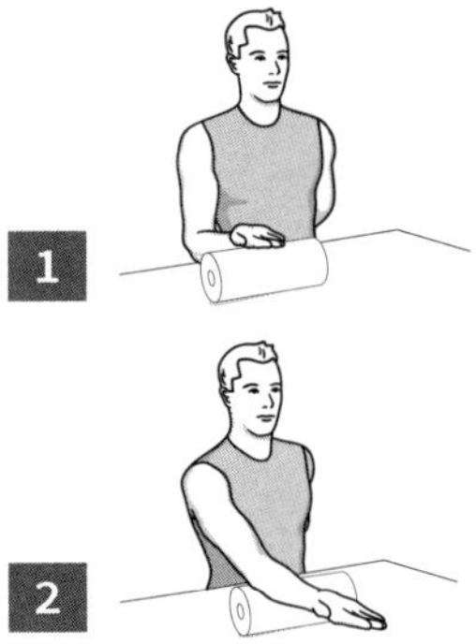

Äußere Unterarmmuskeln ausrollen

1. Im Stand oder Sitz den Unterarm in seiner ganzen Länge mit der Handfläche nach oben auf einem Tisch ablegen. Die Rolle unter dem Handgelenk platzieren.
2. Den Unterarm vom Handgelenk zum Ellenbogen langsam ausrollen. Mit der anderen Hand gegebenenfalls den Druck auf den Arm verstärken.

Hinweis: Wenn vorhanden, eine Minirolle statt der Rolle benutzen.

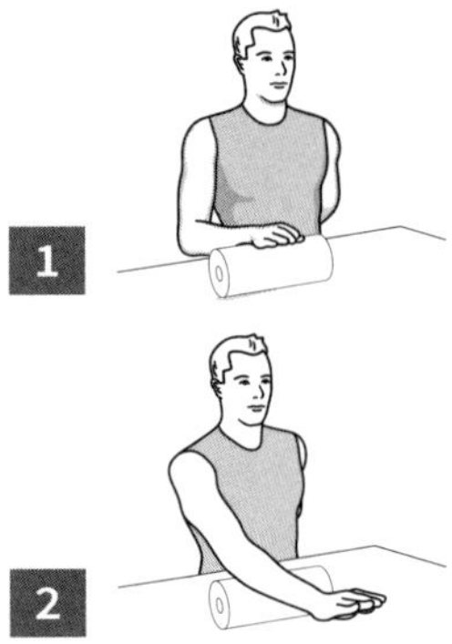

Innere Unterarmmuskeln ausrollen

1. Im Stand oder Sitz den Unterarm in seiner ganzen Länge mit der Handfläche nach unten auf einem Tisch ablegen. Die Rolle unter dem Handgelenk platzieren.
2. Den Unterarm vom Handgelenk zum Ellenbogen langsam ausrollen. Mit der anderen Hand gegebenenfalls den Druck auf den Arm verstärken.

Hinweis: Wenn vorhanden, eine Minirolle statt der Rolle benutzen.

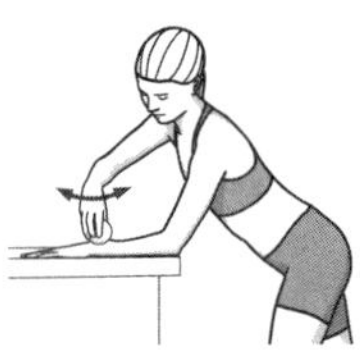

Äußere Unterarmmuskeln verdrehen

Den Unterarm in seiner ganzen Länge mit der Handfläche nach unten auf einem Tisch ablegen. Den Ball mit der anderen Hand greifen und oberhalb des Handgelenks ansetzen. Mit etwas Druck den Ball in die Unterarmmuskeln drücken und abwechselnd in beide Richtungen langsame Verdrehungen ausführen. So mit 3 bis 5 Drehungen pro Punkt den äußeren Unterarm bis zum Ellenbogen massieren.

Hinweis: Wenn vorhanden, einen Twister statt des Balls benutzen.

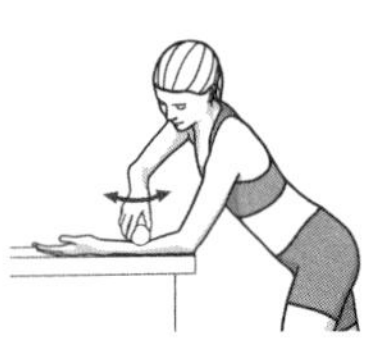

Innere Unterarmmuskeln verdrehen

Den Unterarm in seiner ganzen Länge mit der Handfläche nach oben auf einem Tisch ablegen. Den Ball mit der anderen Hand greifen und oberhalb des Handgelenks ansetzen. Mit etwas Druck den Ball in die Unterarmmuskeln drücken und abwechselnd in beide Richtungen langsame Verdrehungen ausführen. So mit 3 bis 5 Drehungen pro Punkt den äußeren Unterarm bis zum Ellenbogen massieren.

Hinweis: Wenn vorhanden, einen Twister statt des Balls nutzen.

Längenkraft in Fingern und Unterarm

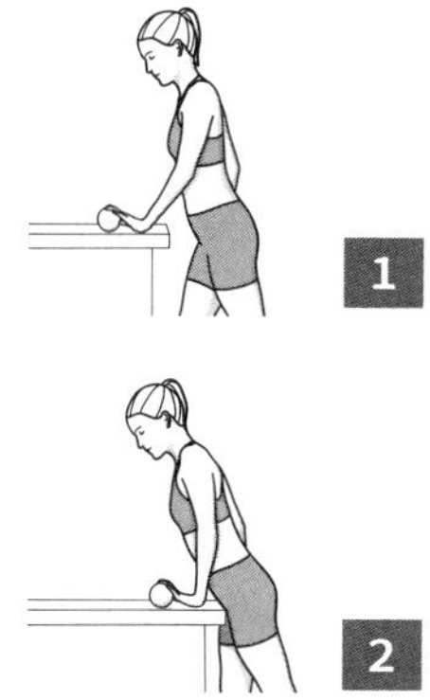

1. Stehend an einem Tisch beginnen. Den Ball oder die Minirolle unter den Fingern einer Hand Hand platzieren. Der Arm ist gestreckt, der Handballen bleibt auf dem Tisch.
2. Den gesamten Oberkörper mit dem Arm nach vorn bewegen, bis eine spürbare Dehnung entsteht. Aus dieser Vorspannung die Finger für 10 Sekunden in den Ball drücken. Dann den Druck wieder loslassen und die Dehnung noch ein wenig intensivieren, indem der Körper und der Arm etwas weiter nach vorn gehen. Diesen Ablauf über eine Minute wiederholen.

Hinweis: Wenn vorhanden, eine Minirolle statt des Balls nutzen.

Seitlichen Oberarm ausrollen

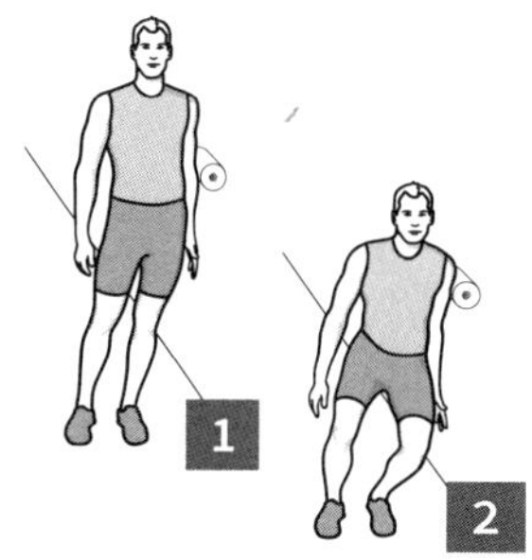

1. In einem aufrechten Stand seitlich zur Wand beginnen. Die Faszienrolle knapp über dem Ellenbogen zwischen Oberarm und Wand platzieren. Das Körpergewicht Richtung Wand verlagern, um die Rolle zu fixieren.
2. Die Knie beugen und strecken, um den seitlichen Oberarm vom Ellenbogen bis zur Schulter auszurollen. Die Schultern bleiben dabei entspannt. Die Haltung bleibt aufrecht.

Hinteren Oberarm ausrollen

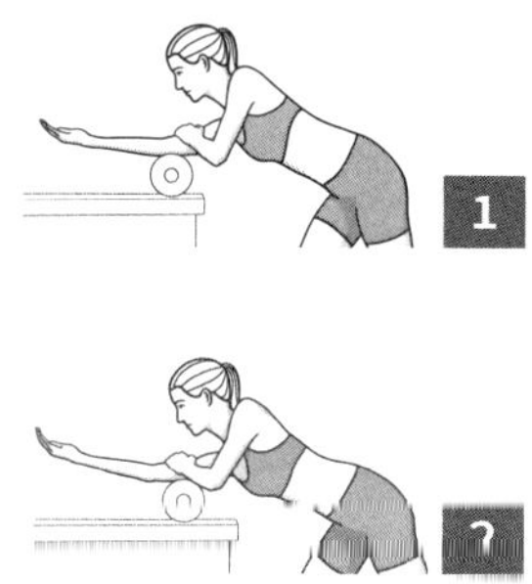

1. Im stabilen Ausfallschritt an einen Tisch stellen und die Faszienrolle quer vor sich platzieren. Den rechten Arm mit der Handfläche nach oben drehen und den hinteren Oberarm direkt oberhalb des Ellenbogens auf die Rolle legen.
2. Dann langsam bis hoch zum Anschlag der Schulter hin ausrollen. Die Bewegung kommt dabei aus einem Vor- und Zurücklehnen des Oberkörpers. Der Arm kann mit der anderen Hand stabilisiert werden.

Bizeps ausrollen

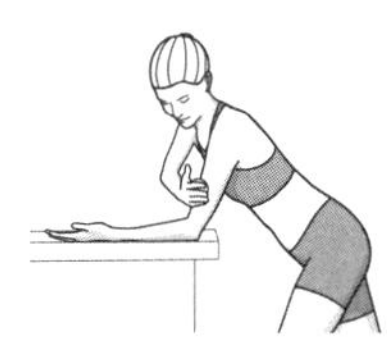

An einen Tisch stellen oder setzen und einen Arm mit der Handfläche nach oben locker gebeugt ablegen. Den Ball mit der flachen Hand des anderen Arms am Muskelansatz in der Ellenbogenbeuge ansetzen. Mit etwas Druck und kreisenden Massagebewegungen den Bizeps nach oben bis zur Schulter ausrollen. Den Ball immer wieder neu positionieren.

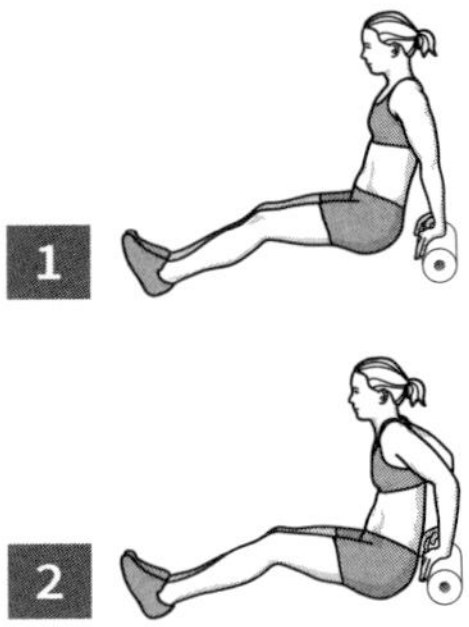

Trizepsstütz auf der Rolle

1. Mit ausgestreckten Beinen auf den Boden setzen und die Rolle circa 20 Zentimeter quer hinter sich legen. Beide Hände auf die Rolle ablegen, sodass die Handrücken nach vorn zeigen. Das Gesäß vom Boden abheben.
2. Langsam mit der Einatmung die Ellenbogen beugen und den Körper absenken. Die Arme sind eng am Körper, die Ellenbogen zeigen nach hinten. Dann wieder strecken, dabei ausatmen.

Tipp: Zur Intensivierung die Rolle längs legen.

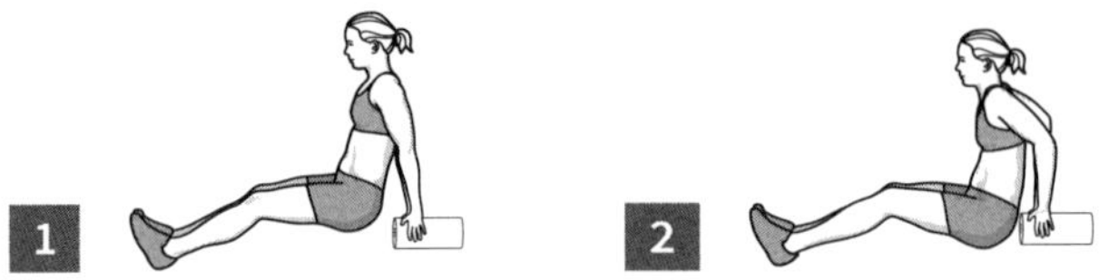

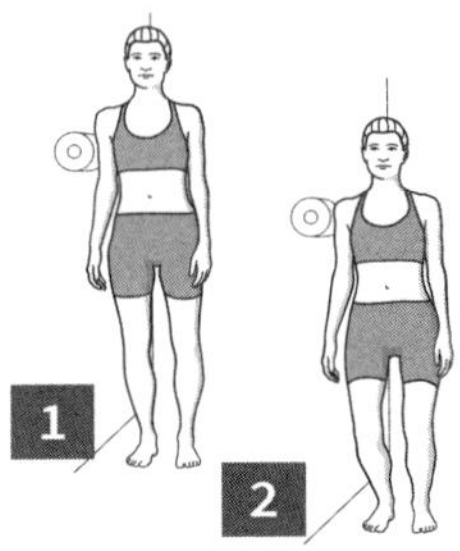

Seitliche Schulter ausrollen

1. In einem aufrechten Stand seitlich zur Wand beginnen. Die Faszienrolle mittig am Oberarm zwischen Oberarm und Wand platzieren. Das Körpergewicht Richtung Wand verlagern, um die Rolle zu fixieren.
2. Die Knie leicht beugen und strecken, um die seitliche Schulter auszurollen. Die Schultern bleiben dabei entspannt. Die Haltung bleibt aufrecht.

Übungen für den Oberkörper

Brustmuskel ausrollen

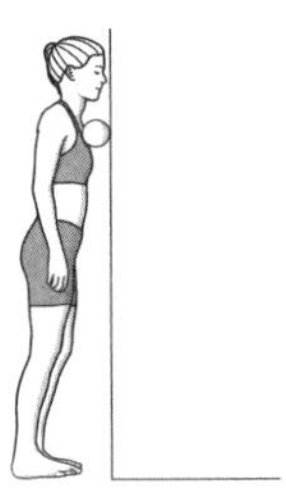

Circa 30 Zentimeter entfernt mit der Brust zur Wand stehen. Mit dem rechten Brustmuskel gegen den Ball an die Wand lehnen. Den Nacken lang machen und den Kopf gerade halten. Dann langsam unterhalb des Schlüsselbeins entlang horizontal nach außen bis zur Kuhle zwischen Brust und Arm ausrollen. So den kompletten Brustmuskel mit kleinen Kreisbewegungen ausrollen. Geübte heben den Arm wiederholt seitlich an und senken ihn wieder ab.

Tipp: Ein Yogablock, zum Beispiel von BLACKROLL®, als Abstandshalter hilft, den Kopf entspannt gerade ausgerichtet zu halten.

Kleinen Brustmuskel lösen

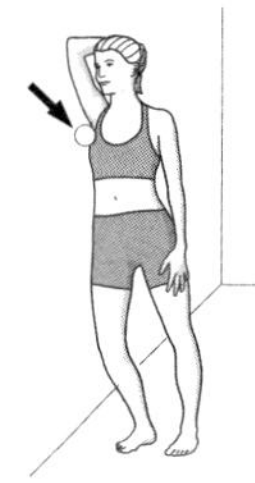

Mit der rechten Seite zur Wand stehen. Die rechte Hand entspannt auf den Kopf legen. Den Ball an der Wand platzieren und dagegenlehnen. Er soll im vorderen Achselbereich von innen gegen den tiefen Brustmuskel drücken. Ein bis zwei Schmerzpunkte suchen und über die Atmung versuchen, »in den Schmerz zu entspannen«.

Tipp: Ein Yogablock als Abstandshalter hilft, den Druck des Balls zu erhöhen.

Inneren Schulterblattmuskel lösen

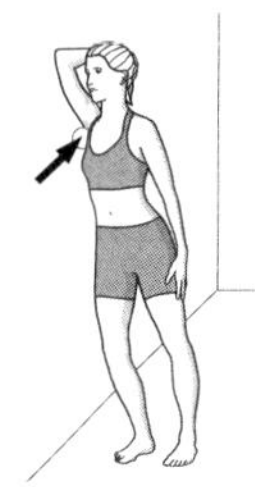

Mit der rechten Seite zur Wand stehen und den Körper leicht zur Wand hin eindrehen. Die rechte Hand entspannt auf den Kopf legen. Den Ball an der Wand platzieren und dagegenlehnen. Er soll im unteren Achselbereich von vorn gegen das Schulterblatt drücken. Ein bis zwei Schmerzpunkte suchen und über die Atmung versuchen, »in den Schmerz zu entspannen«.

Tipp: Ein Yogablock als Abstandshalter hilft, den Druck des Balls zu erhöhen.

Schulterblätter mobilisieren

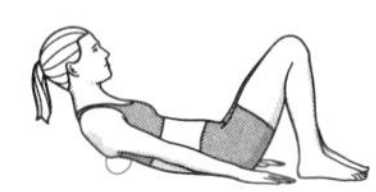

1

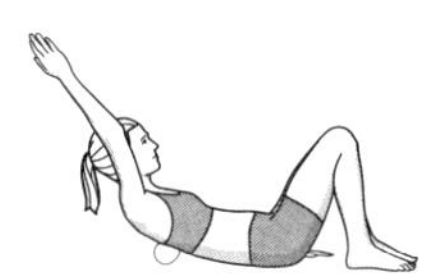

2

1. Mit aufgestellten Beinen auf den Rücken legen. Den Ball auf der rechten Körperseite zwischen Wirbelsäule und Schulterblattspitze platzieren. Die Arme liegen neben dem Körper.
2. Den rechten Arm anheben und langsam weiter nach hinten Richtung Boden kreisen. Anschließend den Ellenbogen möglichst boden- und körpernah nach vorn ziehen. Wenn sich die Muskulatur nach mehrmaliger Durchführung etwas gelockert hat, den Ball in zwei bis drei Schritten jeweils ein Stück höher platzieren und wiederholen.

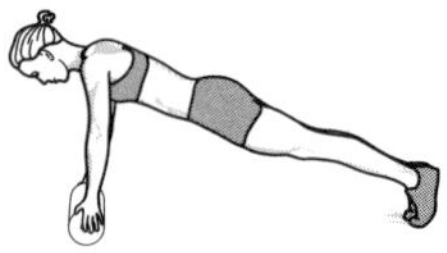

1

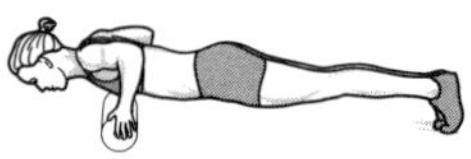

2

Liegestütz auf der Rolle

1. Einen Plank-Stütz einnehmen und die Rolle an den Seiten greifen. Die Rolle ist unter den Schultern platziert. Die Wirbelsäule ist gestreckt und stabil. Bauchmuskeln anspannen. Blick bei geradem Nacken nach unten richten.
2. Langsam mit der Einatmung die Arme beugen, bis die Brust die Rolle berührt. Die Ellenbogen gehen nach außen. Dann wieder nach oben drücken, dabei ausatmen.

Tipp: Zur Intensivierung die Rolle längs entlang der Körperachse legen.

Variante: Weniger Geübte führen den Liegestütz mit abgelegten Knien aus.

1

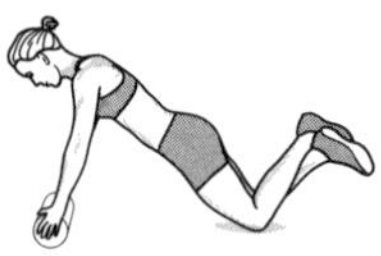

2

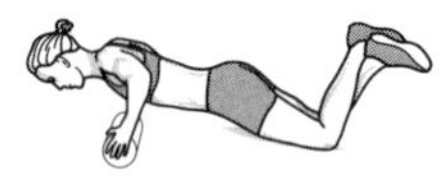

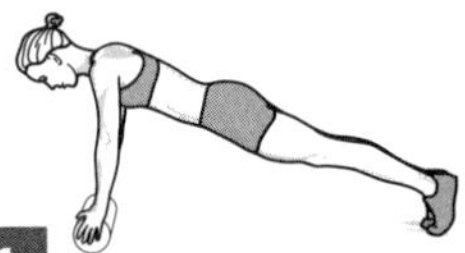

1

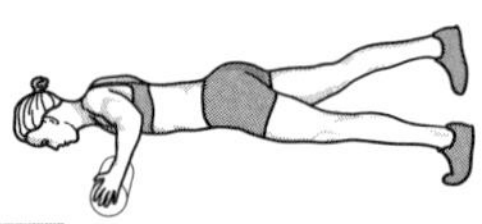

2

Liegestütz auf der Rolle und Bein abheben

1. Einen Plank-Stütz einnehmen und die Rolle an den Seiten greifen. Die Hände sind unter den Schultern platziert. Die Wirbelsäule ist gestreckt und stabil. Bauchmuskeln anspannen. Blick bei geradem Nacken nach unten richten.
2. Einatmend die Arme langsam beugen, bis die Brust die Rolle berührt. Dabei das rechte Bein gestreckt abheben. Die Ellenbogen zeigen nach außen, der Körper ist stabil. Ausatmend nach oben drücken. Mit den Beinen im Wechsel fortfahren.

Tipp: Zur Intensivierung die Rolle längs legen.

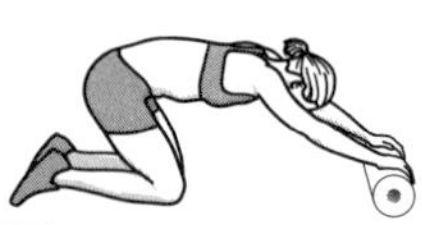

1

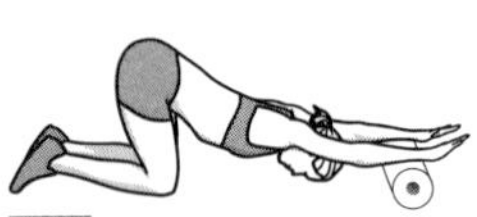

2

Brust und Schulter dehnen

1. Im Vierfüßlerstand die Rolle vor den Fingerspitzen platzieren. Die Hände etwa schulterbreit flach auf die Rolle auflegen.
2. Die Rolle nach vorn rollen, sodass die Unterarme auf der Rolle aufliegen. Das Gesäß weit nach oben schieben. Die Brust zwischen den Armen nach unten absenken. Die Wirbelsäule in die Länge strecken. In der Endposition sanft nachfedern. Anschließend die Rolle wieder heranziehen, bis die Hände aufliegen.

Tipp: Arme während des Rollens mal nach innen und außen drehen.

Oberen Rücken ausrollen

1. Im aufrechten Sitz beginnen. Die Füße zum Gesäß heranstellen, die Rolle quer dahinterlegen und den Oberkörper auf der Rolle ablegen, sodass die Rolle unterhalb der Schulterblätter platziert ist. Die Arme vor der Brust kreuzen. Den Nacken lang halten. Das Gesäß abheben.
2. Mit den Beinen das Gesäß Richtung Füße ziehen und dabei den oberen Rücken (ohne Nacken!) langsam über die Schulterblätter ausrollen. Dann wieder mit dem gesamten Körper zurückbewegen und die Bewegung kontinuierlich und langsam wiederholen.

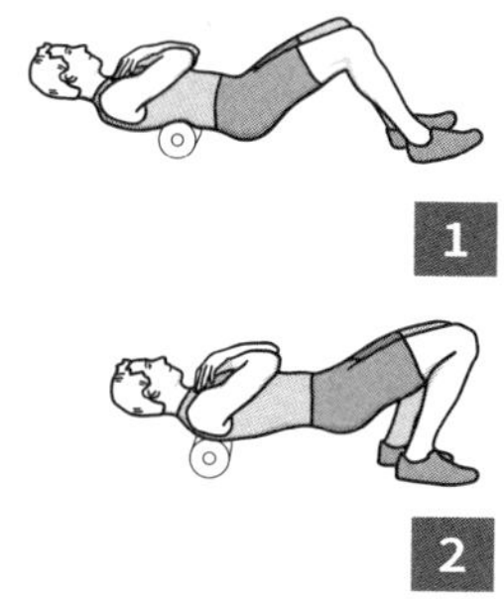

Tipp: Bei Verspannung im Nacken die Hände an den Hinterkopf nehmen und den Kopf in die Hände legen, sodass der Nacken völlig entspannt werden kann.

Oberen Rücken an der Wand ausrollen

1. Im Abstand von circa 30 Zentimetern mit dem Rücken zur Wand stehen. Den Faszienball seitlich der Wirbelsäule etwa auf Höhe des unteren Schulterblattendes platzieren.
2. Den Bereich zwischen Wirbelsäule und Schulterblatt bis hoch zum Schulter-Nacken-Übergang hin langsam ausrollen. Die Bewegung kommt durch Beugen und Strecken der Knie.

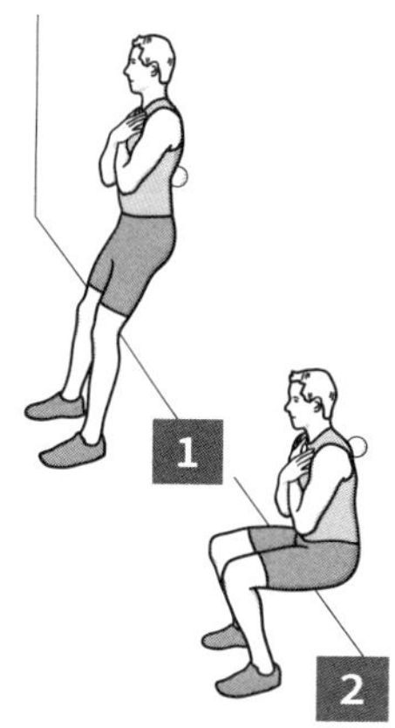

Flanke ausrollen

1. Mit der rechten Seite in Schrittstellung an die Wand stellen. Die rechte Hand entspannt auf den Kopf legen. Die Faszienrolle circa ein bis zwei Handbreit unterhalb der Achsel seitlich am Brustkorb ansetzen mit Fokus mehr auf dem rückwärtigen Bereich der Flanke.
2. Die Flanke durch Beugen und Strecken der Knie langsam bis zum Arm ausrollen, sodass der obere Teil des Arms mitgerollt wird.

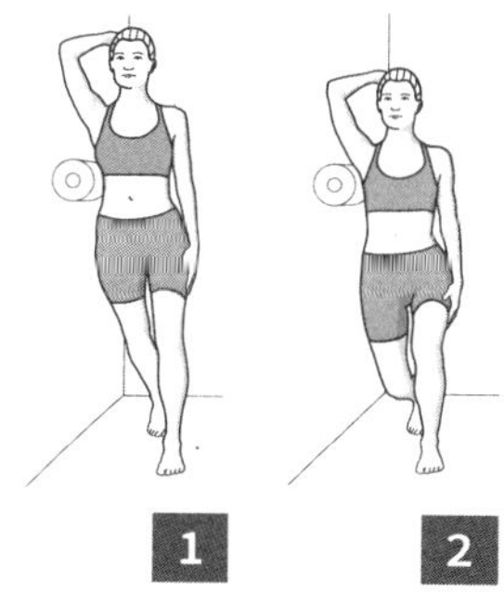

Variante: Geübte können die Flanke auch am Boden ausrollen.

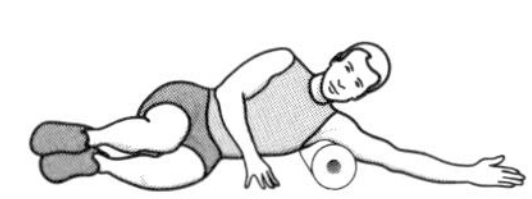

Flanke dehnen

1
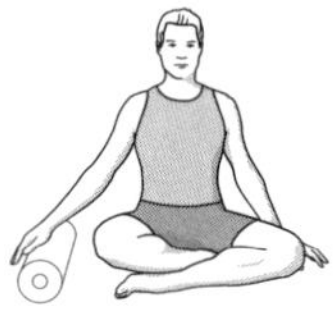

2
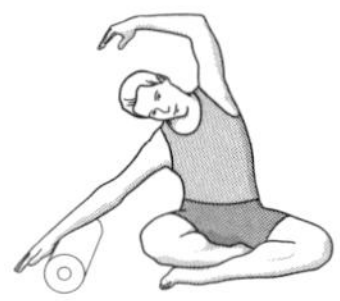

1. Im Schneidersitz auf den Boden setzen. Die Rolle rechts neben sich legen, sodass die rechte Hand darauf abliegt.
2. Den linken Arm bei tiefer Einatmung über den Kopf führen und den Oberkörper bei der Ausatmung nach rechts neigen. Dabei mit dem rechten Arm leicht auf der Rolle entlangrollen und abstützen. In die linke Flanke atmen und mit der Zeit weiter nach rechts neigen. In der Endposition sanft nachfedern. Das gesamte Gesäß bleibt während der Übung komplett fest auf dem Boden.

Brustkorb öffnen

1
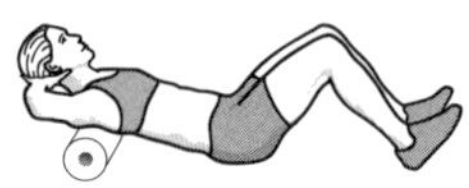

2
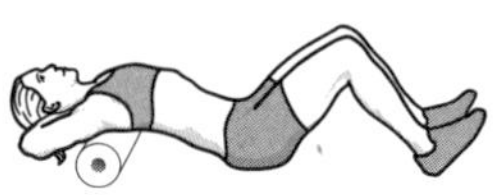

1. Im Sitzen die Rolle mit circa 20 bis 30 Zentimetern Abstand hinter dem Gesäß platzieren. Die Füße hüftbreit angewinkelt aufstellen. Den Oberkörper nach hinten auf die Rolle ablegen. Die Rolle befindet sich unterhalb der Schulterblätter. Den Kopf mit beiden Händen am Hinterkopf stützen. Die Ellenbogen zeigen nach außen.
2. Über die Rolle weiter nach hinten ablegen. Der Brustkorb öffnet sich. Die Brustwirbelsäule wird überstreckt. Die Ellenbogen weit öffnen und den Blick nach oben richten. In dieser Position entspannen, dabei ruhig und bewusst atmen.

Brustwirbelsäule mobilisieren

1
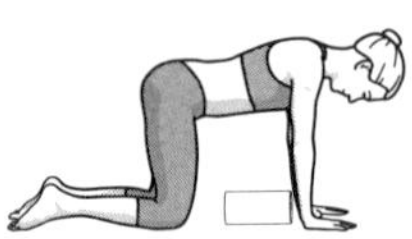

2
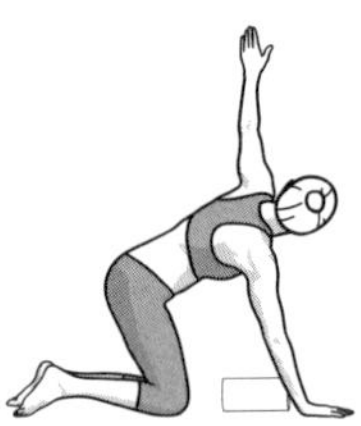

3
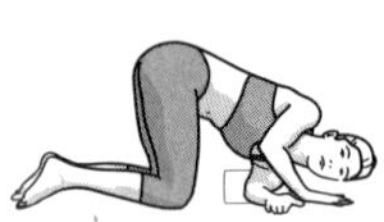

1. Einen Vierfüßlerstand einnehmen. Die Hände stehen unter den Schultern. Die Knie sind hüftbreit geöffnet. Die Wirbelsäule ist gestreckt und stabil. Blick nach unten auf die Matte. Die Faszienrolle liegt mittig längs unter dem Oberkörper.
2. Die linke Hand lösen und mit dem Oberkörper weit nach links oben aufdrehen. Das Becken bleibt stabil und dreht nicht mit. Die linke Schulter steht über der rechten Schulter. Beide Arme sind gestreckt. Der Blick geht nach oben zur linken Hand.
3. Den linken Arm auf der Rolle unter dem rechten Arm maximal durchschieben, bis der linke Oberarm auf der Rolle aufliegt. Mit der rechten Hand weiter stützen. Dann den Oberkörper wieder zurück nach oben öffnen und das Aufdrehen nach oben und Eindrehen nach unten fließend nacheinander ausführen.

Zwerchfell und Bauchmuskelursprünge lösen

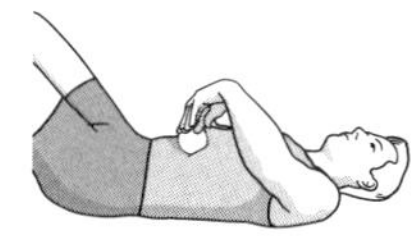

1

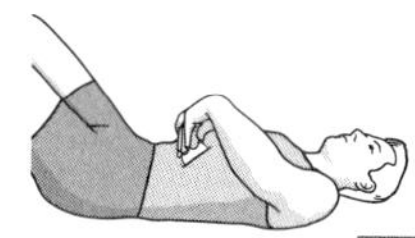

2

1. In entspannter Rückenlage die Beine hüftbreit angewinkelt aufstellen. Den Ball mit beiden Händen direkt unterhalb des rechten Rippenbogens eher zur Körpermitte hin ansetzen.
2. Den Ball langsam mit Gefühl ins Gewebe drücken. Zunächst Richtung Boden, dann zusätzlich Richtung Kopf, sodass der Ball unter dem Rippenbogen nach oben gegen das Zwerchfell drückt. Den Druck halten und dabei circa 5-mal entspannt gegen den Ball atmen. Beim Ausatmen mit dem Ball etwas nachmassieren. Danach den Ablauf an drei weiteren Punkten entlang des Rippenbogens zur Körperseite wiederholen.

Hinweis: Wenn vorhanden, einen Twister statt des Balls nutzen.

Übungen für den Rumpf

Bauchmuskelansätze lösen

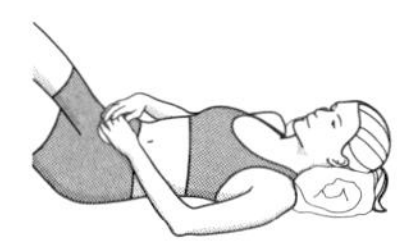

1

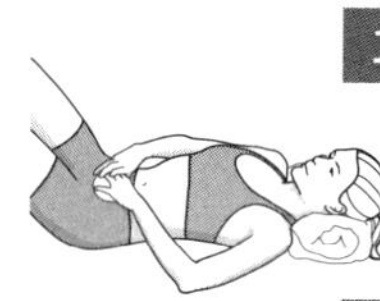

2

1. In entspannter Rückenlage die Beine hüftbreit angewinkelt aufstellen. Den Ball mit beiden Händen direkt am Schambeinknochen mittig ansetzen.
2. Den Ball vorsichtig auf die unteren Bauchmuskeln drücken, sodass er von unten nach vorn gegen das Schambein drückt. Auf diese Weise das Schambein langsam circa eine Ballbreite nach rechts außen hin massieren.

Hüftbeuger lösen

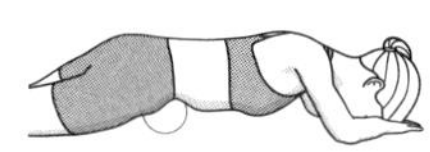

1

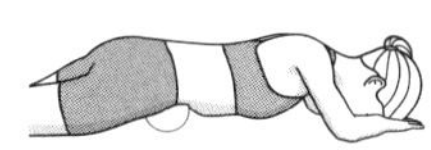

2

1. Mit aufgestützten Unterarmen auf den Bauch legen, den Kopf locker auf die Handrücken ablegen. Das linke Bein ist angewinkelt etwas zur Seite positioniert. Den Ball rechts direkt oberhalb der Leiste zwischen den geraden Bauchmuskeln und dem seitlichen Beckenkamm platzieren.
2. Das Gewicht langsam auf den Ball sinken lassen. Gegen den Ball atmen und versuchen, ihn mit jeder Ausatmung vorsichtig weiter ins Gewebe sinken zu lassen. So verschiedene Punkte entlang des Hüftbeugemuskels durchgehen.

Hinweis: Bei Behandlungsmethoden mit tieferem Druck in den Bauch sollte vorher ein Aneurysma der Bauchschlagader ausgeschlossen werden. Wenn ein Pulsieren oder Pochen unter dem Ball zu spüren ist, wird auf eine Arterie gedrückt. In diesem Fall die Ballposition verändern.

Tipp: Für geringere Intensität einen größeren Ball oder sogar zunächst die Rolle nehmen. Zur Intensitätssteigerung den Ball erhöht auf einen Block legen.

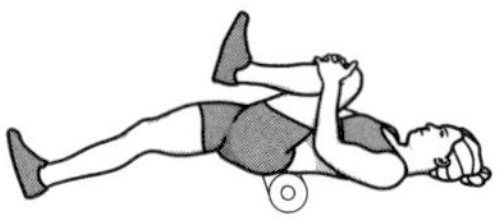

Hüftbeuger dehnen und ISG mobilisieren

In der Rückenlage die Rolle unter das Kreuzbein legen. Das linke Knie mit beiden Händen umgreifen und an die Brust ziehen. Das rechte Bein entspannt ausgestreckt hängen lassen und die Dehnung wahrnehmen. Zwischendurch immer mal wieder locker mit dem rechten Bein auf und ab wippen.

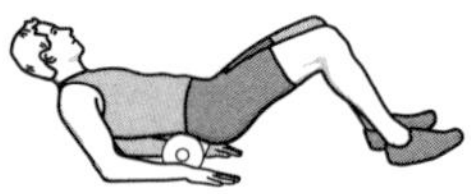

1

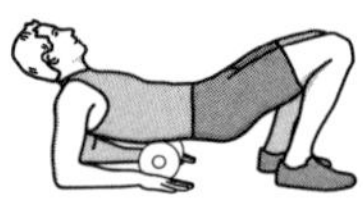

2

Unteren Rücken ausrollen

1. Im aufrechten Sitz beginnen. Die Füße aufstellen. Die Rolle direkt am unteren Rücken platzieren und mit den Ellenbogen hinter dem Gesäß abstützen. Den Rücken auf der Rolle ablegen, dabei das Gesäß etwas anheben. Den Nacken lang lassen.
2. Mit den Beinen das Gesäß Richtung Füße ziehen und dabei den unteren Rücken bis zu den Rippen langsam ausrollen. Dann wieder mit dem gesamten Körper zurückbewegen und die Bewegung kontinuierlich und langsam wiederholen. Dabei auch einmal mehr rechts und einmal mehr links belasten.

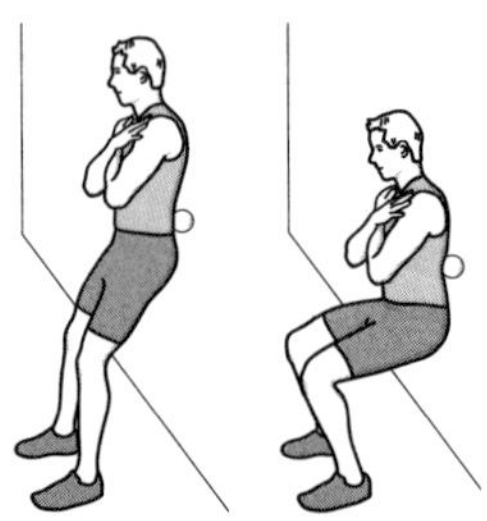

1 2

Unteren Rücken an der Wand ausrollen

1. Im Abstand von circa 30 Zentimetern mit dem Rücken zur Wand stehen. Den Faszienball seitlich der Wirbelsäule über dem Beckenrand platzieren.
2. Den unteren Rückenbereich vom Becken bis zu den Rippen langsam ausrollen. Die Bewegung erfolgt durch Beugen und Strecken der Knie.

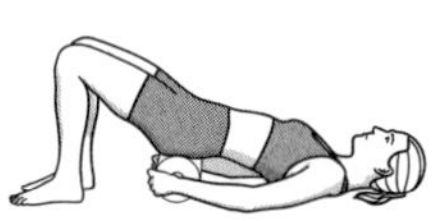

1

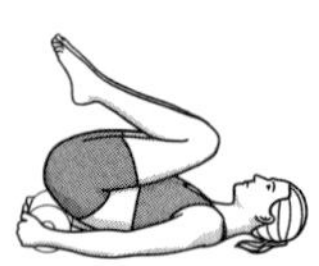

2

Wirbelsäule entlasten

1. Auf den Rücken legen. Die Rolle unter dem Kreuzbein platzieren, die Lendenwirbelsäule bleibt frei.
2. Die Rolle mit beiden Händen an ihrem Platz halten und langsam ein Bein nach dem anderen an die Brust heranziehen. In der Lendenwirbelsäule loslassen, sodass sie sich maximal nach unten runden und entspannen kann. Die Position mit den angezogenen Beinen sollte schmerzfrei sein.

Crunch auf der Rolle

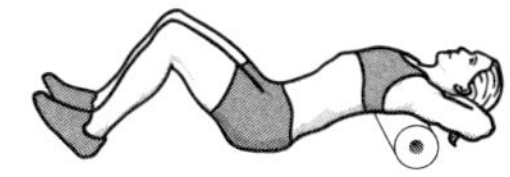

1

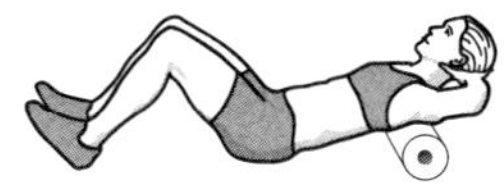

2

1. Im Sitzen die Rolle mit circa 20 bis 30 Zentimeter Abstand hinter dem Gesäß platzieren. Die Füße hüftbreit angewinkelt aufstellen. Den Oberkörper nach hinten auf die Rolle in Überstreckung ablegen. Die Rolle befindet sich unterhalb der Schulterblätter. Den Kopf mit beiden Händen am Hinterkopf stützen. Die Ellenbogen zeigen nach außen.
2. Mit der Einatmung den Oberkörper anheben, bis er eine Gerade bildet, nicht weiter. Den Blick nach oben richten. Mit der Ausatmung wieder in die Ausgangsposition bewegen.

Übungen für Gesäß und Beine

Beckenboden regulieren

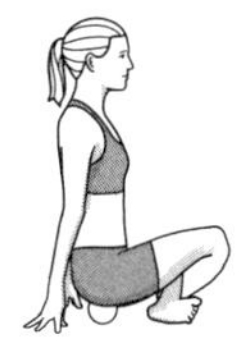

1

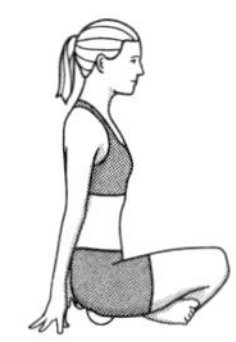

2

1. Im Schneidersitz auf den Boden setzen und mit den Armen seitlich des Körpers abstützen. Den kleinen Ball direkt unter dem After platzieren, sodass am vorderen Teil des Balls die beiden Sitzbeinhöcker spürbar sind.
2. Beim Ausatmen die beiden Sitzbeinhöcker zusammenziehen, als würde man den Ball zusammendrücken. Zusätzlich den Bauchnabel nach innen ziehen und die tiefere Beckenbodenschicht aktivieren, als ob man den Ball nach oben saugen wollte. Bei jeder Einatmung den Beckenboden wieder entspannen oder sogar leicht nach außen gegen den Ball drücken.

Gesäß ausrollen

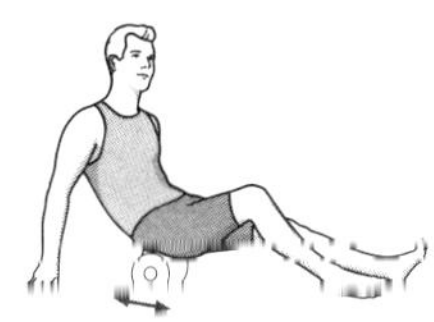

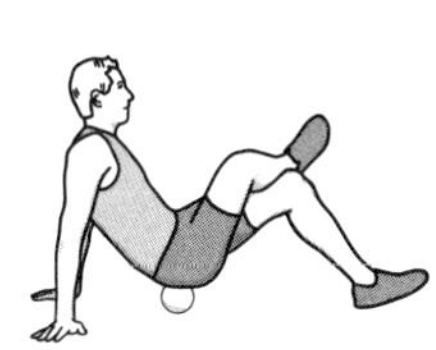

Im Sitzen beginnen. Die Füße schulterbreit zum Gesäß heranstellen. Mit beiden Händen hinter dem Gesäß abstützen. Die Faszienrolle unter der rechten Gesäßseite seitlich neben dem Sitzbeinhöcker platzieren. Mit kleinen Hin- und Herbewegungen die gesamte rechte Gesäßseite ausrollen. Dabei etwas nach rechts drehen, um die seitlichen Bereiche zu erreichen.

Variante: Als intensivere und tiefergehende Variante den rechten Fuß auf den linken Oberschenkel legen und das Gesäß mit kleinen kreisenden Bewegungen mit dem Faszienball ausrollen.

Oberschenkelvorderseite ausrollen

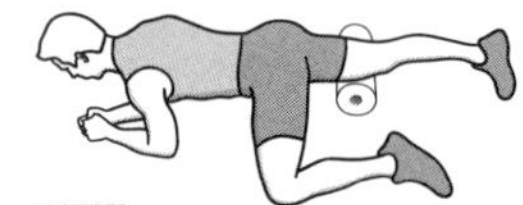

1

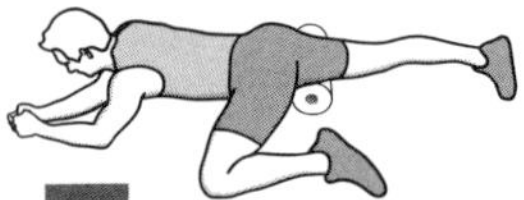

2

1. Im Vierfüßlerstand die Rolle vor dem rechten Knie platzieren. Den Oberkörper nach vorn in den Unterarmstütz absenken. Die Rolle befindet sich dann unter der rechten Oberschenkelvorderseite. Das linke Bein anwinkeln. Die Schulter von den Ohren wegbewegen und die Körpermitte stabil halten.
2. Den ganzen Körper aus den Schultern nach vorn und hinten bewegen, um den Oberschenkel vom Knie bis zur Leiste langsam auszurollen, dabei das Bein im Wechsel nach außen und innen drehen. Zur Intensivierung besonders bei knienahen Punkten die Ferse während des Rollens zum Gesäß und wieder zurück bewegen.

Variante: Als punktuellere, intensivere und tiefergehende Variante wird der Faszienball anstatt der Rolle verwendet.

Oberschenkelrückseite ausrollen

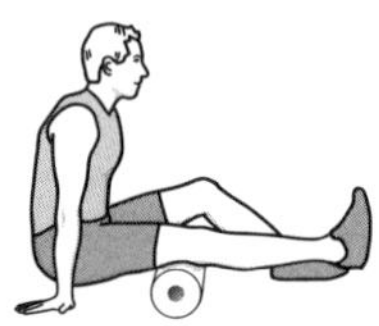

1

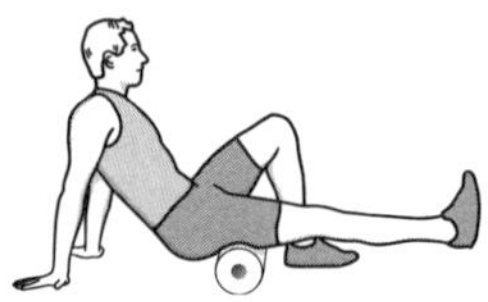

2

1. Sitzend mit dem rechten Bein ausgestreckt und dem linken aufgestellt beginnen. Die Rolle unter der Oberschenkelrückseite knapp hinter der Kniekehle platzieren. Mit den Händen hinter dem Gesäß abstützen und das Gesäß anheben.
2. Den Körper aus dem Schultergelenk und dem linken Bein nach vorn schieben. Dabei die gesamte Oberschenkelrückseite von der Kniekehle bis zum Gesäß langsam ausrollen. Während des Rollens das Bein im Wechsel nach außen und innen drehen.

Variante: Als punktuellere, intensivere und tiefergehende Variante wird der Faszienball anstatt der Rolle verwendet.

Oberschenkelinnenseite ausrollen

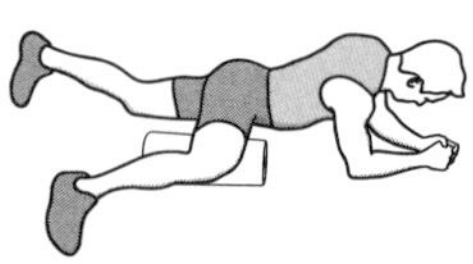

1

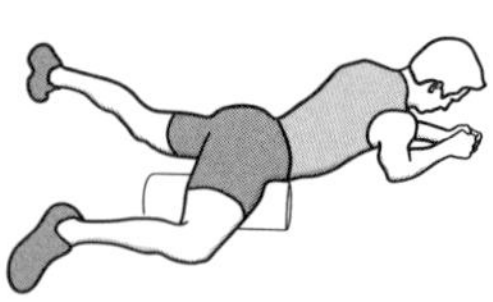

2

1. In der Bauchlage beginnen. Die Rolle parallel zum Körper etwa in Hüfthöhe rechts neben dem Körper platzieren. In den Unterarmstütz kommen und das rechte Bein anwinkeln. Die Oberschenkelinnenseite auf die Rolle auflegen.
2. Die Innenseite vom Knie bis kurz vor die Leiste langsam ausrollen. Zur Intensivierung besonders bei knienahen Punkten die Ferse während des Rollens zum Gesäß und wieder zurück bewegen.

Variante: Als punktuellere, intensivere und tiefergehende Variante wird der Faszienball anstatt der Rolle verwendet.

Oberschenkelaußenseite ausrollen

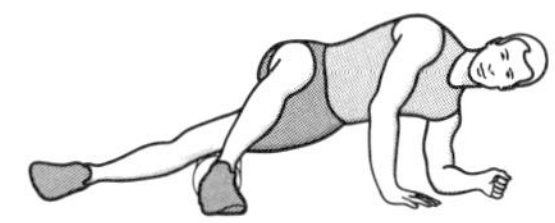

1

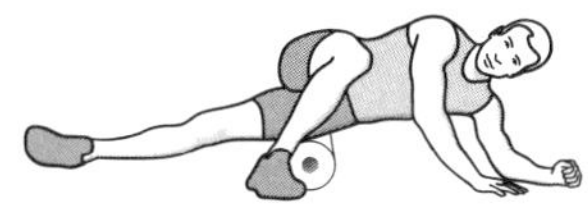

2

1. Im Seitstütz auf dem linken Unterarm beginnen. Die Rolle unter der linken Oberschenkelaußenseite nah am Knie platzieren. Das rechte Bein nach vorn aufstellen und mit der rechten Hand vorn abstützen.
2. Die Oberschenkelaußenseite zwischen Knie und Hüfte langsam ausrollen. Die stützende Schulter bewegt sich dabei weg vom Ohr. Zur Intensivierung besonders bei knienahen Punkten die Ferse während des Rollens zum Gesäß und wieder zurück bewegen.

Variante: Zur Intensivierung besonders bei knienahen Punkten mit dem Ball arbeiten und die Ferse während des Rollens zum Gesäß und wieder zurück bewegen.

Unterschenkelaußenseite ausrollen

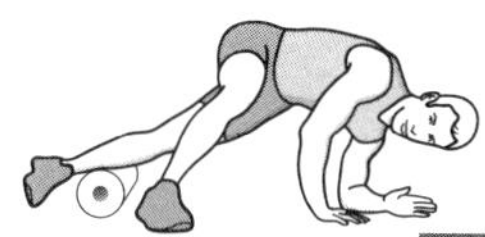

1

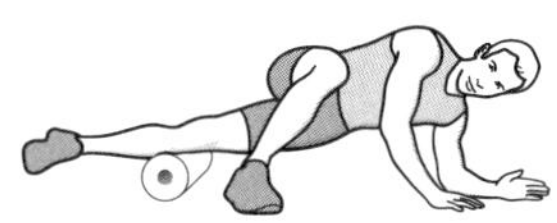

2

1. Im Seitstütz auf dem linken Unterarm beginnen. Die Rolle unter der linken Unterschenkelaußenseite nah am Fußknöchel platzieren. Das rechte Bein vorn aufstellen und mit dem rechten Arm vorn abstützen.
2. Die Unterschenkelaußenseite zwischen Knöchel und Knie langsam ausrollen. Die stützende Schulter bewegt sich dabei weg vom Ohr.

Vorderen Schienbeinmuskel ausrollen

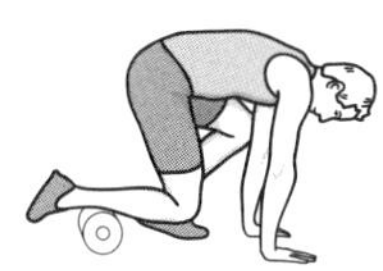

1

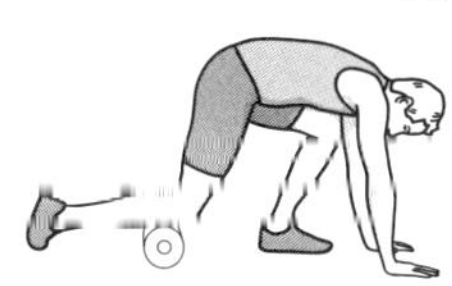

2

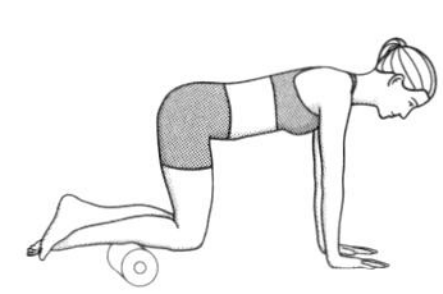

1. Im Vierfüßlerstand beginnen, die Hände stehen unter den Schultern. Ein Bein bis knapp vor die Hände nach vorn ziehen und direkt oberhalb vom Fußgelenk auf die Rolle legen. Das Bein leicht drehen, sodass die Zehen leicht nach innen zeigen.
2. Das Bein langsam auf der Faszienrolle nach hinten bewegen und den vorderen Schienbeinmuskel bis zum Knie hin ausrollen.

Variante: Als intensivere Variante das rechte auf das linke Bein auflegen.

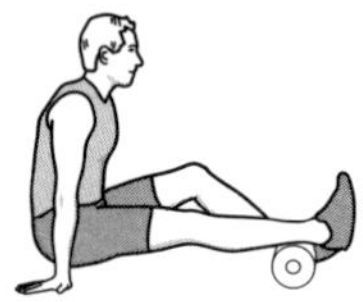

1

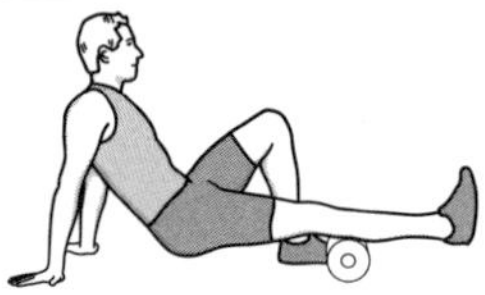

2

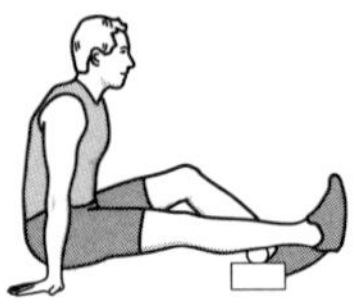

Wade ausrollen

1. Im Sitzen mit nach vorn gestreckten Beinen beginnen. Die Rolle unter der rechten Achillessehne platzieren und den linken Fuß aufstellen. Mit den Händen circa eine Handbreit hinter dem Gesäß abstützen und das Gesäß anheben.
2. Die Wade der Länge nach ausrollen. Hierzu den gesamten Körper aus den Schultern nach vorn schieben, um den gesamten Bereich zwischen Achillessehne und Kniekehle zu erreichen. Das Bein beim Rollen auch einmal nach außen und innen drehen.

Tipp: Geübte können an schmerzhafteren Punkten verweilen und mit dem Fuß kreisen.

Variante: Als intensivere und tiefergehende Variante kann die Übung mit dem Ball, idealerweise auf einem Block, ausgeführt werden.

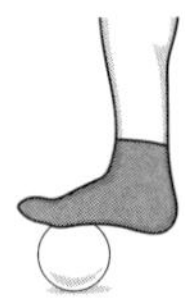

1

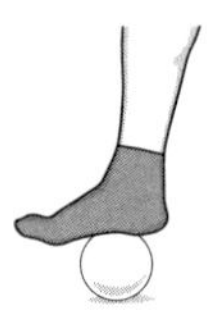

2

Fußsohle ausrollen

1. Im aufrechten Stand mit leichter Schrittposition beginnen. Den rechten Fuß auf den Faszienball stellen.
2. Langsam die komplette Fußsohle von den Ballen zur Ferse mit kleinen kreisenden Bewegungen ausrollen. An den Stellen, an denen es schmerzhafter ist, etwas länger rollen oder verweilen und atmen. Den Druck und die Rollrichtung variieren.

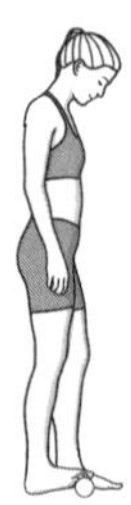

1

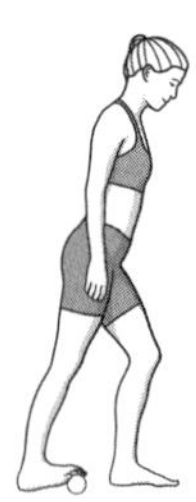

2

Längenkraft Waden

1. Im aufrechten Stand beginnen. Den Ball unter den Zehen des rechten Fußes platzieren. Das Bein ist gestreckt, die Ferse bleibt am Boden. Das andere Bein steht im leichten Ausfallschritt leicht angewinkelt davor.
2. Den gesamten Körper mit dem Becken nach vorn bewegen, bis eine spürbare Dehnung in der Wade entsteht. Aus dieser Vorspannung die Zehen für 10 Sekunden in den Ball drücken. Dann den Druck wieder loslassen und die Dehnung noch ein wenig intensivieren, indem der Körper und das Bein etwas weiter nach vorn gehen. Diesen Ablauf über den Zeitraum von 1 Minute wiederholen.

Hinweis: Wenn vorhanden, eine Minirolle statt des Balls nutzen.

Kniebeuge an der Wand mit Rolle

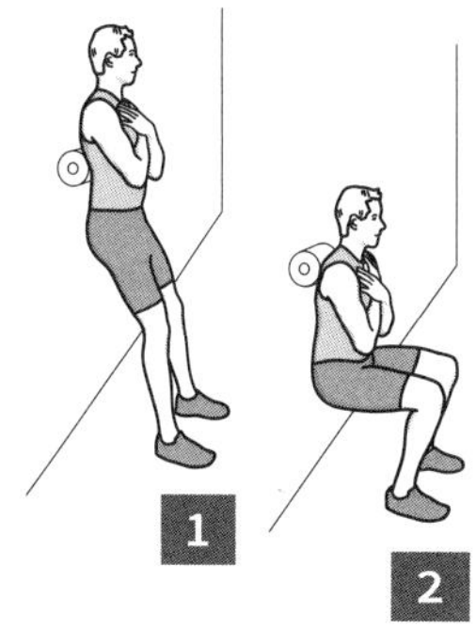

1. Im Abstand von circa 50 Zentimetern mit dem Rücken vor eine Wand stellen. Die Faszienrolle zwischen Rücken und Wand platzieren.
2. Langsam die Knie beugen und wieder strecken. Dabei zeigen die Knie immer nach vorn.

Einbeinige Kniebeuge mit Fuß auf der Rolle

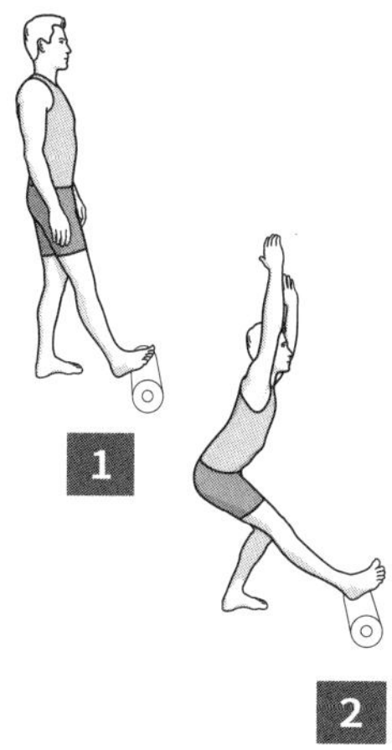

1. Im Stand die Füße hüftbreit öffnen, Zehen und Knie zeigen nach vorn. Die Rolle circa 30 Zentimeter quer vor die Füße legen. Den rechten Fuß mit gestrecktem Bein daraufstellen.
2. Langsam und kontrolliert das Standbein beugen, als wenn man sich nach hinten auf einen Stuhl setzen würde (das Knie soll nicht nach vorn über die Zehen schieben). Dabei beide Arme parallel nach oben führen und einatmen. Das rechte Bein rollt auf der Rolle ein Stück nach vorn. Mit der Ausatmung das linke Bein wieder strecken und die Arme nach unten führen. Der Fuß hält den Kontakt zur Rolle. Während der Bewegung zeigt das Knie des Standbeins immer nach vorn.

Seitlicher Ausfallschritt mit Bein auf der Rolle

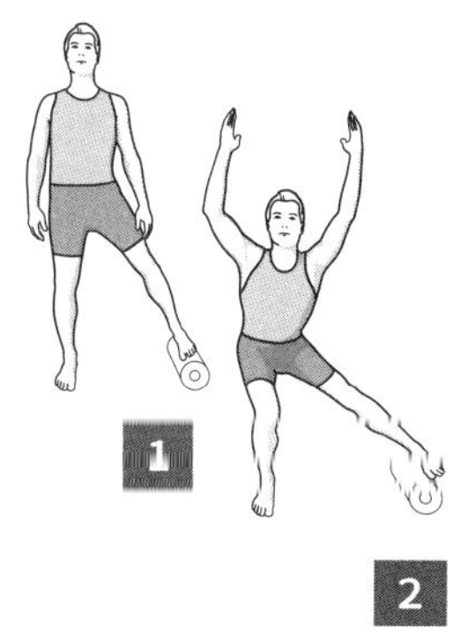

1. Im Stand beginnen. Das linke Bein seitlich abspreizen und die Fußaußenkante auf die Rolle legen. Beide Knie zeigen nach vorn.
2. Langsam und kontrolliert das rechte Knie beugen, als wenn man sich nach hinten auf einen Stuhl setzen würde (das Knie soll nicht nach vorn über die Zehen schieben). Dabei beide Arme parallel nach oben führen und einatmen. Das linke Bein rollt mit Druck auf die Rolle ein kleines Stück bis zur Fußinnenkante mit. Mit der Ausatmung das rechte Bein wieder strecken, die Rolle mit dem linken Bein unter Druck mit zurückziehen und die Arme nach unten führen.

Ganzkörperübungen

In die Kobra rollen

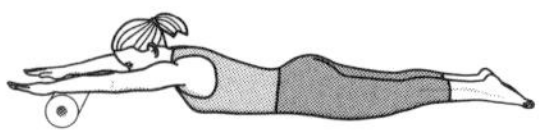

1

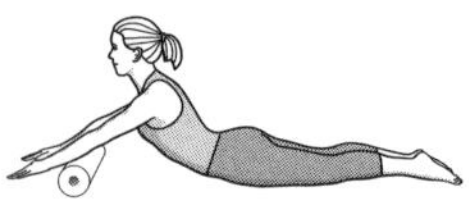

2

1. In der Bauchlage beginnen. Die Rolle so unter die über dem Kopf nach vorn gestreckten Arme legen, dass sie etwas vor den Ellenbogen liegt.
2. Durch Druck mit den Armen auf die Rolle und Kraft aus dem Rücken den Oberkörper nach oben bewegen. Die Unterarme rollen dabei bis zu den Handgelenken. Die Schulterblätter ziehen nach hinten, den Kopf leicht in den Nacken legen, tief einatmen. Position 2 bis 3 Sekunden halten, langsam zurückrollen und ausatmen.

Plank auf der Rolle

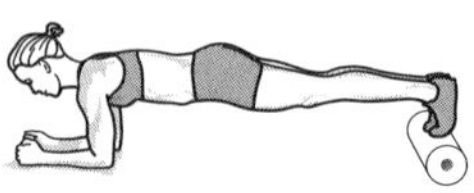

Einen Plank-Stütz einnehmen und die Fußspitzen auf die Rolle stellen. Die Ellenbogen sind unter den Schultern, die Handflächen liegen auf dem Boden. Die Wirbelsäule ist gestreckt und stabil. Bauch- und Gesäßmuskeln anspannen. Blick bei geradem Nacken nach unten richten.

Plank auf der Rolle mit Beinheben

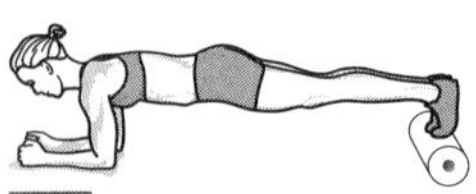

1

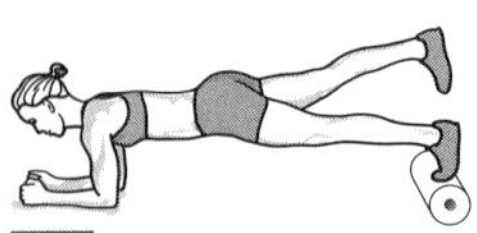

2

1. Ausgangsposition wie bei der Plank auf der Rolle einnehmen.
2. Das rechte Bein gestreckt abheben. Die Hüfte dabei stabil halten. Das Bein wieder absetzen und zum anderen Bein wechseln. Die Bewegung möglichst fließend und ohne Wackeln ausführen.

Plank auf der Rolle mit Arm-Bein-Abheben

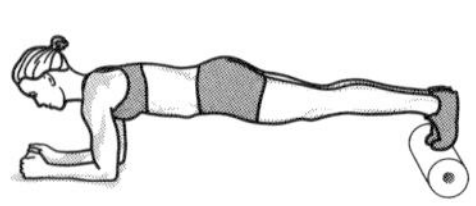

1

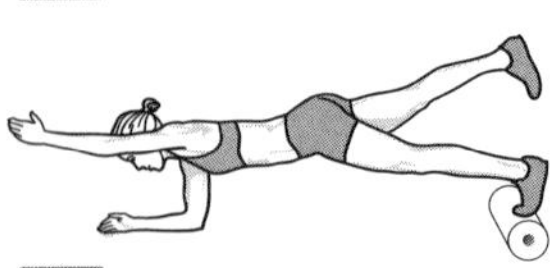

2

1. Ausgangsposition wie bei der Plank auf der Rolle einnehmen.
2. Rechtes Bein und linken Arm abheben und strecken. Hüfte und Schultern stabil halten. Das Bein und den Arm wieder absetzen, Seite wechseln. Die Bewegung möglichst fließend und ohne Wackeln ausführen.

Diagonales Strecken und Beugen aus dem Vierfüßlerstand

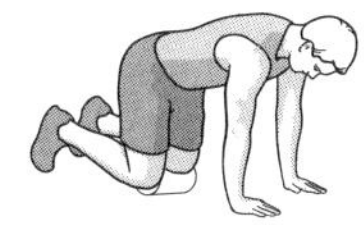

1

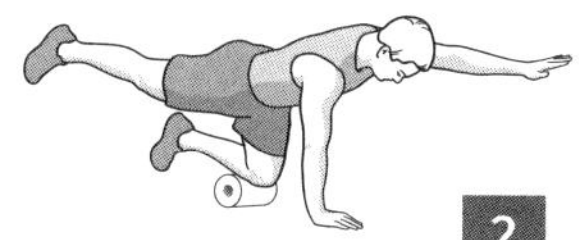

2

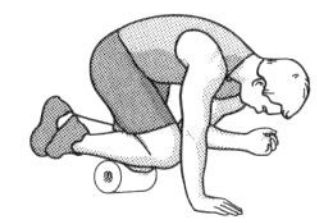

3

1. Einen Vierfüßlerstand einnehmen. Die Knie sind hüftbreit auf der Rolle, die Hände sind unter den Schultern. Blick bei geradem Nacken nach unten richten. Die Wirbelsäule ist gestreckt und stabil. Bauch- und Gesäßmuskeln anspannen.
2. Linken Arm und rechtes Bein gleichzeitig lösen und strecken. Die Fußspitze zeigt nach unten.
3. Linken Ellenbogen und rechtes Knie unter dem Körper zueinanderziehen. Nach einer kurzen Berührung Arm und Bein wieder strecken. Dann absetzen und die Seite wechseln. Die Wirbelsäule bleibt gestreckt. Schultern und Hüfte stabil halten. Die Bewegung möglichst fließend und ohne Wackeln ausführen.

Vierfüßlerstand mit Rollbewegung

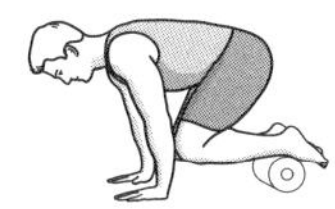

1

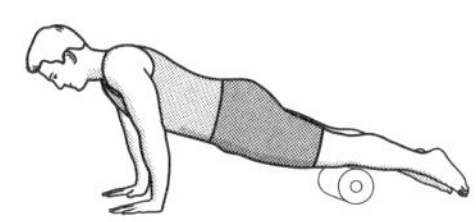

2

1. Einen Vierfüßlerstand einnehmen. Die unteren Schienbeine sind hüftbreit auf der Rolle, die Hände sind unter den Schultern platziert. Die Wirbelsäule ist gestreckt und stabil. Blick bei geradem Nacken nach unten richten.
2. Die Beine bei angespannter Bauch- und Rückenmuskulatur langsam nach hinten in die Streckung rollen, bis der Körper eine Linie bildet. In einer fließenden Bewegung wieder zurück in die Ausgangsposition ziehen.

Hüftbrücke mit Schultern auf der Rolle und Beckenbewegung

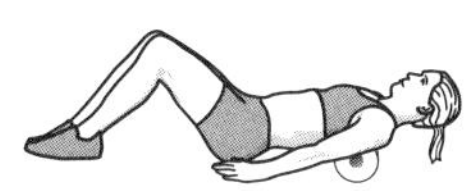

1

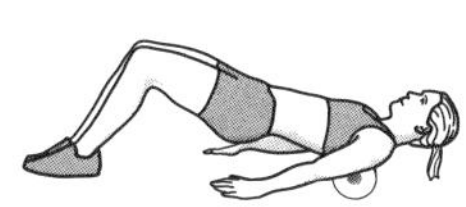

2

1. In der Rückenlage mit hüftbreit aufgestellten Beinen beginnen. Die Rolle unter die Schultern legen, die Arme liegen mit den Handflächen nach unten neben dem Körper. Den Kopf stabil in Verlängerung zum Oberkörper halten.
2. Das Becken mit der Einatmung langsam Richtung Decke schieben und für 3 Sekunden halten. Das Gesäß ist angespannt, die Arme drücken dabei in den Boden. Dann wieder das Becken senken und ausatmen.

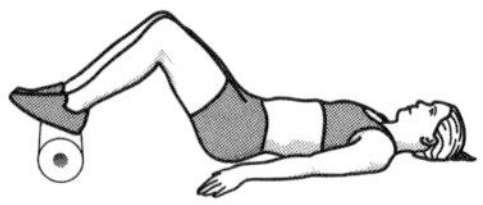

1

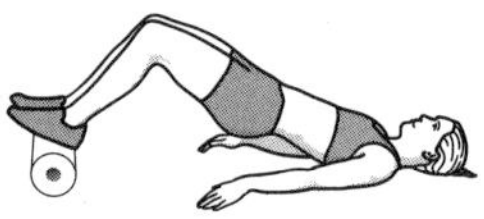

2

Hüftbrücke mit Füßen auf der Rolle und Beckenbewegung

1. In der Rückenlage mit angewinkelten Beinen die Füße hüftbreit auf die Rolle stellen. Die Arme liegen mit den Handflächen nach unten neben dem Körper.
2. Das Becken langsam Richtung Decke schieben und für 3 Sekunden halten. Das Gesäß ist angespannt, die Arme drücken dabei in den Boden. Dann das Becken wieder absenken, ohne dass das Gesäß den Boden berührt.

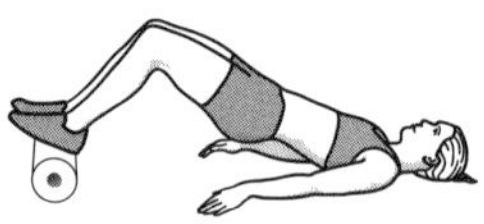

1

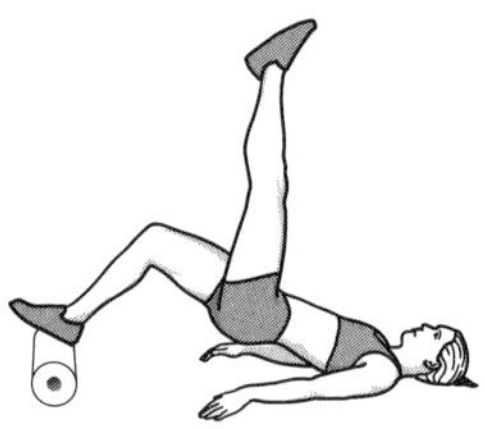

2

Hüftbrücke mit Füßen auf der Rolle und Beinbewegung

1. In der Rückenlage mit angewinkelten Beinen die Füße hüftbreit auf die Rolle stellen. Die Arme liegen mit den Handflächen nach unten neben dem Körper. Das Becken Richtung Decke schieben, sodass der Körper mit den Oberschenkeln eine Linie bildet.
2. Das linke Bein in Verlängerung der Körperlinie ausstrecken und bis zur Senkrechten nach oben anheben. Das Gesäß ist angespannt, die Arme drücken in den Boden. Dann wieder auf der Rolle absetzen und Seite wechseln.

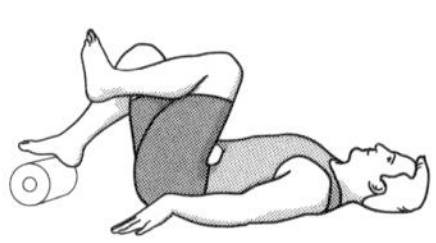

1

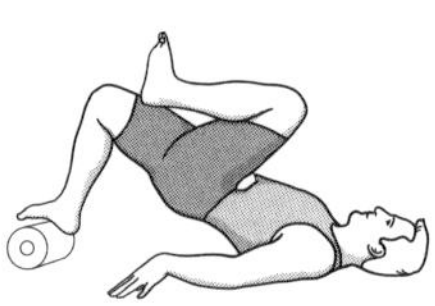

2

Gray-Cook-Hüftbrücke mit Füßen auf der Rolle

1. In der Rückenlage mit angewinkelten Beinen die Füße hüftbreit auf die Rolle stellen. Das linke Bein zur Brust heranziehen und den Ball in der linken Leiste einklemmen. Die Arme liegen mit den Handflächen nach unten neben dem Körper.
2. Das Becken langsam Richtung Decke schieben und 3 Sekunden halten. Das Gesäß ist angespannt, die Arme drücken in den Boden. Dann wieder das Becken absenken, ohne dass es den Boden berührt. Der Ball bleibt eingeklemmt.

Seitstütz auf der Rolle und oberes Bein heben

1. Im Seitstütz auf dem rechten Unterarm beginnen. Die Rolle unter der rechten Unterschenkelaußenseite platzieren. Die Beine liegen parallel aufeinander. Das Becken abheben, sodass der Körper eine Linie bildet. Der linke Arm ist in die Hüfte gestützt.
2. Das linke Bein gestreckt im Wechsel anheben und absenken. Während der gesamten Übung den Körper stabil halten und nicht nach vorn oder hinten ausweichen.

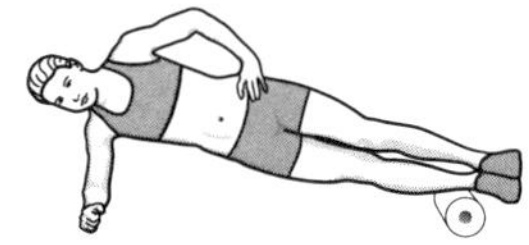

1

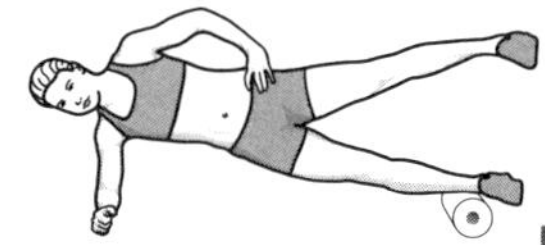

2

Seitstütz auf der Rolle und unteres Bein heben

1. Im Seitstütz auf dem rechten Unterarm beginnen. Die Rolle unter der linken Unterschenkelinnenseite platzieren. Das rechte Bein liegt davor. Der linke Arm ist in die Hüfte gestützt. Das Becken abheben, sodass der Körper eine Linie bildet.
2. Das rechte Bein gestreckt im Wechsel abheben und absenken. Während der Bewegung den Körper stabil halten und nicht nach vorn oder hinten ausweichen.

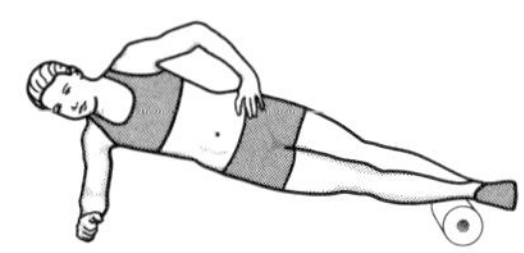

1

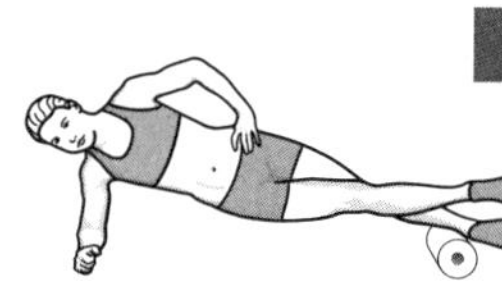

2

Seitstütz auf der Rolle mit Beckenbewegung

1. Im Seitstütz auf dem rechten Unterarm beginnen. Die Rolle unter der rechten Unterschenkelaußenseite platzieren. Die Beine liegen parallel aufeinander. Der linke Arm ist senkrecht zur Decke gestreckt.
2. Das Becken langsam zur Decke schieben und wieder absenken, jedoch nicht den Boden berühren. Während der Bewegung den Körper stabil halten und nicht nach vorn oder hinten ausweichen.

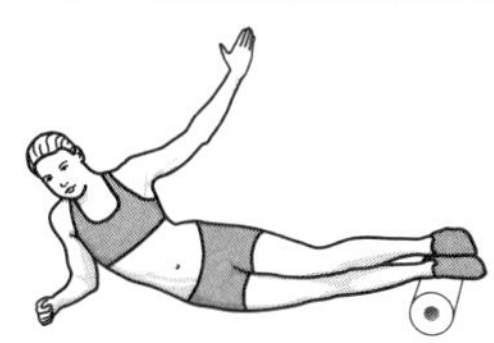

1

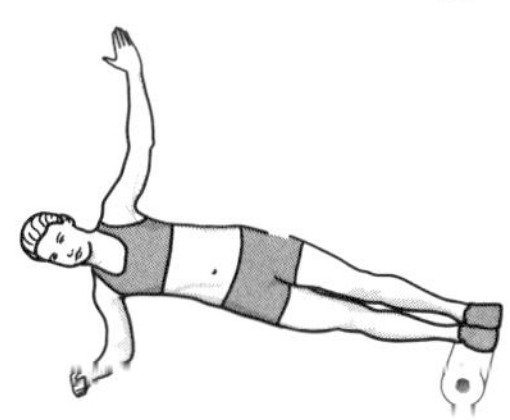

2

Seitstütz mit Unterarm auf der Rolle

Im Seitstütz mit dem rechten Unterarm auf der Rolle beginnen. Die Rolle ist direkt unter der Schulter platziert. Die Beine liegen parallel aufeinander. Der linke Arm kann nach oben gestreckt oder auf der Körperoberseite abgelegt werden. Das Becken ist angehoben, sodass der Körper mit den Beinen eine Linie bildet. Den Körper stabil halten und nicht nach vorn oder hinten ausweichen.

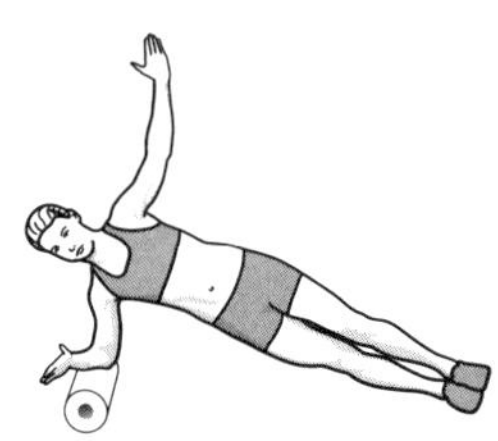

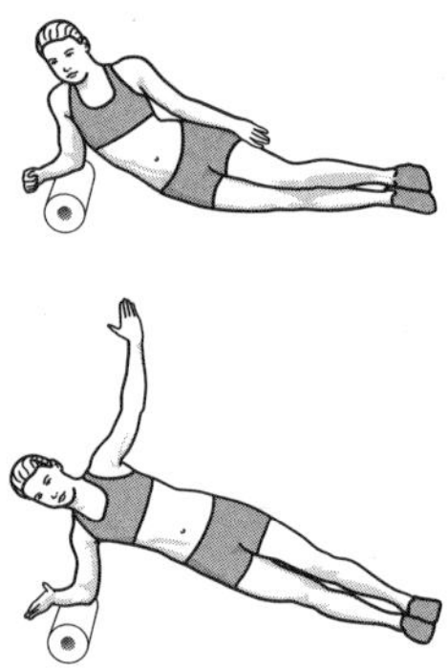

1

2

Seitstütz mit Unterarm auf der Rolle und Arm-Becken-Bewegung

1. Im Seitstütz mit dem rechten Unterarm auf der Rolle beginnen. Die Rolle ist direkt unter der Schulter platziert. Die Beine liegen parallel aufeinander. Der linke Arm ist auf der Körperoberseite abgelegt.
2. Das Becken langsam zur Decke schieben und den linken Arm gestreckt in die Senkrechte heben. Arm und Becken wieder absenken, ohne den Boden zu berühren. Während der Bewegung den Körper stabil halten und nicht nach vorn oder hinten ausweichen.

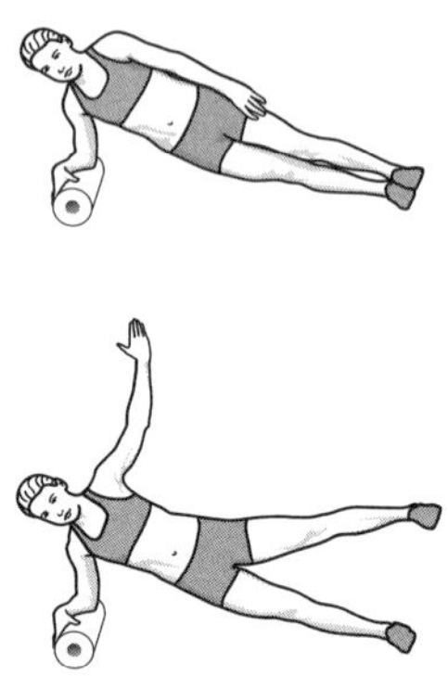

1

2

Seitstütz mit Unterarm auf der Rolle und Arm-Bein-Bewegung

1. Im Seitstütz mit dem rechten Unterarm auf der Rolle beginnen. Die Rolle ist direkt unter der Schulter platziert. Die Beine liegen parallel aufeinander. Der linke Arm ist auf der Körperoberseite abgelegt. Das Becken ist angehoben, sodass der Körper mit den Beinen eine Linie bildet.
2. Linken Arm und linkes Bein gleichzeitig anheben. Während der Bewegung den Körper stabil halten und nicht nach vorn oder hinten ausweichen.

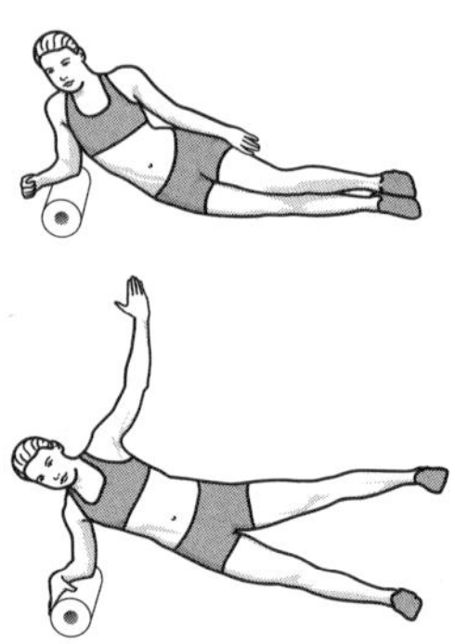

1

2

Seitstütz mit Unterarm auf der Rolle und Arm-Bein-Becken-Bewegung

1. Im Seitstütz mit dem rechten Unterarm auf der Rolle beginnen. Die Rolle ist direkt unter der Schulter platziert. Die Beine liegen parallel aufeinander. Der linke Arm ist auf der Körperoberseite abgelegt.
2. Das Becken langsam zur Decke schieben, dabei den linken Arm und das linke Bein gestreckt abheben. Arm, Bein und Becken wieder absenken, ohne den Boden zu berühren. Während der Bewegung den Körper stabil halten und nicht nach vorn oder hinten ausweichen.

Seitstütz mit Unterarm auf der Rolle und Ellenbogen-Knie-Kuss

1. Im Seitstütz mit dem rechten Unterarm auf der Rolle beginnen. Die Rolle ist direkt unter der Schulter platziert. Das obere Bein abspreizen, den linken Arm nach oben strecken. Das Becken ist abgehoben. Der Körper bildet eine Linie.
2. Den linken Ellenbogen und das linke Knie zusammenführen, bis sie sich kurz berühren, und wieder strecken. Während der Bewegung den Körper stabil halten und nicht nach vorn oder hinten ausweichen.

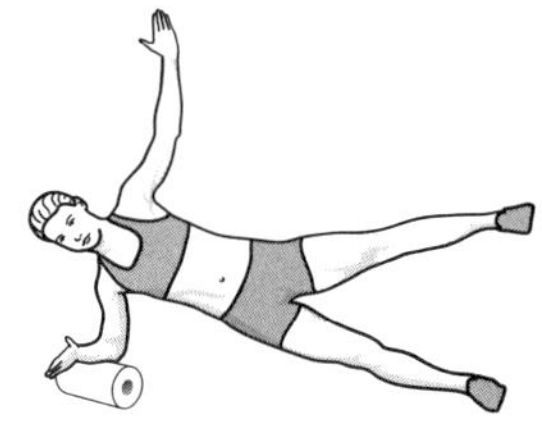

1

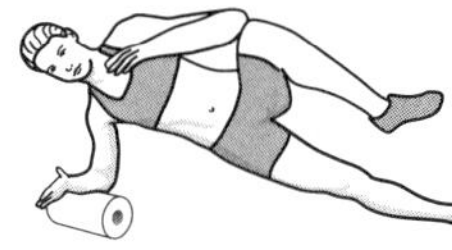

2

Übungsregister